U0253975

Ferri 皮肤病实用速查

Ferri's Fast Facts in Dermatology
A Practical Guide to Skin Diseases and Disorders

第 2 版

主　编　Fred F. Ferri
副主编　James E. Fitzpatrick　Lori D. Prok
主　审　张锡宝
主　译　朱慧兰　郭　庆
副主译　陈　荃　李振洁　李润祥　梁碧华　张三泉

人民卫生出版社
·北京·

图书在版编目（CIP）数据

Ferri 皮肤病实用速查/（美）弗雷德·F. 费里
（Fred F. Ferri）主编；朱慧兰，郭庆主译. —北京：
人民卫生出版社，2022.7（2025.4重印）

ISBN 978-7-117-33176-0

Ⅰ.①F… Ⅱ.①弗…②朱…③郭… Ⅲ.①皮肤病
-诊疗 Ⅳ.①R751

中国版本图书馆 CIP 数据核字（2022）第 103026 号

| 人卫智网 | www.ipmph.com | 医学教育、学术、考试、健康，购书智慧智能综合服务平台 |
| 人卫官网 | www.pmph.com | 人卫官方资讯发布平台 |

图字：01-2021-0241 号

Ferri 皮肤病实用速查
Ferri Pifubing Shiyong Sucha

主　　译：	朱慧兰　郭　庆
出版发行：	人民卫生出版社（中继线 010-59780011）
地　　址：	北京市朝阳区潘家园南里 19 号
邮　　编：	100021
E - mail：	pmph @ pmph.com
购书热线：	010-59787592　010-59787584　010-65264830
印　　刷：	北京盛通印刷股份有限公司
经　　销：	新华书店
开　　本：	787×1092　1/32　　印张：17.5
字　　数：	529 千字
版　　次：	2022 年 7 月第 1 版
印　　次：	2025 年 4 月第 2 次印刷
标准书号：	ISBN 978-7-117-33176-0
定　　价：	158.00 元

打击盗版举报电话：010-59787491　E-mail：WQ @ pmph.com
质量问题联系电话：010-59787234　E-mail：zhiliang @ pmph.com
数字融合服务电话：4001118166　E-mail：zengzhi @ pmph.com

Ferri 皮肤病实用速查

Ferri's Fast Facts in Dermatology
A Practical Guide to Skin Diseases and Disorders

第 2 版

主　编　Fred F. Ferri

副主编　James E. Fitzpatrick　　Lori D. Prok

主　审　张锡宝

主　译　朱慧兰　郭　庆

副主译　陈　荃　李振洁　李润祥　梁碧华　张三泉

译　者（按姓氏笔画排序）

马少吟　邓蕙妍　叶倩如　田　歆　朱慧兰

刘炜钰　李　薇　李振洁　李润祥　杨　艳

张三泉　张淑娟　陈　荃　林　玲　罗　权

罗育武　周　欣　孟　珍　高爱莉　郭　庆

唐亚平　黄茂芳　梁碧华　彭丽倩　薛如君

秘　书　陈　荃　薛如君

人民卫生出版社

·北　京·

ELSEVIER

Elsevier (Singapore) Pte Ltd.
3 Killiney Road, #08-01 Winsland House I, Singapore 239519
Tel: (65) 6349-0200; Fax: (65) 6733-1817

Ferri's Fast Facts in Dermatology: A Practical Guide to Skin Diseases and Disorders, 2/E
Copyright © 2019 by Elsevier, Inc. All rights reserved.
Previous edition copyright © 2011.
ISBN: 978-0-323-53039-2

This Translation of Ferri's Fast Facts in Dermatology: A Practical Guide to Skin Diseases and Disorders, 2/E by Fred F. Ferri, James E. Fitzpatrick, and Lori D. Prok was undertaken by People's Medical Publishing House and is published by arrangement with Elsevier (Singapore) Pte Ltd.

Ferri's Fast Facts in Dermatology: A Practical Guide to Skin Diseases and Disorders, 2/E by Fred F. Ferri, James E. Fitzpatrick, and Lori D. Prok 由人民卫生出版社进行翻译,并根据人民卫生出版社与爱思唯尔(新加坡)私人有限公司的协议约定出版。

《Ferri 皮肤病实用速查》(第 2 版)(朱慧兰、郭庆 主译)
ISBN: 978-7-117-33176-0
Copyright © 2022 by Elsevier (Singapore) Pte Ltd. and People's Medical Publishing House.

注 意

本译本由 Elsevier (Singapore) Pte Ltd. 和人民卫生出版社完成。相关从业及研究人员必须凭借其自身经验和知识对文中描述的信息数据、方法策略、搭配组合、实验操作进行评估和使用。由于医学科学发展迅速,临床诊断和给药剂量尤其需要经过独立验证。在法律允许的最大范围内,爱思唯尔、译文的原文作者、原文编辑及原文内容提供者均不对译文或因产品责任、疏忽或其他操作造成的人身及(或)财产伤害及(或)损失承担责任,亦不对由于使用文中提到的方法、产品、说明或思想而导致的人身及(或)财产伤害及(或)损失承担责任。

前　　言

本手册旨在为医学生、住院医师、专科医师以及其他从事皮肤病诊断和治疗的相关卫生专业技术人员提供一本"便携、可视化"的参考书。它不能取代目前通行的大部头皮肤科学专业著作。

我们尽可能地将临床所需的实用知识以标准化格式整合起来，并且提供实践中积累的可贵经验。本书主要分为3章。第一章主要讨论皮肤病的评估。第二章介绍皮肤病的实用性鉴别诊断。最后一章涵盖了193种常见皮肤病，其中大多数是原发性皮肤病，其他则是具有皮肤表现的全身性疾病。每种疾病通过5个主要部分进行描述：总论（定义、病因）、诊断要点（临床表现、体格检查、辅助检查）、鉴别诊断、治疗和注意事项。这种标准化格式有利于医师在临床实践中快速查阅参考，从而诊断和治疗常见皮肤病。

Fred F. Ferri
医学博士，美国内科医师学会会员，临床教授
罗得岛州普罗维登斯，布朗大学沃伦阿尔伯特医学院

致　谢

我要感谢 James Fitzpatrick 教授和 Lori Prok 教授在编撰本书第 2 版时提供的专家指导意见，并为本手册提供了许多出色的插图。我也非常感谢 James S. Studdiford 医师和 Amber Tully 医师为本书第 1 版和第 2 版均提供了精美插图。特别感谢以下著作的主编和编者，为本书提供了插图和文本资料：

James WD, Berger TG, Elston DM, Neuhaus IM: *Andrews' Diseases of the Skin*, ed 12, Philadelphia, 2016, Elsevier.

Paller AS, Mancini AJ: *Hurwitz Clinical Pediatric Dermatology*, ed 5, Philadelphia 2016, Elsevier.

Callen JP, Jorizzo JL, Zone JJ, Rosenbach MA, Vleugels RA: *Dermatological Signs of Systemic Disease*, ed 5, Philadelphia, 2016, Elsevier.

Habif TP: *Clinical Dermatology, a Color Guide to Diagnosis and Therapy*, ed 6, Philadelphia, 2016, Elsevier.

Goldstein BG, Goldstein AO: *Practical Dermatology*, ed 2, St. Louis, 1997, Mosby.

Lebwohl MG, Heymann WR, Berth-Jones J, Coulson I [eds]: *Treatment of Skin Disease*, St. Louis, 2002, Mosby.

McKee PH, Calonje E, Granter SR [eds]: *Pathology of the Skin with Clinical Correlations*, ed 3, St. Louis, 2005, Mosby.

Swartz MH: *Textbook of Physical Diagnosis*, ed 5, Philadelphia, 2006, Saunders.

White GM, Cox NH [eds]: *Diseases of the Skin, a Color Atlas and Text*, ed 2, St. Louis, 2006, Mosby.

Fred F. Ferri

医学博士，美国内科医师学会会员，临床教授

罗得岛州普罗维登斯，布朗大学沃伦阿尔伯特医学院

目　录

第三章　常见皮肤病　　　49

第一章

评　估

A. 病史和体格检查

- 皮肤科评估的第一步是要获取详细的皮肤科病史。框 1.1 描述了相关问题。
- 检查患者时，必须准确、简明描述皮损及其分布和总体特征。
- 皮损分为原发性和继发性：
  - 原发性皮损代表病变的初始形态，识别原发性皮损对正确诊断至关重要。
  - 继发性皮损可能是由原发性皮损演变或慢性化造成的，也可能是由搔抓、感染和其他继发性皮肤变化造成的。
- 框 1.2 和框 1.3 记录了用于描述这些皮损的正确术语。

框 1.1　皮肤病病史

A. 首要问题
  1. 什么时候开始出现皮疹？
  2. 皮疹刚出现时是什么样子？它是如何变化的？
  3. 皮疹刚开始出现在什么部位，现在又分布在什么部位？
  4. 患者尝试过哪些治疗方法，特别是非处方药物或自用药物？治疗效果如何？
  5. 有瘙痒、疼痛等症状吗？
  6. 患者对皮疹主要的担忧（如瘙痒、疼痛、癌症）是什么？
  7. 皮疹对患者生活的影响如何？
  8. 家庭其他成员是否受到影响或者患有同样疾病？
  9. 患者以前有过此类似皮疹吗？如有，哪种治疗方法有效？
  10. 患者认为是什么引起皮疹出现的？
B. 接下来的问题
  1. 患者是否有慢性病史？
  2. 患者的个人史，包括职业（是否接触化学物质）、爱好、是否饮酒或吸烟，以及潜在的人际关系或家庭压力？
  3. 患者在服用什么药物（近期服用或者长期服用）？包括避孕药和非处方药。
  4. 患者是否有潜在的过敏？
  5. 是否有遗传性疾病或类似皮肤病的家族史？
  6. 患者的教育程度或经济状况是否会影响其治疗选择？

From Goldstein BG, Goldstein AO: Practical Dermatology, ed 2, St.Louis, 1997, Mosby.

框1.2　原发性皮损

斑疹 (macule)：小斑点，与周围皮肤颜色不同，无隆起、凹陷，与皮肤表面平齐。

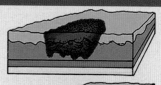

丘疹 (papule)：小（直径≤5mm）的局限性、实质性的隆起性皮损。

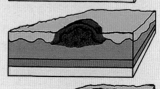

斑块 (plaque)：较大（直径≥5mm）的浅表平坦皮损，多为多个丘疹融合而成。

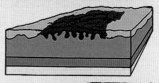

结节 (nodule)：较大的（直径5～20mm）局限性、实质性的隆起性皮损。

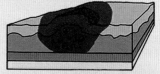

脓疱 (pustule)：小的局限性、隆起性、内含脓液的皮损。

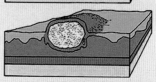

小疱 (vesicle)：小（直径<5mm）的局限性、隆起性、内含血清的水疱（blister）。

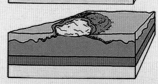

风团 (wheal)：不规则的、隆起的水肿性皮损，大小不一、形态各异。

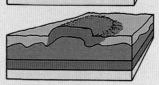

大疱 (bulla)：大（直径>5mm）的水疱，含有游离的液体。
囊肿 (cyst)：里面衬以膜性结构的封闭囊腔，内含液体或半固体物质。
肿瘤 (tumor)：大结节，可能是肿瘤性的。
毛细血管扩张 (telangiectasia)：扩张的浅表血管。

From Goldstein BG, Goldstein AO：Practical dermatology, ed 2, St.Louis, MO, 1997, Mosby.

框 1.3 继发性皮损

鳞屑(scale): 死亡的表皮细胞，从皮肤脱落形成。

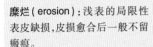

糜烂(erosion): 浅表的局限性表皮缺损，皮损愈合后一般不留瘢痕。

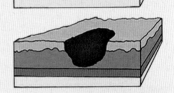

溃疡(ulcer): 局限性皮肤缺损，深达真皮，皮损愈合后留有瘢痕。

裂隙(fissure): 皮肤深层裂开，深达真皮。

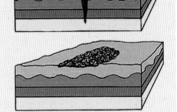

痂(crust): 干性渗出物，称"结痂"。

红斑(erythema): 皮肤发红。

抓痕(excoriation): 由搔抓引起的浅表的、通常是线状的皮肤糜烂。

萎缩(atrophy): 皮肤变薄导致皮肤厚度减少。

瘢痕(scar): 皮肤损伤后，异常纤维组织增生取代正常组织。

水肿(edema): 由于组织中体液潴留而肿胀。

色素沉着(hyperpigmentation): 皮肤色素增加。

色素减退(hypopigmentation): 皮肤色素减少。

色素脱失(depigmentation): 皮肤色素完全丧失。

苔藓样变(lichenification): 因搔抓或其他刺激导致皮纹加深，皮肤增厚变硬，常继发于慢性炎症性疾病。

角化过度(hyperkeratosis): 表皮浅层异常增厚。

From Goldstein BG, Goldstein AO: Practical dermatology, ed 2, St.Louis, MO, 1997, Mosby.

- 诊断时要注意皮损的分布,这很重要,因为许多皮肤病会呈现在特殊解剖位置或呈现特定的排列。
- 表 1.1 对血管性皮肤病和其他皮肤病进行了描述。

表 1.1 血管性皮损		
皮损	特征	举例
红斑	因血管扩张而引起皮肤呈粉红色或深红色,压之褪色	面部潮红
瘀点	紫红色,压之不褪色,直径小于 0.5cm	血管内损伤
紫癜	紫红色,压之不褪色,直径大于 0.5cm	血管内损伤
瘀斑	紫红色,压之不褪色,大小不一	创伤,血管炎
毛细血管扩张	细小、不规则扩张的血管	毛细血管扩张
蜘蛛痣	中央红色区域向四周伸出许多像蜘蛛臂样的毛细血管,压迫中央区域可褪色	肝病,雌激素
其他皮损		
皮损	特征	举例
瘢痕	真皮损伤后,由纤维组织取代,可能是增生性或萎缩性	愈合的伤口
瘢痕疙瘩	隆起增生的瘢痕生长超过伤口边界	烧伤性瘢痕
苔藓样变	表皮粗糙和增厚,皮纹加深	特应性皮炎

From Swartz MH: Textbook of physical diagnosis: history and examination, ed 6, Philadelphia, 2010, Saunders.

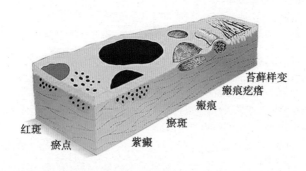

红斑   瘀点   紫癜   瘀斑   瘢痕   瘢痕疙瘩   苔藓样变

B. 按解剖部位划分的皮肤病

1. 头皮

丘疹/斑块

- 日光性角化病
- 皮肤附属器肿瘤
- 囊肿
- 血管瘤
- 毛发扁平苔藓
- 红斑狼疮
- 黑色素瘤
- 色素痣
- 脂溢性角化病

结节

- 日光性角化病
- 附属器肿瘤
- 基底细胞癌
- 囊肿
- 血管瘤
- 脓癣
- 皮肤转移癌
- 痣
- 结节性痒疹
- 脂溢性角化病

发疹性皮疹

- 接触性皮炎
- 分割性蜂窝织炎
- 湿疹
- 毛囊炎
- 带状疱疹
- 头虱
- 银屑病
- 脂溢性皮炎

- 头癣

脱发

- 斑秃
- 生长期脱发
- 雄激素性脱发
- 盘状红斑狼疮
- 维生素 A 过多症
- 毛发扁平苔藓
- 梅毒
- 系统性疾病
- 休止期脱发
- 头癣
- 牵引性/化学性脱发
- 拔毛癣

2. 面部

孤立性丘疹

- 软纤维瘤
- 日光性角化病
- 血管瘤
- 皮肤附属器肿瘤
- 基底细胞癌
- 囊肿
- 黑色丘疹性皮病
- 血管瘤
- 角化棘皮瘤
- 恶性雀斑样痣
- 粟丘疹
- 痣
- 皮脂腺增生
- 脂溢性角化病
- 日光性雀斑样痣
- 鳞状细胞癌
- 毛细血管扩张症
- 静脉湖

- 睑黄瘤

发疹性皮疹

- 玫瑰痤疮
- 寻常痤疮
- 血管纤维瘤（皮脂腺腺瘤）
- 皮肌炎
- 湿疹，包括接触性皮炎
- 丹毒
- Favre-Racovchot 综合征（日光性弹力纤维综合征，光损伤部位的粉刺）
- 传染性红斑
- 单纯疱疹/带状疱疹
- 脓疱疮
- 红斑狼疮
- 皮肤淋巴细胞瘤
- 黄褐斑
- 类天疱疮/天疱疮
- 口周皮炎
- 光敏性药疹
- 白色糠疹
- 炎症后色素减退
- 银屑病
- 结节病
- 硬皮病
- 脂溢性皮炎
- 类固醇玫瑰痤疮
- 梅毒
- 体癣
- 荨麻疹、血管性水肿
- 疣，尤其是扁平疣或传染性软疣

3. 口腔黏膜

口腔黏膜（另见"糜烂和溃疡"）

- 卡波西肉瘤
- 黏膜白斑病

- 黑色素瘤
- 黏液囊肿
- 口腔毛状白斑
- 口腔黑斑
- 化脓性肉芽肿
- 疣

4. 腋窝

- 黑棘皮病
- 软纤维瘤
- 神经纤维瘤病的腋窝雀斑
- 大疱性类天疱疮
- 接触性皮炎
- 表皮包涵囊肿
- 红癣
- Fox-Fordyce 病（顶泌汗腺痒疹）
- 真菌或酵母菌感染
- Hailey-Hailey 病（家族性良性慢性天疱疮）
- 化脓性汗腺炎
- 间擦疹
- 体虱病
- 弹性假黄瘤
- 疥疮
- 膨胀纹
- 腋毛癣

5. 手和足

孤立的丘疹

- 日光性角化病砷角化病
- 基底细胞癌
- 胼胝/鸡眼
- 瘭疽
- 角化棘皮瘤
- 黑色素瘤
- 痣

- 疼痛性脂肪疝
- 化脓性肉芽肿
- 日光性雀斑样痣
- 鳞状细胞癌
- 疣

发疹性皮疹

- 急性或慢性甲沟炎
- 皮肤幼虫移行症(足)
- 皮肌炎
- 药疹
- 湿疹,包括接触性皮炎
- 栓塞
- 大疱性表皮松解症
- 多形红斑
- 环状肉芽肿
- 手足口病
- 疱疹性瘭疽
- 多汗症
- 青少年跖部皮病
- 剥脱性角质松解症
- 扁平苔藓(手腕、足踝)
- 红斑狼疮
- 窝状角质松解症(足)
- 毛发红糠疹
- 迟发性皮肤卟啉病
- 银屑病
- Reiter 综合征
- 落基山斑疹热
- 疥疮
- 硬皮病
- 梅毒
- 手足癣
- 病毒疹
- 白癜风

6. 生殖器/腹股沟

- 软纤维瘤
- 肠病性肢端皮炎
- 血管角皮瘤
- 龟头炎
- 鲍恩病
- 念珠菌病
- 软下疳
- 尖锐湿疣
- 接触性皮炎
- 尿布皮炎
- 多形红斑
- 红癣
- 固定性药疹
- 毛囊炎
- 疖病
- 单纯/带状疱疹
- 化脓性汗腺炎
- 间擦疹
- 川崎综合征
- 扁平苔藓
- 硬化性苔藓
- 慢性单纯性苔藓
- 性病淋巴肉芽肿
- 传染性软疣
- 乳房外佩吉特病
- 阴茎珍珠样丘疹
- 阴虱病
- 肛周链球菌性蜂窝织炎
- 蛲虫
- 毛发红糠疹
- 银屑病
- Reiter 综合征(反应性关节炎)
- 疥疮

- 脂溢性皮炎
- 鳞状细胞癌
- 梅毒
- 股癣

7. 光暴露部位

- 皮肌炎
- 红斑狼疮
- 烟酸缺乏症(糙皮病)
- 光敏性药疹
- 多形性日光疹
- 迟发性皮肤卟啉病

C. 按形态学划分的皮肤病

1. 斑疹

色素减退

- 晕痣
- 麻风
- 炎症后色素减退
- 结节病
- 花斑糠疹
- 结节性硬化症
- 白癜风

色素沉着

- 咖啡斑
- 药疹
- 雀斑
- 雀斑样痣
- 肥大细胞增生症
- 黑色素瘤
- 黄褐斑
- 蒙古斑

- 痣
- 褐黄病
- 炎症后色素沉着
- 紫癜
- 淤积性皮炎

红斑

- 药疹
- 风湿热
- 二期梅毒
- 病毒疹

2. 丘疹

孤立性丘疹

- 软纤维瘤
- 日光性角化病
- 血管纤维瘤
- 血管瘤
- 附属器肿瘤(良性或恶性)
- 杆菌性血管瘤病
- 基底细胞癌
- 耳轮结节性软骨皮炎
- 皮肤纤维瘤
- 真菌感染(早期)
- 婴幼儿血管瘤
- 角化棘皮瘤
- 黑色素瘤
- 粟丘疹
- 传染性软疣
- 神经纤维瘤
- 痣
- 化脓性肉芽肿
- 皮脂腺增生
- 脂溢性角化
- 鳞状细胞癌

- 疣

多发性丘疹

- 玫瑰痤疮
- 寻常痤疮
- 附属器肿瘤(通常为良性)
- 节肢动物叮咬
- 杆菌性血管瘤病
- 皮肌炎
- 药疹
- 湿疹皮炎
- 扁平疣
- 毛囊炎
- 环形肉芽肿
- 毛周角化病
- 光泽苔藓
- 扁平苔藓
- 硬化性苔藓
- 红斑狼疮
- 淋巴瘤
- 痱子
- 传染性软疣
- 神经纤维瘤病
- 体虱
- 口周皮炎
- 玫瑰糠疹
- 多形性日光疹
- 妊娠瘙痒性荨麻疹性丘疹及斑块病
- 银屑病
- 结节病
- 肉瘤(卡波西肉瘤及其他)
- 疥疮
- 梅毒
- 荨麻疹
- 血管炎

- 静脉湖
- 病毒疹
- 黄瘤病

3. 脓疱

- 玫瑰痤疮/口周皮炎
- 寻常痤疮
- 节肢动物(火蚁)叮咬
- 药疹
- 嗜酸性脓疱性毛囊炎
- 新生儿中毒性红斑
- 毛囊炎
- 真菌或酵母菌感染,特别是头癣和 Majocchi 肉芽肿
- 疖肿
- 播散性淋病
- 单纯疱疹/带状疱疹
- 脓疱疮
- 毛周角化病
- 新生儿脓疱病
- 须部假性毛囊炎
- 脓疱性银屑病
- 坏疽性脓皮病
- 梅毒
- 水痘

4. 斑块

- 黑棘皮病
- 念珠菌病
- 蜂窝织炎
- 深部真菌感染
- 皮肌炎
- 尿布皮炎
- 湿疹皮炎,包括慢性单纯性苔藓
- 红癣

- 真菌感染(如体癣、足癣、股癣、手癣)
- 环状肉芽肿
- 鱼鳞病
- 扁平苔藓
- 硬化性苔藓
- 红斑狼疮
- 莱姆病
- 皮肤 T 细胞淋巴瘤
- 硬斑病
- 黏液水肿
- 糖尿病脂质渐进性坏死
- 乳房/乳房外佩吉特病
- 玫瑰糠疹
- 银屑病
- 结节病
- 脂溢性皮炎
- Sweet 综合征(急性发热性中性细胞皮肤病)
- 梅毒
- 花斑癣
- 血管炎
- 睑黄瘤

5. 结节和肿瘤

- 软纤维瘤
- 血管瘤
- 附属器肿瘤
- 基底细胞癌
- 胼胝/鸡眼
- 耳轮结节性软骨皮炎
- 结节性红斑
- 化脓性汗腺炎
- 组织细胞增生症
- 包涵囊肿
- 卡波西肉瘤

- 瘢痕疙瘩
- 脂肪瘤
- 皮肤淋巴瘤
- 黑色素瘤
- 转移性癌
- 神经纤维瘤
- 痣
- 结节性痒疹
- 化脓性肉芽肿
- 脂溢性角化
- 鳞状细胞癌
- 梅毒
- 结节性硬化症
- 静脉湖
- 疣黄瘤病

6. 水疱和大疱

- 糖尿病性大疱性疹
- 大疱性类天疱疮
- 烧伤
- 蜂窝织炎
- 先天梅毒
- 接触性皮炎
- 疱疹样皮炎
- 湿疹,特别是手足部湿疹
- 大疱性表皮松解症
- 多形红斑
- 固定性药疹
- 真菌感染,特别是足癣
- 妊娠疱疹
- 单纯疱疹
- 带状疱疹
- 自体敏感性皮炎
- 脓疱疮

- 虫咬皮炎
- 扁平苔藓
- 大疱性红斑狼疮
- 寻常型天疱疮/落叶型天疱疮
- 迟发性皮肤卟啉病
- 疥疮
- 葡萄球菌烫伤样皮肤综合征
- 链球菌脓毒症休克样综合征
- 中毒性表皮坏死松解症
- 水痘
- 血管炎

7. 糜烂和溃疡

口腔
- 阿弗他口腔溃疡
- 维生素缺乏症
- 大疱性类天疱疮
- 烧伤
- 念珠菌病
- 大疱性表皮松解症
- 多形红斑
- 手足口病
- 疱疹性咽峡炎
- 单纯疱疹
- 扁平苔藓
- 红斑狼疮
- 寻常型天疱疮
- 口角炎
- 中毒性表皮坏死松解症

生殖器
- 龟头炎
- 念珠菌病
- 软下疳
- 重度尿布皮炎

- 多形红斑
- 固定性药疹
- 真菌感染、股癣
- 单纯疱疹
- 间擦疹
- 扁平苔藓
- 硬化性苔藓
- 性病淋巴肉芽肿
- 鳞状细胞癌
- 梅毒

其他

- 基底细胞癌
- 大疱性类天疱疮
- 深脓疱疮
- 多形红斑
- 局部缺血
- 脂质渐进性坏死
- 寻常性天疱疮
- 迟发性皮肤卟啉病
- 坏疽性脓皮病
- 蜘蛛叮咬
- 鳞状细胞癌
- 淤积性溃疡
- 中毒性表皮坏死松解症

8. 脱屑

- 剥脱性皮炎
- 川崎综合征
- 剥脱性角质松解症(手足)
- 猩红热样疹
- 猩红热
- 葡萄球菌性烫伤样皮肤综合征
- 晚期脓毒症休克综合征

D. 儿童皮肤病

1. 新生儿脓疱性皮肤病

- 先天性皮肤念珠菌病
- 先天性单纯疱疹
- 新生儿中毒性红斑
- 遗传性皮肤病
- 脓疱疮
- 痱子
- 疥疮
- 梅毒
- 新生儿暂时性脓疱病

2. 儿童瘙痒性皮疹

- 特应性皮炎
- 接触性皮炎
- 毛周角化病
- 尿布皮炎
- 湿疹,尤其是乏脂性湿疹
- 组织细胞增生症
- 脓疱疮
- 虫咬皮炎
- 虱病,特别是头虱
- 玫瑰糠疹
- 疥疮
- 脂溢性皮炎
- 体癣和头癣

3. 儿童发热性皮疹

- 菌血症
- 皮肌炎
- 药疹,包括血清病

- 丹毒
- 过敏性紫癜
- 川崎综合征
- 红斑狼疮
- 莱姆病
- 落基山斑疹热
- 猩红热
- 葡萄球菌性烫伤样皮肤综合征
- Still 病（系统性幼年型类风湿关节炎）
- 荨麻疹
- 病毒疹

第二章

鉴 别 诊 断

1. 非瘢痕性脱发

- 斑秃
- 生长期脱发
- 雄激素性脱发
- 美容治疗性脱发(毛)
- 毛干结构异常疾病
- 休止期脱发
- 头癣
- 拔毛癣

2. 瘢痕性脱发

- 细菌性毛囊炎
- 中心离心性瘢痕性脱发
- 先天性(皮肤发育不全)
- 盘状红斑狼疮
- 秃发性毛囊炎
- 扁平苔藓
- 肿瘤
- 头癣伴炎症(脓癣)
- 秃发性毛囊炎
- 外伤

3. 无汗症

- 中枢神经系统(髓质、下丘脑、脑桥)病变
- 先天性汗腺疾病
- 脱水
- 药物(抗胆碱能药物)
- 癔症
- 交感神经病变

- 局部辐射热或压力损伤
- 汗腺导管阻塞(如炎症、痱子)
- 脊髓病变

4. 关节炎、发热和皮疹

- 急性风湿热
- 急性结节病
- 家族性地中海热
- 淋球菌血症
- 高免疫球蛋白 D 血症和周期性发热综合征
- 川崎综合征
- 莱姆病
- 脑膜炎球菌血症
- 细小病毒 B19
- 落基山斑疹热
- 风疹
- 二期梅毒
- Still 病(系统性幼年型类风湿关节炎)
- 荨麻疹性血管炎

5. 表皮内大疱病(易破溃水疱)

- 大疱性脓疱疮
- 家族性良性慢性天疱疮
- 副肿瘤性天疱疮
- 落叶型天疱疮
- 寻常型天疱疮
- 葡萄球菌性烫伤样皮肤综合征

6. 表皮下大疱病(紧张性水疱)

- 急性移植物抗宿主反应
- 淀粉样变性
- 节肢动物叮咬反应

- 大疱性药疹
- 大疱性类天疱疮
- 烧伤
- 疱疹样皮炎
- 瘢痕性类天疱疮(良性黏膜类天疱疮)
- 大疱性表皮松解症
- 妊娠疱疹
- 白细胞破碎性血管炎
- 线状 IgA 大疱性皮病(儿童慢性大疱病)
- 红斑狼疮
- 迟发性皮肤卟啉病
- 压迫性坏死
- 假卟啉病
- 中毒性表皮坏死松解症
- 色素性荨麻疹
- 变异性卟啉病

7. 皮肤颜色的改变

蓝色

- 心血管疾病
- 肺部疾病
- 雷诺病

棕色

- 促肾上腺皮质激素生成性肿瘤(如燕麦细胞型肺癌)
- 肝病
- 局限性:痣、神经纤维瘤病
- 垂体病

红色(红斑)

- 焦虑反应
- 发热
- 弥漫性荨麻疹

- 局限性:炎症、感染、雷诺病
- 红细胞增多症
- 病毒疹

白色

- 白化病
- 雷诺病
- 白癜风

黄色

- 贫血
- 慢性肾功能衰竭
- 肝炎、肝病
- 甲状腺功能减退
- 含胡萝卜素的蔬菜摄入量增加
- 局限性:血肿消退期、感染、周围血管功能不全

8. 感染性皮肤病

- 红癣
- 毛囊炎
- 疖
- 单纯疱疹
- 脓疱疮
- 传染性软疣
- 外耳炎
- 股癣
- 足癣
- 寻常疣

9. 发疹性疾病

- 腺病毒
- 肠道病毒
- EB 病毒

- 传染性红斑(第五种病)
- 川崎综合征
- 麻疹
- 脑膜炎球菌血症
- 落基山斑疹热
- 幼儿急疹
- 风疹
- 猩红热
- 葡萄球菌性烫伤样皮肤综合征
- 水痘

10. 发热伴皮疹

- 变应性血管炎
- 皮肌炎
- 药物过敏:青霉素、磺胺类药物、噻嗪类药物、抗惊厥药、别嘌呤醇
- 风湿边缘性红斑
- 多形红斑
- 结节性红斑
- 带状疱疹
- 其他感染:脑膜炎球菌血症、葡萄球菌血症、猩红热、伤寒、假单胞菌血症、落基山斑疹热、莱姆病、二期梅毒、细菌性心内膜炎、焦虫病、布鲁菌病、李斯特菌病
- 玫瑰糠疹
- 血清病
- 系统性红斑狼疮
- 病毒感染:麻疹、风疹、水痘、感染性红斑、幼儿急疹、肠道病毒感染、病毒性肝炎、传染性单核细胞增多症、急性人类免疫缺陷病毒感染

11. 炎症性手指皮损

- 细菌性心内膜炎(Osler 结节)
- 出汗障碍性湿疹(汗疱疹)

- 单纯疱疹 1 型(疱疹性瘭疽)
- 带状疱疹
- 甲沟炎
- 银屑病性关节炎

12. 潮红

- 病因不明的潮红
- 焦虑症
- 类癌综合征
- 慢性粒细胞白血病
- 药物:烟酸、地尔硫䓬、硝苯地平、左旋多巴、溴隐亭、万古霉素、硝酸戊酯
- 摄入酒精饮料
- 摄入热饮料
- 摄入辣椒
- 绝经期
- 摄入谷氨酸钠
- 红细胞增多症、系统性肥大细胞增多症
- 肾细胞癌
- 血管活性肠肽瘤(Verner-Morrison 综合征)

13. 足部炎症性皮肤病

- 获得性跖部角化病
- 变应性接触性皮炎
- 汗疱疹
- 神经性足部溃疡(糖尿病足)
- 周围血管功能不全
- 银屑病
- Sézary 综合征
- 足癣
- 胼胝(机械原因导致角化过度、皲裂和干燥)

14. 足部破溃性皮损

- 放线菌病(马杜拉足)
- 蜂窝织炎
- 跖部纤维瘤病
- 跖疣
- 假上皮瘤样增生
- 鳞状细胞癌

15. 生殖器溃疡

- 软下疳
- 尖锐湿疣
- 腹股沟肉芽肿
- 生殖器疱疹
- 性病性淋巴肉芽肿
- 肿瘤性病变
- 梅毒
- 外伤

16. 肉芽肿性皮炎

- 环状弹性纤维溶解性巨细胞肉芽肿(日光性肉芽肿)
- 皮肤克罗恩病
- 异物肉芽肿
- 环状肉芽肿
- 糖尿病脂质渐进性坏死
- 类风湿结节
- 结节病

17. HIV 感染的皮肤表现

节肢动物感染

- 疥疮

细菌感染

- 杆菌性血管瘤病
- 金黄色葡萄球菌感染
- 梅毒

真菌感染

- 念珠菌病
- 隐球菌病
- 脂溢性皮炎

非感染性

- 药物反应
- 营养缺乏
- 银屑病
- 血管炎

病毒感染

- 单纯疱疹
- 带状疱疹
- HIV
- 人乳头状瘤病毒
- 卡波西肉瘤(人疱疹病毒 8 型)
- 传染性软疣

18. 色素沉着

- 促肾上腺皮质激素生成性肿瘤或促黑色素细胞激素生成性肿瘤(例如燕麦细胞型肺癌)
- 原发性肾上腺皮质功能减退症(艾迪生病)
- 砷摄入
- 药物反应(例如抗疟药,一些细胞毒性药物)
- 血色素沉着病
- 吸收不良综合征(Whipple 病和乳糜泻)
- 黑色素瘤

- 注射促黑色素细胞激素注射
- 嗜铬细胞瘤
- 卟啉病(迟发性皮肤卟啉病和变异性卟啉病)
- 妊娠
- 系统性硬化症及相关疾病
- 银屑病和白癜风患者进行长波紫外线联合补骨脂素治疗后

19. 多毛症

药物

- 环孢素
- 苯妥英钠
- 六氯苯
- 米诺地尔
- 青霉胺

系统性疾病

- 神经性厌食症
- 皮肌炎
- 甲状腺功能减退症
- 营养不良
- 卟啉病

20. 色素减退

- 特应性皮炎
- 化学性白斑
- 特发性点状色素减少症
- 痣样色素减退
- 眼皮肤型白化病
- 苯丙酮尿症
- 结节病
- 硬皮病
- 系统性红斑狼疮

- 花斑癣
- 白癜风

21. 小腿溃疡

药物

- 麦角中毒
- 卤素
- 羟基脲
- 静脉注射秋水仙碱发生外渗
- 甲氨蝶呤
- 华法林

感染

- 芽生菌病
- 球孢子菌病
- 臁疮
- 疖
- 组织胞浆菌病
- 利什曼病
- 脓毒性栓子
- 孢子丝菌病

代谢性疾病

- 皮肤钙质沉着
- 戈谢病
- 痛风
- 糖尿病脂质渐进性坏死

神经源性疾病

- 糖尿病溃疡
- 瘤型麻风
- 脊髓空洞症
- 脊髓痨

脂膜炎

- α- 抗胰蛋白酶缺乏
- 胰腺脂肪坏死
- 韦勃-克莱斯坦病(复发性结节性非化脓性脂膜炎)

创伤

- 烧伤
- 冻伤
- 压力过大
- 人为因素
- 昆虫叮咬
- 放射性皮炎

肿瘤

- 基底细胞癌
- 卡波西肉瘤
- 黑色素瘤
- 转移性肿瘤
- 蕈样肉芽肿
- 鳞状细胞癌

血管

- 动脉硬化
- 动静脉畸形
- 胆固醇栓塞
- 深静脉血栓形成
- 穿通支静脉功能不全
- 淋巴(回流)异常
- 浅静脉曲张
- 血栓闭塞性脉管炎

血管炎/血液病

- 冷凝集素病
- 冷球蛋白血症

- 白血病
- 狼疮抗凝血因子、抗磷脂综合征
- 巨球蛋白血症
- 真性红细胞增多症
- C 蛋白和 S 蛋白缺乏
- 镰状细胞性贫血
- 地中海贫血

22. 网状青斑

- 抗磷脂抗体综合征
- 先天性
- 冷球蛋白血症、冷纤维蛋白原血症
- 药物(奎宁、奎尼丁、金刚烷胺、儿茶酚胺)
- 栓塞(亚急性细菌性心内膜炎、左房黏液瘤、胆固醇栓塞)
- 白细胞破裂性血管炎
- 胰腺炎
- 生理性(大理石样皮肤)
- 系统性红斑狼疮、类风湿性关节炎、皮肌炎
- 血小板增多症或红细胞增多症

23. 黑甲

- 艾迪生病
- 基底细胞癌
- 鲍恩病
- HIV 感染
- 扁平苔藓
- 药物(如 AZT、5-氟尿嘧啶、阿霉素、补骨脂素)
- 黑素细胞增生
- 甲母质黑色素瘤
- 甲母痣
- 甲真菌病
- 妊娠
- 脓疱型银屑病

- 甲下角化过度
- 创伤
- 疣

24. 杵状甲

- 石棉
- 房室畸形
- 慢性支气管炎
- 慢性阻塞性肺疾病
- 肝硬化
- 先天性心脏病
- 心内膜炎
- 家族性
- 特发性
- 炎症性肠病
- 肺部恶性肿瘤
- 创伤

25. 指甲水平白线(博氏线)

- 特发性
- 营养不良
- 天疱疮
- 慢性系统性疾病
- 雷诺病
- 创伤

26. 反甲

- 血色病
- 特发性
- 缺铁
- 甲-髌骨综合征
- 雷诺病

- 系统性红斑狼疮
- 创伤

27. 甲分离

- 淀粉样变性
- 结缔组织疾病
- 甲状腺功能亢进
- 感染
- 营养不足
- Plummer-Vinson 综合征（缺铁性吞咽困难）
- 银屑病
- 结节病
- 创伤

28. 甲凹点

- 斑秃
- 特发性
- 银屑病
- Reiter 综合征
- 创伤

29. 甲片出血

- 抗磷脂综合征
- 恶性肿瘤
- 口服避孕药
- 消化道溃疡
- 妊娠
- 银屑病
- 类风湿性关节炎
- 亚急性细菌性心内膜炎
- 系统性红斑狼疮
- 创伤

30. 甲纹

- 斑秃
- 特应性皮炎
- 银屑病
- 创伤
- 白癜风

31. 甲、甲周毛细血管扩张

- 皮肌炎
- 类风湿性关节炎
- 硬皮病
- 系统性红斑狼疮
- 创伤

32. 白甲(Terry 甲)

- 糖尿病
- 甲状腺功能亢进
- 特发性
- 肝病(肝硬化、肝衰竭)
- 营养不良
- 创伤

33. 黄甲

- 支气管扩张
- 慢性感染(结核病、鼻窦炎)
- 免疫缺陷
- 淋巴水肿
- 肾病综合征
- 胸腔积液
- 雷诺病

- 类风湿性关节炎
- 甲状腺炎
- 烟草滥用

34. 乳头病变

- 副乳头
- 蜂窝织炎
- 接触性皮炎
- 神经纤维瘤
- 痣样角化过度
- 佩吉特病
- 乳头状腺瘤
- 皮脂腺增生
- 创伤

35. 皮肤结节性病变

- 血管角化瘤
- 血管肉瘤
- 樱桃状血管瘤
- 典型卡波西肉瘤
- 局泌汗腺汗孔瘤
- 血管瘤
- 脂肪瘤
- 结节性黑色素瘤
- 化脓性肉芽肿

36. 疼痛性结节

- 血管脂肪瘤
- 节肢动物咬伤或蜇伤
- 蓝色橡皮大疱样痣
- 皮肤纤维瘤
- 结节性红斑

- 血管球瘤
- 平滑肌瘤
- 神经瘤
- 欧氏小结
- Sweet 综合征(急性发热性嗜中性皮病)
- 血管炎

37. 口腔黏膜红斑性病变

- 过敏
- 热饮料灼伤
- 念珠菌病
- 红斑病
- 地图舌
- 寻常型天疱疮
- 浆细胞性牙龈炎
- 游走性斑状口炎
- 病毒感染

38. 口腔黏膜色素性病变

- Addison 病(艾迪生病)
- Albright 综合征(奥尔布赖特综合征)
- 汞合金文身
- 黄褐斑
- 药物反应:喹吖啶、米诺环素、氯丙嗪、丁磺胺
- 铅线
- 黑色素瘤
- 神经纤维瘤病
- 痣
- 口腔色素沉着斑
- Peutz-Jeghers 综合征(黑斑息肉综合征)
- 种族色素沉着
- 吸烟者黑变症

39. 口腔黏膜点状病变

- 急性坏死性溃疡性牙龈炎
- 口疮性口炎
- 白塞病
- 接触性过敏
- 柯萨奇病毒(A、B、A16)
- 药物反应
- 单纯疱疹
- 带状疱疹
- 炎症性肠病
- 中性粒细胞减少
- Reiter 综合征
- 萨顿病(巨大口疮)

40. 口腔黏膜白色病变

- 过敏
- 良性上皮内角化不良
- 念珠菌病
- Darier White 病(毛囊角化病)
- 白色水肿
- 黏膜白斑
- 扁平苔藓
- 先天性厚甲症
- 系统性红斑狼疮(SLE)
- 鳞状细胞癌
- 尼古丁口炎
- 白色海绵状痣
- 白色多毛性黏膜白斑

41. 口腔水疱和溃疡

- 阿弗他口炎

- 白塞病
- 柯萨奇 A 病毒(疱疹性咽峡炎)
- 克罗恩病
- 多形红斑
- 真菌(组织胞浆菌病)
- 类天疱疮
- 天疱疮
- 原发性单纯疱疹感染
- Reiter 综合征(反应性关节炎)
- 系统性红斑狼疮
- 梅毒
- 溃疡坏死性口炎

42. 丘疹鳞屑性疾病

- 皮肤癣菌病
- 光泽苔藓
- 扁平苔藓
- 蕈样肉芽肿
- 副银屑病
- 苔藓样糠疹
- 玫瑰糠疹
- 毛发红糠疹
- 银屑病
- 二期梅毒
- 花斑癣

43. 阴茎皮疹

- 龟头炎(念珠菌)
- 尖锐湿疣
- Fordyce 斑(皮脂腺异位)
- Ⅱ型单纯疱疹
- 光泽苔藓
- 传染性软疣

- 阴茎珍珠状丘疹
- 阴虱病
- 疥疮

44. 光线性皮肤病

- 慢性光化性皮炎
- 光毒性和光变态反应
- 多形性日光疹
- 卟啉病
- 日光性荨麻疹

45. 日光敏感

- 药物诱导（如四环素类）
- 光敏反应
- 光毒反应
- 多形性日光疹
- 迟发性皮肤卟啉病
- 系统性红斑狼疮
- 日光性荨麻疹

46. 须发早白

- 共济失调毛细血管扩张症
- 化学接触（如苯酚/邻苯二酚衍生物、巯基、砷）
- 慢性和严重的蛋白质缺乏
- 唐氏综合征
- 甲状腺功能亢进
- 特发性
- 强直性肌营养不良
- 物理因素（如电离辐射、激光）
- 早老症
- 维生素 B_{12} 缺乏
- 白癜风

- Wermer 综合征（多发内分泌肿瘤综合征 1 型）

47. 瘙痒

- 获得性免疫缺陷综合征（艾滋病）
- 癌：乳腺癌、肺癌、胃癌
- 胆汁淤积性肝病
- 慢性肾功能衰竭
- 药疹、接触玻璃纤维
- 皮肤干燥（干燥症）
- 内分泌失调：糖尿病、甲状腺疾病、类癌、妊娠
- 缺铁
- 骨髓增生性疾病：蕈样肉芽肿、霍奇金淋巴瘤、多发性骨髓瘤，真性红细胞增多症
- 神经官能症
- 疥疮
- 干燥综合征
- 皮肤病

48. 肛门瘙痒

- 麻醉剂、外用糖皮质激素、香皂
- 细菌感染、病毒感染
- 慢性肾功能不全
- 肛裂、瘘管
- 痔疮
- 单纯疱疹病毒
- 霍奇金病
- 人乳头瘤病毒
- 蛲虫
- 真性红细胞增多症
- 卫生条件不良
- 银屑病、皮脂溢、单纯性苔藓或硬化症
- 疥疮
- 皮赘，肛周裂

- 辛辣食品、柑橘类食品
- 梅毒
- 甲状腺疾病

49. 紫癜

- 弥散性血管内凝血
- 溶血性尿毒症综合征
- 脑膜炎球菌血症
- 其他：左房黏液瘤、冷球蛋白血症、血管炎、高球蛋白性紫癜
- 落基山斑疹热
- 脓毒性栓子、动脉粥样硬化栓子
- 血小板减少
- 创伤
- 病毒感染：埃可病毒、柯萨奇病毒

50. 肛肠区性传播疾病

非溃疡性

- 衣原体（沙眼衣原体）
- 尖锐湿疣
- 淋病
- 梅毒

溃疡性

- 软下疳（杜克雷伊嗜血杆菌）
- 巨细胞病毒
- 早期（一期）梅毒
- 单纯疱疹病毒
- 特发性（通常为 HIV 阳性）
- 性病淋巴肉芽肿

51. 大疱性口腔炎

- 大疱性类天疱疮

- 糜烂性扁平苔藓
- 多形红斑
- 黏膜类天疱疮
- 寻常型天疱疮
- 系统性红斑狼疮

52. 毛细血管扩张

- 药物诱导(系统使用或局部外用糖皮质激素)
- 肝硬化
- 肥大细胞增多
- 口服避孕药
- 妊娠
- 酒渣鼻
- 系统性红斑狼疮、皮肌炎、系统性硬化症
- 蜘蛛毛细血管扩张
- 创伤
- 静脉曲张

53. 蜱类相关感染

- 巴贝斯虫病
- 科罗拉多蜱虫热
- 埃利希病
- 莱姆病
- Q 热
- 回归热
- 斑疹伤寒
- 兔热病

54. 血管炎,类似血管炎的疾病

- 淀粉样变性
- 抗磷脂综合征
- 动脉纤维肌发育不良

- 动脉粥样硬化
- 心房黏液瘤
- 心脏壁血栓
- 胆固醇栓塞综合征
- 弥散性血管内凝血
- 药物效应(血管收缩剂、抗凝剂)
- 遗传病(神经纤维瘤病、Ehlers-Danlos 综合征)
- 溶血性尿毒症综合征
- 感染性心内膜炎
- 血管内恶性淋巴瘤
- C 蛋白和 S 蛋白缺陷,V/Leiden 因子突变
- 辐射
- 血栓性血小板减少性紫癜

55. 血管炎

大血管病

- 与 Reiter 综合征、强直性脊柱炎相关的动脉炎
- 巨细胞动脉炎
- 大动脉炎

中小血管病

- 与恶性肿瘤(毛细胞白血病)相关
- 与病毒相关(乙型或丙型肝炎、巨细胞病毒、艾滋病毒、带状疱疹)
- 白塞病
- 家族性地中海热
- 肉芽肿性血管炎
- 川崎综合征(皮肤黏膜淋巴结综合征)
- 淋巴瘤样肉芽肿
- 结节性多动脉炎
- 原发性(特发性)
- 韦格纳肉芽肿

以小血管疾病为主

- Buerger 病(闭塞性血栓性静脉炎)
- 结节性红斑
- 过敏性紫癜
- 过敏性血管炎(白细胞增生性血管炎)
- 混合性冷球蛋白血症
- 脂膜炎
- 原发性胆汁性肝硬化
- 血清病
- 与结缔组织疾病相关的血管炎(系统性红斑狼疮、干燥综合征)
- 与特定综合征相关的血管炎:
  - 慢性活动性肝炎
  - Churg-Strauss 综合征
  - 药物性血管炎
  - Goodplash 综合征
  - 莱姆病

56. 疣状皮疹

- 黑棘皮病
- 深部真菌感染
- 单纯性苔藓
- 皮脂腺痣
- 疥疮(挪威疥)
- 脂溢性角化病
- 疣状癌
- 疣

57. 水疱性疾病

- 大疱性类天疱疮
- 疱疹样皮炎
- 糖尿病水疱

- 大疱性表皮松解
- 获得性大疱性表皮松解
- 多形性红斑（Stevens-Johnson 综合征）
- 多形红斑轻型
- 妊娠疱疹
- 单纯疱疹
- 带状疱疹
- 脓疱疮
- 黏膜类天疱疮
- 天疱疮（寻常型、落叶型、副肿瘤性）
- 迟发性皮肤卟啉病
- 假卟啉病
- 葡萄球菌烫伤皮肤综合征
- 中毒性表皮坏死松解
- 水痘

58. 外阴病变

黑色皮疹

- 雀斑
- 黑色素瘤
- 痣（色素痣）
- 阴虱
- 反应性色素沉着
- 脂溢性角化病

红色皮疹

感染

- 白塞病
- 念珠菌感染
- 红癣：微小棒状杆菌
- 毛囊炎：金黄色葡萄球菌
- 腹股沟肉芽肿：肉芽肿荚膜杆菌
- 化脓性汗腺炎

- 间擦疹
- 花斑糠疹
- 疥疮:疥螨
- 股癣

炎症

- 化学刺激(润滑剂、杀精剂、卫生喷雾剂)
- 原发性外阴痛
- 精液、唾液刺激
- 机械创伤:抓伤(银屑病、脂溢性皮炎)
- 药物(局部使用 5-氟尿嘧啶、鬼臼毒素)

肿瘤

- 鳞状细胞癌、黑色素瘤、佩吉特病、鲍恩病
- 外阴上皮内瘤变

溃疡性病变

- 前庭大腺囊肿或脓肿
- 基底细胞癌
- 白塞病
- 软下疳
- 尖锐湿疣
- 克罗恩病
- 腹股沟肉芽肿
- 单纯疱疹
- 化脓性汗腺炎
- 性病淋巴肉芽肿
- 传染性软疣
- 神经纤维瘤
- 类天疱疮
- 天疱疮
- 早期梅毒(梅毒螺旋体)
- 鳞状细胞癌

白色病变

- 间擦疹

- 硬化性苔藓
- 部分白化病
- 放疗
- 白癜风

1. 黑棘皮病

总论

定义

- 黑棘皮病(acanthosis nigricans, AN)是指好发于项部、腹股沟、腋窝等间擦部位,表现为对称分布的棕色、天鹅绒状或疣状的斑块(图 3.1)。

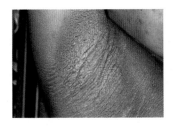

图 3.1 皮肤皱褶部位出现天鹅绒样皮肤增厚,例如腋窝处皮肤黑褐色色素沉着,皮纹加深处肤色相对较浅

病因

- 最常见于有胰岛素抵抗或内脏恶性肿瘤的肥胖患者,以及服用某些药物(烟酸、糖皮质激素、避孕药和己烯雌酚)的人群。

诊断要点

临床表现

- 无自觉症状。最常见于腋窝和颈部。在伴有雄激素增高的肥胖女性中,外阴是最常见的受累部位。

体格检查

- 弯曲部位(腋窝、腹股沟)、颈部(图 3.2)、乳头和外阴对称分布的绒毛状色素沉着斑块。

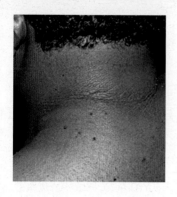

图 3.2 颈部皮肤增厚,肤色加深,外观变"脏",伴有增多的皮赘,后者常与黑棘皮病有关。(Fitzsimons Army Medical Center Collection)

辅助检查

- 实验室检查通常显示血糖水平升高。其他辅助实验室检查包括促甲状腺激素和促卵泡激素/黄体生成激素。

🔍 鉴别诊断

- 脂溢性角化病
- 色素沉着痣(贝克痣)、线性表皮痣
- 增殖型天疱疮
- 单纯性慢性苔藓
- 融合性网状乳头瘤病

💊 治疗

一线治疗

- 针对潜在病因的治疗(肥胖者减肥,停止使用违禁药物,治疗已发现的恶性肿瘤)。

二线治疗

- 外用维 A 酸类、磨削术、乳酸铵、剥脱性二氧化碳激光。

三线治疗

- 口服避孕药、赛庚啶、口服异维 A 酸。

💡 注意事项

- 对突然出现的黑棘皮病,应进行内脏恶性肿瘤筛查[例如,通过上消化道内镜检查排除胃癌,以及腹部和盆腔计算机断层扫描(CT)检查排除其他]。
- 在三分之一的病例中,皮肤改变早于恶性肿瘤的确诊(通常是腹腔肿瘤)。
- 药物使用也是可能病因,回顾新近使用的药物(如烟酸、避孕药、糖皮质激素)。

2. 瘢痕疙瘩性痤疮

📋 总论

定义

- 瘢痕疙瘩性痤疮是一种特发性慢性颈后枕部炎性疾病,最常见于皮肤黝黑的男性。它也被称为结节性瘢痕疙瘩,痤疮瘢痕疙瘩和瘢痕疙瘩毛囊炎。然而,这些名字都不合适,考虑没有瘢痕疙瘩家族史,其他部位没有瘢痕疙瘩,切除后不会形成瘢痕疙瘩进展。尽管名为"痤疮",但本病与寻常痤疮没有相关性。

病因

- 未知。紧贴皮肤剃除毛发、患者自己拔除毛发及衣领慢性摩擦可能是本病的诱因。这提示对毛发的异物肉芽肿反应,继发瘢痕。

🔑 诊断要点

临床表现

- 发病通常在青春期后到 50 岁前。
- 临床表现包括颈后枕部的毛囊性丘疹(图 3.3)。

体格检查

- 颈后部和枕部头皮上可见质硬丘疹,中心有毛发。无粉刺。

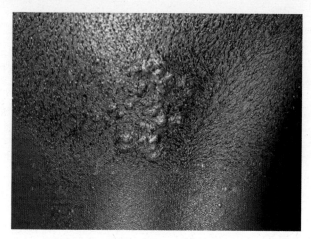

图3.3　颈后枕部的毛囊性丘疹和脓疱反应,是弯曲的毛发重新刺入皮肤产生异物反应。皮损进一步进展可以出现增生性瘢痕

- 丘疹融合成质硬斑块。
- 继发感染时可以出现脓疱、结痂和渗出。

辅助检查

- 脓疱拭子取样用于细菌培养。
- 深层活检。

鉴别诊断

- 毛囊炎
- 单纯的内生毛(毛卷曲)
- 皮脂腺痣
- 创伤性瘢痕疙瘩
- 寻常痤疮
- 假性毛囊炎
- 头虱病

治疗

一线治疗

- 避免剪超短发,受累区域留长发。

- 避免衣领过紧造成机械刺激。
- 教导患者避免自行挑刺和挤压皮损。
- 外用抗生素(克林霉素或红霉素)。

二线治疗

- 口服多西环素、四环素或米诺环素。

三线治疗

- 单独使用皮损内注射曲安奈德,或二氧化碳激光汽化后联合皮损内注射曲安奈德。
- 口服异维A酸。
- 手术:小的丘疹皮损采用环钻活检去除;大的皮损采用外科手术切除;任何切除都必须达到毛囊下深度。如果有毛囊残留,复发是非常常见的。

💡 注意事项

- 大多数培养结果是无菌的,但发现细菌时,通常是金黄色葡萄球菌。

3. 寻常痤疮

📋 总论

定义

- 寻常痤疮是一种毛囊皮脂腺附属器的慢性疾病,由于毛囊上皮异常脱落导致皮脂腺管阻塞、炎症,并随后形成粉刺、丘疹、脓疱、结节和瘢痕。根据其外观,痤疮皮损可分为炎症性(表现为丘疹、脓疱和结节)和非炎症性(开放性和闭合性粉刺)。对于炎症性痤疮,皮损可分为丘疹脓疱、结节或两者兼而有之。美国皮肤病学会痤疮分类方案有以下3个级别:
  1. 轻度痤疮:特征是出现粉刺(非炎性皮损),少量丘疹和脓疱(通常<10个),但没有结节。
  2. 中度痤疮:出现一些至许多丘疹和脓疱(10~40个)及粉刺(10~40个)。超过40个丘疹和脓疱,伴有更大、更深、结节和炎症性皮损(最多 5 个)属于中重度痤疮。

3. 重度痤疮:存在很多或大量的丘疹和脓疱以及较多结节皮损。

病因

- 痤疮是一种毛囊性疾病,关键病变为粉刺形成。
- 皮脂腺过度活跃和导管阻塞导致寻常痤疮。阻塞导致粉刺形成,粉刺会因痤疮丙酸杆菌的过度生长而发炎。环境因素(炎热、潮湿、热带气候)、药物(止咳合剂中的碘、毛发润滑剂)和工业暴露卤代烃会加剧皮疹。机械或摩擦力会加重现有痤疮(例如过度清洗以去除黑头或油腻)。

🔑 诊断要点

临床表现

- 各种发展阶段和严重程度可能同时出现。
- 痤疮好发于面部、背部和上胸部。

体格检查

- 开放性粉刺(黑头),闭合性粉刺(白头)(图 3.4)。
- 炎性丘疹、脓疱(图 3.5)和扩张性毛孔。
- 炎性和非炎性痤疮样囊肿(图 3.6)。
- 油腻(油性皮肤)。
- 既往痤疮皮损留下的瘢痕(图 3.7)。

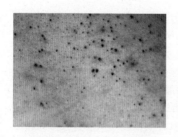

图 3.4　背部发现红斑结节囊肿型寻常痤疮,常导致瘢痕

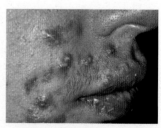

图 3.5　皮损面部寻常痤疮表现为脓疱。其他常见的部位包括胸部和背部

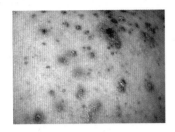

图 3.6　背部严重结节囊肿型痤疮,提示早期瘢痕形成

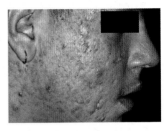

图 3.7　重度痤疮瘢痕伴活动性脓疱和小囊肿皮损

辅助检查

- 实验室检查通常没有意义。
- 拟接受异维 A 酸治疗的患者应在用药前检查肝酶、胆固醇和甘油三酯,因为这种药物可能导致血脂和肝酶升高。
- 女性患者必须在服用异维 A 酸前 1 个月、开始服用时以及服用后每月 1 次进行尿液或血清妊娠试验,且保证结果为阴性。
- 在女性患者中,如果怀疑有高雄激素血症,应测量硫酸脱氢表雄酮、睾酮(总睾酮和游离睾酮)和雄烯二酮的水平。一般来说无须对月经周期规律的女性进行血清雄激素测定。

🔍 鉴别诊断

- 革兰氏阴性毛囊炎
- 葡萄球菌性脓皮病
- 玫瑰痤疮
- 药疹
- 皮脂腺增生
- 血管纤维瘤、基底细胞瘤、皮下骨瘤
- 职业性接触油脂
- 类固醇痤疮
- 扁平疣

治疗

一线治疗

- 治疗通常因皮损类型(粉刺、丘疹、脓疱、囊肿)和痤疮严重程度而异。

- 粉刺(非炎性痤疮)可用维 A 酸或维 A 酸类似物治疗。外用维 A 酸能溶解粉刺,促进毛囊角化正常。常用的药物有阿达帕林(0.1%凝胶或霜,每天 1 或 2 次)、他扎罗汀(0.1%霜剂或凝胶,每天 1 次)和维 A 酸(0.1%、0.5%或 0.025%霜剂或凝胶,每晚 1 次)。维 A 酸会被紫外线灭活,以及被过氧化苯甲酰氧化,因此只能在夜间使用,不能与过氧化苯甲酰同时使用。维 A 酸为妊娠 C 类药物;他扎罗汀为妊娠 X 类药物。
- 水杨酸制剂(如 2%洗剂)具有角质溶解和抗炎特性,也可用于治疗粉刺。大的开放性粉刺(黑头)可排出。
- 过氧化苯甲酰:如果粉刺发炎或形成脓疱,可加用过氧化苯甲酰凝胶(2.5%或 5%)。最常见的不良反应是干燥、红斑和脱皮。
- 外用抗生素(红霉素、克林霉素乳剂或药棉)也可用于有明显炎症的患者。它们能减少毛囊皮脂腺中的痤疮丙酸杆菌,并有一定的抗炎作用。含 5%过氧化苯甲酰和外用抗生素(3%红霉素或 1%克林霉素)的复方产品对同时伴有粉刺和炎性痤疮皮损的患者非常有效。有市售的 1.2%克林霉素磷酸酯和 0.025%维 A 酸的固定剂量复方制剂,效果优于单独使用这两种成分;然而复方制剂的价格也远高于单一成分的药物。
- 脓疱性痤疮可采用维 A 酸和过氧化苯甲酰凝胶每晚交替使用;去油产品(含硫的制剂)与过氧化苯甲酰联合使用也有效。
- 壬二酸是一种抑菌二羧酸,用于促角化正常和减少炎症。受孕期间(妊娠 B 类药物)可以优先选用。

二线治疗

- 口服抗生素(多西环素 50~100mg,每天 1~2 次或米诺环素 50~100mg 每天 1~2 次)对中重度脓疱性痤疮患者有效。红霉素也可以使用,但有很高的细菌耐药率。妊娠 B 类药物。
- 结节性囊肿性痤疮患者应使用系统药物治疗,包括抗生素(红霉素、四环素、多西环素、米诺环素)、异维 A 酸和/或口服避孕药。周期性皮损内注射曲安奈德对单个疼痛性皮损也有效。对治疗反应不佳的患者应考虑是否合并内分泌疾病。
- 口服避孕药可降低雄激素水平,从而减少皮脂分泌。对于成年和青少年女性的某些类型的痤疮,它是一种有用的辅助疗法,但不是一线疗法,也不应作为寻常痤疮的单一疗法。常用的药物是炔雌醇和屈螺酮。

- 螺内酯 100~200mg/d,仅供女性使用,对成年后起病或"下颌部位分布"痤疮特别有效。
- 蓝光可用于治疗中度炎性寻常痤疮。紫色/蓝色范围内的光可通过光反应使卟啉与氧气反应生成活性氧簇,破坏丙酸痤疮杆菌的细胞膜,导致细菌死亡。通常每次治疗 15 分钟,每周 2 次,持续 4 周。

三线治疗

- 异维 A 酸用于抗生素治疗抵抗、重度痤疮和伴瘢痕形成的痤疮。剂量为 0.5~1mg/(kg·d),累积剂量 120~150mg/kg,治疗时间一般为 20 周。在使用这种药物之前,患者应进行前文中提到的基线实验室检查。异维 A 酸具有致畸性在妊娠期绝对禁用。

💡 注意事项

- 如果炎症性痤疮在经过数月的口服抗生素治疗后恶化,应怀疑为革兰氏阴性毛囊炎。
- 痤疮可能在维 A 酸治疗的前 3~4 周恶化,然后才会好转。
- 痤疮系统治疗的适应证是疼痛的深在丘疹或结节、广泛皮损、活动性痤疮伴严重瘢痕或色素沉着,以及患者的情绪。
- 红霉素早期耐药率高。
- 多西环素的光敏感发生率很高。
- 过氧化苯甲酰会导致织物漂白。
- 螺内酯可引起月经不调。
- 儿童和孕妇禁用四环素类药物。

4. 软纤维瘤

📖 总论

定义

- 软纤维瘤是皮肤的良性生长物,也被称为皮赘或纤维上皮息肉。

病因

- 未知。在肥胖者和妇女中更为普遍。软纤维瘤可能与妊娠和黑棘皮病有关。

🔑 诊断要点

临床表现

- 本病无自觉症状,除非受到衣物、珠宝或摩擦的刺激。最常见于中老年人。

体格检查

- 颈部侧面及腋窝、腹股沟周围常可见肤色或棕色的肉质突起(图3.8)。

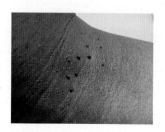

图3.8 软纤维瘤是柔软的肤色带蒂丘疹,通常位于颈部和腋窝

辅助检查

- 不必要。当诊断不明确时,可以用刮切/剪除的方式进行活检。

🔍 鉴别诊断

- 疣
- 脂溢性角化
- 黑色素细胞痣
- 黑色丘疹性皮病
- 神经纤维瘤
- 黑色素瘤

治疗

一线治疗

- 无须治疗。
- 出于美容原因或皮赘受到刺激时,可在局部麻醉或不麻醉的情况下进行剪式切除。

二线治疗

- 电灼。

三线治疗

- 液氮冷冻手术。

注意事项

- 眼眶周围区域的皮赘常与肿瘤性皮损混淆。
- 对肤色较深患者进行皮赘冷冻治疗可能导致皮肤白斑(炎症后色素减退)。

5. 光化性唇炎

总论

定义

- 长期和过度日光照射导致唇部炎症反应。

病因

- 日光照射。

诊断要点

临床表现

- 通常累及下唇,表现为疼痛和糜烂。

体格检查

- 皮肤出现萎缩、鳞屑、裂隙。
- 可能出现糜烂(图3.9)。

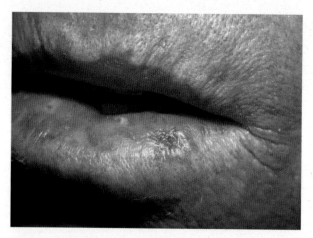

图3.9 光化性唇炎表现为唇黏膜萎缩变薄,伴有鳞屑、色素异常和糜烂。(Fitzsimons Army Medical Center Collection)

辅助检查

- 通常不需要。
- 对任何增厚或可疑区域应考虑进行活检以排除鳞状细胞癌。

 鉴别诊断

- 白斑
- 鳞状细胞癌
- 遗传性多形性日光疹

治疗

一线治疗

- 5% 5-FU 霜。
- 外用咪喹莫特。

- 疼痛部位可用5%利多卡因软膏治疗。
- 如果炎症严重,必要时每天数次冷敷可能有效。
- 避免进一步的光暴露,日光暴露时使用含防晒剂的唇膏。
- 外用糖皮质激素制剂可用于严重的炎症和瘙痒。
- 如果继发感染,使用莫匹罗星软膏和口服抗葡萄球菌的抗生素治疗。

二线治疗

- 局限皮损采用冷冻治疗。
- 光动力疗法。
- 皮肤磨削术。
- 电灼术。
- 点阵或剥脱性激光治疗。

三线治疗

- 治疗抵抗的患者可以采用下唇的唇红部切除术。

▣ 注意事项

- 持续性红斑和炎症可能持续数周。

6. 光化性角化病

▤ 概述

定义

- 光化性角化病是一种常见的皮损,在中老年人中通常表现为多发性红色或黄棕色干燥覆有鳞屑的皮损。它也被称为日光性角化病。

病因

- 日光照射、电离辐射。

🔑 诊断要点

临床表现

- 典型的皮损发生在面部、颈部、手背部（图 3.10）和前臂的光损伤皮肤上。
- 光化性角化病常见于男性甚于女性，肤色白皙、日晒后容易晒伤而不是晒黑的人群更为好发。

体格检查

- 成熟皮损的特征是质硬、突起的鳞屑（图 3.11），直径通常小于或等于 1cm。早期皮损表现为红斑伴有少许鳞屑。随着病程的进展，鳞屑变厚变黄（图 3.12），可类似于小的鳞状细胞癌。触诊时，病灶粗糙刺手（图 3.13）。

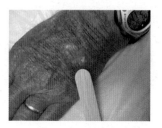

图 3.10 光暴露部位的手背上数个有鳞屑的、黏着性黄棕色皮损

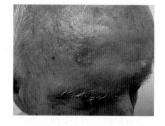

图 3.11 一名患者前额见有光化性角化病，显著特点是其粗糙的触感，类似于砂纸

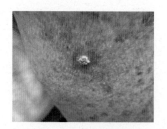

图 3.12 背部光暴露区见高出皮面伴有鳞屑的皮损。搔刮皮损时可引起疼痛

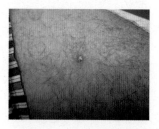

图 3.13 一名户外运动者的大腿伸侧可见隆起、粗糙的光化性角化病皮损

- 皮损周围皮肤常表现出日光损伤的其他特征,包括萎缩、色素变化和毛细血管扩张。
- 分类:
    1. 肥厚型光化性角化病伴皮角:活检是区分皮角与鳞状细胞癌、脂溢性角化、疣、外毛根鞘瘤和基底细胞癌的方法。肥厚型光化性角化病表现为皮肤突起增厚伴有鳞屑。
    2. 苔藓样光化性角化病:最常见于躯干和上肢。因其出现粉红色和珍珠状外观,必须鉴别基底细胞癌。
    3. 增殖型光化性角化病:通常在治疗后再次出现,其特征是直径大于1cm。临床应与鲍恩病或鳞状细胞癌相鉴别。
    4. 色素沉着型光化性角化病:必须进行活检,以鉴别雀斑样痣、原位恶性黑色素瘤和日光性雀斑样痣。
    5. 光化性唇炎:特征是唇红边缘见红色,有时粗糙的皮损。

辅助检查

- 对复发性皮损或诊断不明确者可进行皮肤活检,以排除鳞状细胞癌或基底细胞癌。

鉴别诊断

- 恶性雀斑样痣(伴有明显色素沉着的亚型可能在临床上被误认为这种疾病)
- 基底细胞癌或鳞状细胞癌
- 脂溢性角化
- 湿疹
- 鲍恩病(上皮内癌)
- 疣
- 苔藓样角化病
- 皮肤狼疮

 治疗

一线治疗

- 液氮冷冻手术。

二线治疗

- 外用 5-氟尿嘧啶乳膏。
- 外用咪喹莫特乳膏。
- 外用双氯芬酸钠凝胶。
- 二氧化碳激光。
- 皮肤磨削术。
- 刮除术。

三线治疗

- 手术切除。
- 光动力疗法：联合氨基酮戊酸和蓝光。
- 口服维 A 酸。

💡 注意事项

- 光化性角化病患者罹患鳞状细胞癌的风险为 6%~10%。光化性角化病引发侵袭性鳞状细胞癌的危险因素包括：解剖部位（唇、耳、四肢）；皮损特征（溃疡、硬结、角化过度、增殖、炎症、出血、大面积和深度）；色素改变（任何出现的快速变化、出现多发性皮损、其他紫外线引起的皮损征象）；伴发疾病（淋巴瘤、白血病）；药物使用（免疫抑制剂、增加光敏性的药物）。

7. 斑秃

📄 总论

定义

- 斑秃是一种自身免疫性脱发，其特征是毛球部的淋巴细胞性炎症和头皮、眉毛或睫毛的散在斑片状脱发。
- 斑秃累及高达 1% 的人群，好发于 15 岁至 40 岁之间。

病因

- 斑秃是由细胞免疫异常产生自身抗体驱动。
- 遗传相关个体中发病率增加，表明该疾病有遗传关联性。

- 组织学上,斑秃的特征是毛囊单位和毛囊数量正常,退行期和休止期毛囊数量增加,生长期毛囊球部淋巴细胞浸润。

🔑 诊断要点

临床表现

- 斑秃患者通常表现为不同类型突发性非瘢痕性脱发:局限性(图3.14)、带状(图3.15)和网状。严重程度不同,可从非常轻微的皮损到弥漫性脱发,甚至影响整个头皮(全秃)。

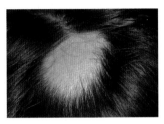
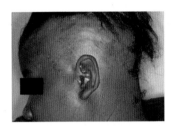

图3.14 圆形、边界清楚的脱发区是斑秃的特征

图3.15 斑秃可表现为头皮边缘的环状脱发带。这种模式被称为匐行性脱发,常预后不良

体格检查

- 对受累头皮的检查表明,除了没有毛发外,皮肤外观正常。急性脱发的斑片直径一般为2~5cm,皮肤外观正常,头皮上的黑点(毛发残根、黑点),这是毛发在到达皮肤表面之前断裂产生的,偶尔也有"感叹号毛发",这是头发从毛囊被推出后脱落的证据。指甲可能会出现细小的点状凹陷。

辅助检查

- 实验室检查通常没有意义。
- 有家族病史或其他自身免疫性疾病表现的患者应进行抗核抗体、促甲状腺激素和维生素 B_{12} 水平检查。
- 可检测铁蛋白水平、总铁结合力/血清铁、全血细胞计数以评估有无铁缺乏。
- 对临床可疑或者高风险患者,应进行快速血浆反应素检测以排除梅毒。
- 活检组织病理学显示毛球周围淋巴细胞浸润,类似"蜂群"。

 鉴别诊断

- 雄激素源性脱发
- 拔毛癖
- 二期梅毒
- 休止期脱发
- 头癣

治疗

一线治疗

- 外用强效糖皮质激素制剂,如 0.05% 氯倍他索软膏,每天 2 次。

二线治疗

- 皮损内注射糖皮质激素(曲安奈德,5~10mg/ml,在受累脱发区域内注射产生一个皮丘)。
- 外用米诺地尔。
- 外用致敏剂或刺激物(蒽林、二苯环丙烯酮)。

三线治疗

- 系统使用糖皮质激素治疗 4~6 周。
- 系统使用免疫调节剂和免疫抑制剂(如环孢素、甲氨蝶呤)。

注意事项

- 超过 50% 的病例在 1 年内未经治疗可自愈。
- 10% 可演变成慢性病程。

8. 汞合金文身

总论

定义

- 汞合金文身的特征是牙龈/牙槽嵴或颊黏膜上出现无痛、灰色、蓝色、黑色或石青色斑点。

病因

- 在修复体放置或移除过程中，牙科医生可能会将汞合金修复体的细小颗粒外伤性地植入黏膜，同时患者可能会自己咬伤，修复体（或根管填充材料）的渗透和崩解，或修复体在拔牙后掉入牙槽，都会导致这些颗粒植入黏膜。

🔑 诊断要点

临床表现

- 本病通常无症状，往往由牙医在常规牙科检查中发现。

体格检查

- 牙龈/牙槽嵴或颊黏膜上可见灰色、蓝色、黑色或石青色斑点（图 3.16）。

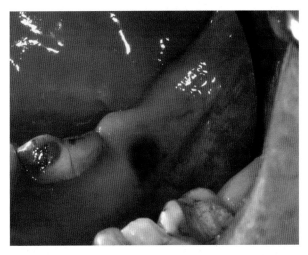

图 3.16　汞合金文身是装有汞合金填充物的牙齿的邻近牙龈黏膜出现的良性色素沉着区。（Fitzpatrick J and Morelli J, Dermatology Secrets Plus, 5th Edition, Philadelphia, PA: Elsevier, 2016）

辅助检查

- 无须进行。只有在诊断不明确和考虑非典型新生物时才进行活检。

🔍 **鉴别诊断**

- 黑色素瘤或黏膜黑变病
- 痣
- 黑斑息肉综合征
- 血管瘤或静脉湖

🔖 **治疗**

- 无须治疗。

💡 **注意事项**

- 本病需要注意的是皮损外观可能被误认为是黑色素瘤。

9. 生长期脱发

📋 **总论**

定义

- 生长期脱发是指生长期毛囊发生毒性损伤后,出现非瘢痕性脱发。

病因

- 癌症化疗(如有丝分裂抑制剂)是最常见的原因。

🔑 **诊断要点**

临床表现

- 脱发通常发生在癌症化疗后 2 周内。

体格检查

- 脱发可能很轻微,但通常范围很广。
- 脱发是非炎性和非瘢痕性的(图 3.17)。

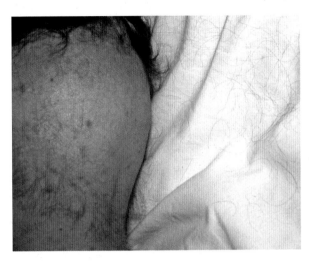

图 3.17　生长期脱发表现为继发于化疗的明显脱发、发干变细和头皮正常。患者会发现枕头上有大量脱落的毛发。(Fitzsimons Army Medical Center Collection)

辅助检查

- 无须进行。

🔍 鉴别诊断

- 弥漫性斑秃
- 铁缺乏
- 营养不良
- 雄激素性脱发
- 休止期脱发
- 拔毛癖
- 牵引性脱发

治疗

- 无须治疗,该疾病具有自限性。

注意事项

- 即使脱发看起来微不足道,但应对患者有同理心。让患者确信脱发是暂时的。

10. 雄激素性脱发

总论

定义

- 雄激素性脱发的特征是遗传易感的男性由于雄激素导致逐渐进展的头皮脱发,本病女性相对较少见。

病因

- 雄激素是头发生长的主要调节因子。青春期后,它促进毳毛毛囊的转化,产生细小的、无色素的毛发或粗大含色素的终毛。然而,雄激素也可能逆转这一过程,导致终毛逐渐被毳毛取代,并出现雄激素性脱发,这是由于 $5-\alpha$ 还原酶活性被激活引起,$5-\alpha$ 还原酶存在于外根鞘和毛球乳头,这种酶将睾酮转化为二氢睾酮,二氢睾酮对毛囊中的雄激素受体有很大的亲和力。

诊断要点

临床表现

- 男性通常在青春期后早年发病,主要累及头皮的冠部、顶部、前额、中央和颞部(Hamilton 男性模式)。通常不累及枕部和顶下部。

- 女性患者的脱发是有特定模式的,其特征是额部、顶部头发逐渐稀疏,额部发际线头发保留(Ludwig 女性模式),出现细小毛发。脱发通常于围绝经期开始。

体格检查

- 男性雄激素脱发是非炎性、非瘢痕性的脱发,通常表现光滑、有光泽的头皮上毛囊减少(图3.18,图3.19)。
- 女性雄激素脱发也是非炎性、非瘢痕性的脱发,其特征是头发弥漫性稀疏(图3.20)。

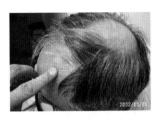

图3.18 早期雄激素性脱发典型的前额发际后移

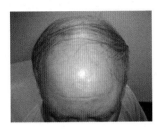

图3.19 进展期雄激素性脱发,脱发从额部延伸至顶部

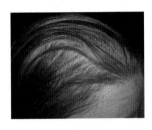

图3.20 女性雄激素性脱发表现为弥漫性脱发

辅助检查

- 铁蛋白和铁水平,促甲状腺激素,血清睾酮和二氢睾酮水平,抗核抗体。
- 诊断不明确时,可进行头皮活检。

鉴别诊断

- 铁缺乏
- 营养不良
- 甲状腺功能减退
- 休止期脱发
- 拔毛癖

- 牵引性脱发
- 斑秃
- 生长期脱发
- 头癣

治疗

一线治疗

- 外用 5% 米诺地尔。
- 非那雄胺 1mg,每天一次(仅限男性)。随机试验已证明杜他雄胺(超说明书用药)优于非那雄胺,但所需剂量高于良性前列腺增生使用的剂量。

二线治疗

- 枕部头发毛发移植。
- 织发、假发套。

三线治疗

- 螺内酯 100mg 每天 2 次(仅限女性)。

注意事项

- 雄激素性脱发可以累及超过 50% 的 50 岁以上男性,以及 40% 的 70 岁女性患者。患者通常有秃发的家族史。
- 需要至少 6 个月来评估米诺地尔的疗效,而非那雄胺的疗效评估需要近 12 个月。

11. 血管性水肿

总论

定义

- 血管活性介质释放引起的皮肤黏膜肿胀。蜂巢状肿胀涉及真皮深层和皮下组织。
- 血管性水肿分为获得性(过敏性或特发性)或遗传性。

病因

- 血管性水肿是由肥大细胞活化和脱颗粒释放血管活性介质(如组胺、5-羟色胺、缓激肽)引起的,导致毛细血管后小静脉炎症、血管渗漏以及真皮和皮下组织水肿。
- 遗传性血管水肿是一种常染色体显性遗传疾病,由 C1 酯酶抑制剂(C1-INH)缺乏引起。C1-INH 是一种蛋白酶抑制剂,通常以高浓度存在于血浆中。
- 血管性水肿的其他原因包括:感染(如单纯疱疹、乙型肝炎、柯萨奇 A 型和 B 型病毒;链球菌、念珠菌和蛔虫和类圆线虫);昆虫叮咬、应激、物理因素(如寒冷、运动、压力和振动);结缔组织疾病(如系统性红斑狼疮、过敏性紫癜)和特发性疾病。血管紧张素转换酶抑制剂可增加激肽活性,导致血管性水肿。

🔑 诊断要点

临床表现

- 本病特征是水肿界限不清,自觉烧灼感,无瘙痒,常累及眼睑、唇部(图 3.21)、舌和四肢,其消退缓慢。
- 可累及上呼吸道,引起呼吸窘迫,并可累及胃肠道,导致周期性腹痛。

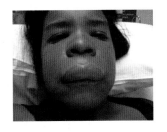

图 3.21 血管性水肿是黏膜和皮肤的水肿,可累及舌、唇或喉,有时可侵犯气道

体格检查

- 可见皮下组织水肿,常导致暂时性毁容。

辅助检查

- 详细的病史和体格检查通常可确定血管性水肿的诊断。

- 大范围的实验室检查价值有限。
- 全血细胞计数、血沉和尿常规用于初步评估有一定意义。
- 大便常规可有助于检测寄生虫及虫卵。
- 可进行血清学检测。
- 获得性和遗传性血管水肿(不伴荨麻疹)中 C4 水平均可降低。如果 C4 水平较低,则应检测 C1-INH 水平和活性。
- 如果怀疑食物过敏,可进行变应原的皮肤试验和放射变应原吸附试验。
- 糖皮质激素治疗无效的慢性血管水肿患者应接受皮肤活检。

🔍 鉴别诊断

- 蜂窝织炎
- 节肢动物咬伤
- 甲状腺功能减退
- 接触性皮炎
- 特应性皮炎
- 肥大细胞增生症
- 肉芽肿性唇炎
- 大疱性类天疱疮
- 色素性荨麻疹
- 过敏性休克
- 多形红斑
- 会厌炎
- 扁桃体周围脓肿

治疗

一线治疗

- 使用皮下注射肾上腺素、静脉注射苯海拉明、静脉注射雷尼替丁或西咪替丁和系统性糖皮质激素来治疗累及喉部的危及生命的急性血管性水肿。
- 主要治疗药物是 H1 抗组胺药。
- 可联合 H2 抗组胺药。

二线治疗

- 急性血管性水肿很少使用糖皮质激素来缓解症状,慢性血管性水肿更常使用糖皮质激素。泼尼松 1mg/(kg·d),一般给药 5 天,在数周内逐渐减量。

三线治疗

- 可使用三环类抗抑郁药(多塞平 25~50mg,每天 1 次)。
- 雄激素(达那唑、司坦唑洛尔、普拉睾酮、甲基睾酮)用于治疗对抗组胺药或糖皮质激素无反应的遗传性血管性水肿。C1-INH 替代疗法[cinryze 静脉输液,每周两次;icatibant(firazyr)或 ecallantide(kalbitor)]在一些机构可用

💡 注意事项

- 可能在使用血管紧张素转换酶抑制剂数周之后才出现血管性水肿。
- 获得性血管水肿通常与其他疾病有关,最常见的是 B 细胞淋巴增生性疾病,但也可能是由于形成针对 C1 抑制剂蛋白的自身抗体所致。

12. 阴囊血管角皮瘤

📋 总论

定义

- 阴囊真皮浅层血管扩张。

病因

- 静脉压升高(即静脉功能不全、痔疮)。

🔑 诊断要点

临床表现

- 一般在 20 岁以后发病。

- 外伤/擦伤可导致严重出血。

体格检查

- 阴囊上有多发 1~3mm 由血管组成红色至紫红色丘疹(图 3.22)。
- 受累区域可能出现弥漫性红斑。

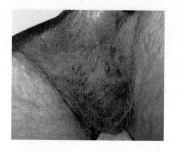

图 3.22   Fordyce 血管角皮瘤可表现为阴囊上多发小血管性丘疹。(Fitzsimons Army Medical Center Collection)

辅助检查

- 无须进行。

 鉴别诊断

- 外伤
- 樱桃状血管瘤

治疗

一线治疗

- 单纯切除术。

二线治疗

- 电灼和刮除术。

三线治疗

- 激光消融术。

注意事项

- 通常无须治疗;在大多数情况下仅需消除患者疑虑。

13. 血管瘤(樱桃状血管瘤)

总论

定义

- 樱桃状血管瘤(也称 Campbell de Morgan 斑点和老年性血管瘤)是常见于中老年人躯干(图 3.23)和上肢的红色小丘疹。

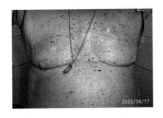

图 3.23 主要分布于躯干和上肢的大量红色至紫色丘疹

病因

- 病因不明。组织学上,樱桃状血管瘤是一种小的息肉样损害,表皮领圈状结构,真皮乳头内有多个扩张和充血的毛细血管小叶。

诊断要点

临床表现

- 这种无症状性皮损最常出现在中年,其大小和数量随年龄增长而增加。

体格检查

- 平滑的樱桃红色皮损,形状从半球形到息肉样丘疹不等(图 3.24)。

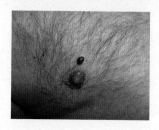

图3.24   这种隆起的深紫罗兰色血管瘤有时会与结节性黑色素瘤混淆

辅助检查

- 无须进行。只有在诊断不明确的情况下需进行皮肤活检。

🔍 鉴别诊断

- 瘀点
- 毛细血管扩张
- 杆菌性血管瘤病
- 黑色素瘤
- 良性色素性紫癜
- 昆虫叮咬
- 化脓性肉芽肿
- 血管角皮瘤

💊 治疗

一线治疗

- 仅观察随访。

二线治疗

- 电灼和刮除术。

三线治疗

- 液氮冷冻。
- 激光手术。

💡 注意事项

- 与恶性肿瘤没有相关性。

14. 口角炎

📑 总论

定义

- 口角炎指单侧或双侧口角的炎症。

病因

- 大多数单侧皮损是外伤(牙线、流涎过多、舔唇、口呼吸、牙箍和舌钉等造成的机械刺激)所致。双侧皮损通常是感染(白色念珠菌和金黄色葡萄球菌感染最常见)或营养缺乏(铁缺乏、维生素 B_2 缺乏)所致。

🔑 诊断要点

临床表现

- 口角烧灼不适感。
- 患者尝试通过舔舐来滋润不适区域,往往造成症状恶化。

体格检查

- 口角处红斑、裂隙、鳞屑和痂皮(图 3.25)。

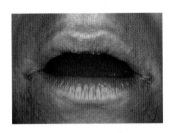

图 3.25 老年人口角炎的特征是口角潮湿,出现层叠的皮屑,常因夜间流涎而发炎和裂开。(Fitzsimons Army Medical Center Collection)

- 裂隙周围可能见丘疹脓疱。

辅助检查

- 念珠菌和细菌培养,氢氧化钾(KOH)制片真菌镜检(图3.26)。

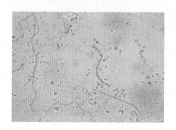

图3.26 氢氧化钾(KOH)检测显示念珠菌阳性:薄壁酵母和假菌丝的混合物。(Fitzsimons Army Medical Center Collection)

- 对高危患者筛查人类免疫缺陷病毒(HIV)。
- 检测全血细胞计数、基础代谢检查(包括电解质、酸碱平衡和肾功能)、铁、叶酸和维生素 B_{12}。

鉴别诊断

- 脓疱疮
- 接触性皮炎(唇膏、漱口水、牙膏)
- 舐唇皮炎

治疗

一线治疗

- 去除危险因素(例如不适合的矫牙器,患者反复舐舔患处)。
- 餐后和睡前外用咪康唑或制霉菌素乳膏。
- 外用保护性唇膏或软膏。

二线治疗

- 拭子检测发现葡萄球菌定植时,可外用莫匹罗星。

三线治疗

- 如果病因是机械因素,可在裂口处注射胶原蛋白。

注意事项

- HIV 阳性患者常出现口角炎(超过 10% 的患者发生局部念

珠菌病）。

15. 抗磷脂综合征

📋 总论

定义

- 抗磷脂综合征是一组与抗磷脂抗体（aPL）相关的，表现为动脉或静脉栓塞和/或习惯性流产的疾病。抗磷脂抗体是一类直接作用于磷脂或磷脂结合蛋白的抗体。可分为 3 种类型：
  1. 狼疮抗凝物质。
  2. 抗心磷脂抗体。
  3. 抗 β_2-糖蛋白 1 抗体。

病因

- 抗磷脂综合征是一组自身免疫性疾病。

🔑 诊断要点

临床表现

- 可分为原发性和继发性。原发性抗磷脂综合征为单独发生的疾病，继发性抗磷脂综合征为合并系统性红斑狼疮、其他风湿性疾病，或因某些感染或药物所引起的疾病。抗磷脂综合征可累及所有器官，引起静脉和动脉栓塞、习惯性流产以及血小板减少等。

体格检查

- 皮肤：网状青斑（图 3.27）、皮肤坏死、溃疡形成（图 3.28）和指/趾远端坏疽。

诊断

- 抗磷脂综合征的诊断需满足以下至少一项临床表现和至少一项实验室指标。

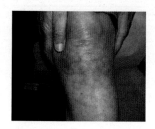

图 3.27　此患者下肢的蓝红色、网状青斑与循环中抗磷脂抗体相关

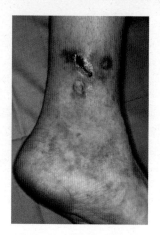

图 3.28　此患者溃疡呈花边状伴蓝点，由皮肤血管栓塞引起。（Fitzsimons Army Medical Center Collection）

临床表现

- 动脉、静脉或小血管的血栓形成。
- 妊娠期出现以下情况：
  - 妊娠 10 周后出现的胎儿死亡。
  - 妊娠 34 周前出现不止 1 次的继发于子痫、子痫前期或严重胎盘功能不全的早产。
  - 出现连续 3 次以上不明原因的妊娠早期（10 周内）的自然流产。

实验室指标

- 中高滴度的 IgG 和/或 IgM 抗心磷脂抗体。
- 狼疮抗凝物质阳性。
- 抗 β_2-糖蛋白 1 的 IgM 或 IgG 抗体出现 2 次阳性，且间隔>3 个月。

实验室检查

- 梅毒血清试验（快速血浆反应素试验/性病研究实验室试验）假阳性。
- 部分学者认为可以通过检测活化部分凝血活酶时间延长情况，不是按 1：1 组配的，来评估狼疮抗凝物质活性。

- 抗心磷脂抗体阳性,其中抗心磷脂的 ELISA 检测敏感度和特异性最高(>80%)。
- 抗 β_2-糖蛋白 1 抗体阳性。

 鉴别诊断

- 遗传或获得性的其他高凝状态
- 遗传性疾病:抗凝血酶缺乏症、蛋白 C 或蛋白 S 缺乏症、凝血因子 VLeiden 突变、凝血酶原基因突变
- 获得性疾病:肝素相关性血小板减少症、骨髓增生综合征、癌症、高黏滞综合征
- 肾病综合征
- 胆固醇栓塞
- 血栓性血小板减少性紫癜
- 高同型半胱氨酸血症
- 动脉粥样硬化性心血管病

治疗

一线治疗

- 对于抗磷脂抗体阳性合并静脉栓塞的患者:
  - 先给予肝素抗凝,随后使用华法林终生抗凝治疗[国际标准化比率(INR)维持在 2.0~3.0]。
- 对于抗凝脂抗体阳性合并动脉血栓的患者:
  - 若出现脑动脉血栓,给予阿司匹林 325mg/d 或华法林治疗(INR 1.4~2.8);
  - 若无累及脑动脉,则给予华法林治疗(INR 2.0~3.0)。
- 患有抗凝脂综合征的孕妇:
  - 因华法林具有致畸作用,需停用。
  - 使用阿司匹林 81mg 和皮下注射肝素,将部分凝血酶原时间维持在对照值的 1.5~2 倍。
  - 当使用阿司匹林和肝素无效的情况下,可尝试静脉注射丙种球蛋白和泼尼松治疗。
- 受孕期间出现抗磷脂抗体阳性,自然流产次数少于 4 次的患者:
  - 孕期给予阿司匹林 81mg/d,或在检查出宫内妊娠开始(约

孕 7 周）至产后 6 周时皮下注射肝素 5 000～10 000IU，12 小时一次；

- 定期检测部分凝血酶原时间，并在治疗前维持在正常范围或基础值左右。

- 受孕期间出现抗磷脂抗体阳性，无深静脉血栓或流产史的患者：

  - 可以使用小剂量肝素皮下注射，或阿司匹林 81mg 治疗或观察。

- 重症抗磷脂综合征患者：

  - 通过抗凝、系统糖皮质激素以及注射丙种球蛋白或血浆置换的联合治疗可提高生存率；

  - 有案例报道显示，利妥昔单抗和单克隆抗体依奇珠单抗对抗凝无效的、致命的栓塞有效。

💡 注意事项

- 抗磷脂抗体和狼疮抗凝物质抗体阳性可出现在：

  - 潜在的系统性红斑狼疮患者，或伴血栓形成的胶原血管病患者。

  - 反复的、具有家族史的年轻深静脉栓塞患者，或在异常部位（如肠系膜或脑部）出现栓塞的患者。

  - 疑似狼疮患者或狼疮样疾病的高危人群（如术后、长期卧床、受孕等）。

16. 阿弗他口炎

📋 总论

定义

- 口炎是指发生于口腔黏膜的炎症。阿弗他口炎是一种慢性、复发的疼痛性黏膜溃疡，特征是无角化（图 3.29）。

病因

- 病因不详。

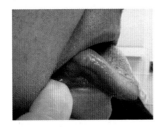

图 3.29　阿弗他溃疡好发于口咽黏膜处,表现为浅表而突出的糜烂

🔑 诊断要点

临床表现

- 根据临床可分为 3 种类型:轻型、重型和疱疹型。
- 轻型(最常见)的溃疡不超过 1cm,持续约 7~14 天,愈后不留瘢痕。
- 重型常见于儿童及青少年,溃疡通常超过 1cm,持续数周,愈后形成瘢痕(图 3.30)。
- 疱疹样型可同时出现 10~100 个数量不等的小溃疡。

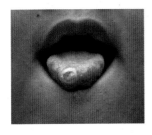

图 3.30　儿童舌部大溃疡。(William Weston Collection)

体格检查

- 口腔内可见疼痛性的灰白色椭圆形溃疡,周围有红晕。

实验室检查

- 全血细胞计数。
- 维生素 B_1、B_2、B_6 和 B_{12} 水平,红细胞叶酸水平。
- 单纯疱疹病毒聚合酶链式反应检测。

🔍 鉴别诊断

白色皮损

- 念珠菌病(鹅口疮)
- 白色水肿:薄而透明的乳白色黏膜,检查时拉伸黏膜,白斑可消退,通常为良性病变
- 白色海绵状斑痣:为累及颊黏膜的增厚、白色褶皱改变,是一种常染色体显性遗传疾病,常儿童时期发病,为良性病变
- Darier 病(毛囊角化病):牙龈、牙槽黏膜及舌背可见白色丘疹,皮肤亦受累,表现为红斑、丘疹,该病是一种常染色体显性遗传病
- 化学损伤:白色松弛脱落的黏膜
- 尼古丁口炎:黏膜灰白色改变,上有红色丘疹
- 扁平苔藓:累及颊黏膜的线状、网状隆起性细纹,前臂和大腿内侧可见紫红色扁平丘疹,伴瘙痒
- 盘状红斑狼疮:皮损与扁平苔藓类似
- 黏膜白斑病:口腔黏膜内擦不掉的白色斑块,约 20% 为上皮不典型增生或鳞状细胞癌
- 口腔毛状白斑:表现为无法擦拭的毛状白色斑块,由 EB(Epstein-Barr)病毒感染引起,常见于艾滋病患者

红色皮损

- 念珠菌病:虽然白色皮损更常见,但也可仅出现红色皮损;正中菱形舌炎是其慢性亚型
- 良性移行性舌炎(地图舌):局部黏膜萎缩、脱落,边缘可见角化带,为良性病变,无须治疗
- 血管瘤
- 组织胞浆菌病:边界不清的不规则斑块,表面呈肉芽肿样改变,可见溃烂
- 过敏
- 贫血:萎缩,红色光滑舌黏膜可见于恶性贫血
- 增殖性红斑:黏膜上出现的红斑,是一种黏膜上皮不典型增生或鳞状细胞癌
- 舌灼痛:舌外观正常,通常与佩戴假牙、贫血、糖尿病、维生素 B_{12} 缺乏或心理问题有关

暗色皮损(褐色、蓝色、黑色皮损)

- 舌苔:为角蛋白聚积,对人体无害,可通过擦拭来减轻症状
- 黑色素性病变:如雀斑、雀斑样痣、恶性黑色素瘤、色素沉着-息肉综合征、艾迪生病(慢性肾上腺皮质功能减退)
- 静脉曲张
- 卡波西肉瘤:多发的红色、紫色斑片,融合形成结节,通常见于艾滋病患者

隆起的皮损

- 乳头状瘤
- 寻常疣
- 尖锐湿疣
- 纤维瘤
- 牙龈瘤
- 化脓性肉芽肿
- 黏液囊肿
- 潴留囊肿

水疱

- 原发性疱疹性口炎
- 天疱疮和类天疱疮
- 手足口病:由柯萨奇病毒 A 组感染所致
- 多形红斑
- 疱疹性咽峡炎:由埃可病毒感染所致
- 创伤性溃疡
- 一期梅毒
- 口角炎
- 复发性阿弗他口炎
- 白塞病(口腔溃疡、葡萄膜炎、生殖器溃疡、关节炎和无菌性脑膜炎)
- Reiter 综合征(结膜炎、尿道炎和关节炎,偶有口腔溃疡)

 治疗

一线治疗

- 外用糖皮质激素。
- 抗微生物漱口液。

- 皮损内注射糖皮质激素。
- 外用利多卡因乳膏或其他麻醉药物。

二线治疗

- 口服糖皮质激素。
- 秋水仙碱。
- 硫糖铝混悬液。

三线治疗

- 己酮可可碱。
- 口服阿昔洛韦。

💡 注意事项

- 阿弗他口炎的轻型亚型常与白塞病、炎症性肠病或谷蛋白敏感等疾病有关。

17. 特应性皮炎(特应性湿疹)

📋 总论

定义

- 特应性皮炎是一种遗传性的湿疹样皮炎,表现为对称性瘙痒的皮疹,通常与家族过敏史有关。
- 满足以下 3 种主要表现和 3 种次要表现,则可诊断为特应性皮炎。

主要表现

- 瘙痒。
- 个人或家族具有过敏史,如哮喘、过敏性鼻炎、特应性皮炎。
- 婴儿和儿童期出现面部和伸侧部位受累。
- 成人期出现四肢曲侧苔藓样变。

次要表现

- 高 IgE。

- 毛囊周围受累明显。
- 复发性结膜炎。
- 鱼鳞病。
- 乳头湿疹。
- 羊毛不耐受。
- 皮肤金黄色葡萄球菌感染或单纯疱疹病毒感染。
- 食物不耐受。
- 手部湿疹(排除刺激性物质过敏)。
- 面色苍白,面部红斑。
- 唇炎。
- 白色皮肤划痕症。
- 年幼时发病(出生 2 个月后)。

病因

- 病因不详。T 淋巴活性增高、细胞免疫缺陷、B 细胞 IgE 分泌过多可能参与发病机制。

📇 诊断要点

临床表现

- 特应性皮炎可表现为轻微的曲侧部位湿疹,也可表现为全身泛发的红皮病,无明显的特异性。
- 儿童常见表现为曲侧炎和苔藓样变。

体格检查

- 早期皮疹通常是由于严重的慢性瘙痒引发的搔抓所致("瘙痒性皮疹")。反复的搔抓导致皮肤表面出现苔藓样变、干燥、脱屑及红斑。
- 儿童患者的面部(图 3.31)、口周及鼻周常表现为表面附有鳞屑的红斑。
- 皮损通常累及面部、颈部、躯干上部以及肘窝(图 3.32)和腘窝(对称分布于四肢曲侧)。
- 受累部位皮肤可增厚、干燥,色素改变甚至出现水疱、渗出。
- 肘窝和腘窝常可见丘疹样皮损。
- 持续的搔抓可导致色素减退或色素沉着(图 3.33)(肤色较深

的患者更容易出现)。

- 在成人特应性皮炎患者中，手背或手指周围皮肤红肿、脱屑是最常见的表现，亦可出现渗出、结痂(图 3.34)。
- 可能存在继发金黄色葡萄球菌、真菌、单纯疱疹感染。

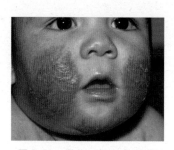

图 3.31 婴儿面部皮炎，为婴儿及儿童特应性皮炎的特征性表现。(William Weston Collection)

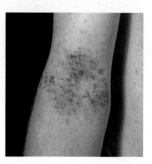

图 3.32 青少年特应性皮炎，肘窝部位搔抓后继发性红斑。(Fitzsimons Army Medical Center Collection)

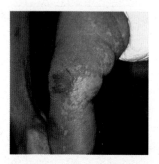

图 3.33 深色皮肤患者慢性特应性皮炎，色素减退和色素沉着。(Fitzsimons Army Medical Center Collection)

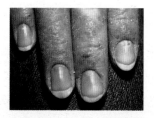

图 3.34 成年女性的手部慢性特应性皮炎，可见手指甲护膜消失，伴随甲轻度营养不良。(Fitzsimons Army Medical Center Collection)

实验室检查

- 实验室检查通常对诊断无帮助。
- 80%~90%的特应性皮炎患者 IgE 水平升高。

- 嗜酸性粒细胞增多与病的严重程度有关。

 鉴别诊断

- 疥疮
- 银屑病
- 疱疹样皮炎
- 接触性皮炎
- 光敏性皮肤病
- 脂溢性皮炎
- 念珠菌病
- 慢性单纯性苔藓

治疗

一线治疗

- 避免诱发因素:
  - 突然的温度变化、出汗、冬季干燥。
  - 接触刺激性物质(如羊毛、化妆品、肥皂和洗涤剂、烟草等)。
  - 精神压力。
  - 过敏源和灰尘。
  - 过度洗手。
- 剪指甲以减轻搔抓对皮肤的损伤。
- 外用润肤霜以减轻皮肤干燥。干燥明显的患者可使用封包疗法以加强润肤效果。
- 患处可局部外用弱效至中效的糖皮质激素,2 次/d。
- 口服抗组胺药(无镇静作用的药物早上使用,有镇静作用的药物睡前使用)。

二线治疗

- 2%克立硼罗药膏(eucrisa)是一种磷酸二酯酶 4(PDE-4)抑制剂,局部外用可有效治疗 2 岁以上的轻中度特应性皮炎患者。价格昂贵限制其使用。该类药物亦可皮下注射给药。
- 局部外用的免疫调节剂如吡美莫司和他克莫司为非类固醇类抗炎药,对某些患者有一定疗效。

三线治疗

- 光疗［中波紫外线（UVB）］。
- 系统使用免疫调节剂和抗炎药（甲氨蝶呤、环孢素、吗替麦考酚酯）。
- 系统生物疗法。
- 达必妥（dupixent）是一种人源性单克隆抗体，目前美国食品药品管理局（FDA）已批准用于局部治疗无效的中重度特应性皮炎患者。

📑 注意事项

- 特应性皮炎在儿童中发生率最高，约 5%～10%。在全身泛发的特应性皮炎患儿中，超过 50% 会在 13 岁左右出现哮喘或过敏性鼻炎。
- 系统糖皮质激素会引起特应性皮炎恶化，应避免使用。常见长期副作用以及停药后症状反复甚至加重。

18. 非典型痣（发育不良痣）

📋 总论

定义

- 非典型痣又称发育不良痣、非典型黑色素细胞痣或 Clark 痣。
- 从字面理解，非典型痣指颜色、形状、大小不典型的一类痣。

病因

- 该病在普通人群中有约 5%-10% 的发病率，可散发或遗传（不完全外显的常染色体显性遗传）。

🔑 诊断要点

临床表现

- 非典型痣主要分布于躯干（图 3.35）和上肢，亦可累及头皮。
- 在成年后仍可见新发疹。

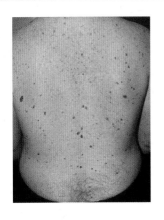

图 3.35 散发发育不良痣综合征患者背部的不典型痣。（John Aeling Collection）

体格检查

- 直径通常大于 6mm。
- 边缘不规则（图 3.36），边缘可呈消退趋势。
- 形状不规则，色素分布不均（图 3.37）。
- 表面不平，局部隆起。

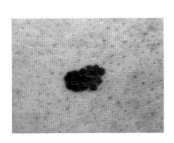

图 3.36 大于 6mm，边界不规则，呈深浅不一的褐色非典型痣。病理活检提示皮损为轻度非典型痣。（John Aeling Collection）

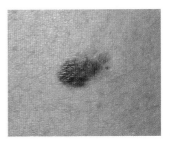

图 3.37 皮损大于 6mm，不对称，边界不规则，颜色不一，可见红色区域的非典型痣。病理活检提示为重度非典型痣。（John Aeling Collection）

实验室检查

- 可疑黑色素瘤需病理活检。
- 当怀疑为家族遗传性疾病，需完善家族成员相关检查并进行眼科检查（眼内黑色素瘤风险可增加）。

🔍 鉴别诊断

- 黑色素瘤
- 恶性雀斑样痣
- 复合痣
- 扁平疣
- 脂溢性角化

💊 治疗

- 每隔 6~12 个月定期临床随访和拍照。
- 任何有变化的皮损均应完整切除并完善病理活检。

💡 注意事项

- 发育不良痣综合征，或父母以及兄弟姐妹中有黑色素瘤病史的患者，患黑色素瘤的风险较高。
- 儿童期在非光暴露部位出现不典型痣的表现可能为非典型痣综合征的线索。

19. 杆菌性血管瘤病

📄 总论

定义

- 杆菌性血管瘤病是一种血管增生性疾病，主要累及（但不限于）皮肤，容易与化脓性肉芽肿、卡波西肉瘤相混淆。

病因

- 杆菌性血管瘤病通常由汉塞巴尔通体（猫爪病的病原体）引起，亦可由五日热巴尔通体（战壕热的病原体）引起。

🔑 诊断要点

临床表现

- 患者可有如发热、不适等系统性症状。

- 骨、软组织、肝脏、淋巴结、脾脏均可受累。

体格检查

- 可见泛发的大量血红色丘疹，表面光滑，以及皮色或灰色皮下结节（图 3.38）。
- 常伴肝脾及淋巴结肿大。

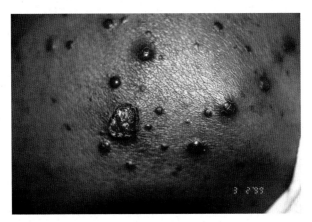

图 3.38　杆菌性血管瘤病：原发皮疹类似血管病变。（Courtesy N. C. Dlova，MD，Nelson R. Mandela School of Medicine，University of Kwa-Zulu-Natal，South Africa. From McKee PH，Calonje JE，Granter SR. Pathology of the skin，3rd ed. St. Louis，MO：Mosby，2005，Fig. 17. 130. ）

实验室检查

- 病理活检和 Warthin-Starry 银染色或电镜检查。活检组织或血聚合酶链式反应检测，间接免疫荧光检测。血和活检组织的长时间病原学培养。
- 全血细胞计数、HIV 抗体检测、谷丙转氨酶检测以及 CD4 淋巴细胞计数。

🔍 鉴别诊断

- 化脓性肉芽肿
- 血管角化瘤
- 卡波西肉瘤

- 血管瘤
- 黑色素瘤
- 脓肿

💊 治疗

一线治疗

- 克拉霉素、阿奇霉素或环丙沙星。

二线治疗

- 红霉素、多西环素、利福平。

三线治疗

- 庆大霉素。
- 第三代和第四代头孢菌素。

💡 注意事项

- 虽然杆菌性血管瘤病通常见于艾滋病患者，但亦可见于其他免疫功能低下的情况，甚至正常人群也可发病。

20. 基底细胞癌

📋 总论

定义

- 基底细胞癌是一种起源于表皮和皮肤附属器基底细胞的皮肤恶性肿瘤。具有以下 6 种分型：结节型、浅表型、色素型、囊肿型、硬斑型和痣样型。结节型最常见（21%），硬斑型最少见（1%），混合型占 40%。基底细胞癌直接扩大并破坏正常组织。

病因

- 基底细胞癌的危险因素包括皮肤白皙、日晒、使用长波紫外线（UVA）或 UVB 进行日光浴、辐射暴露史（如霍奇金病）、有皮肤癌病史或家族史以及免疫系统受损。

🔑 诊断要点

临床表现

- 是最常见的皮肤恶性肿瘤:
  - 85%的患者皮损累及头颈部,其中最常见的部位为鼻部(30%)。
  - 随着年龄增长,发病率增高。
  - 男性发病率较女性高。

体格检查

- 不同的病理类型临床表现不同:
  - 结节型(图3.39):圆顶状无痛性结节,可分叶,常出现溃疡(图3.40)。表面可见毛细血管扩张。边缘呈半透明的珍珠状隆起。部分结节型基底细胞癌可含有色素(图3.41),与黑色素瘤外观类似,或表面形成侵蚀性溃疡,甚至类似于化脓性肉芽肿(图3.42)。
  - 浅表型:通常为黑色斑片,局部覆盖鳞屑,边缘可见白色珍珠状轻微隆起(图3.43)。可见结痂或糜烂。最常累及躯干和四肢。

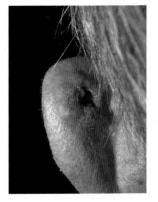

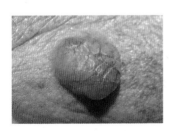

图3.39 结节型基底细胞癌,表现为珍珠大小丘疹,边界清晰,表面可见毛细血管扩张。(Fitzsimons Army Medical Center Collection)

图3.40 左耳部的结节溃疡型基底细胞癌。(Fitzsimons Army Medical Center Collection)

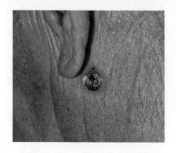

图 3.41 一名有日晒伤基础的患者的色素型基底细胞癌

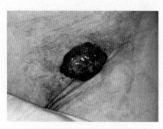

图 3.42 腹部沟部位的结节溃疡型基底细胞癌。虽然基底细胞癌好发于光暴露部位，但亦可累及非光暴露部位。(William Weston Collection)

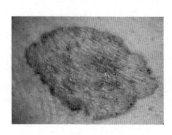

图 3.43 浅表型基底细胞癌，表现水平生长模式。(Fitzsimons Army Medical Center Collection)

- 硬斑型：为浅黄色或白色的平坦或轻微隆起的斑片（与局限性硬皮病表现类似），类似瘢痕，表面呈蜡样光泽。

实验室检查

- 病理活检明确诊断。

🔍 鉴别诊断

- 角化棘皮瘤
- 鳞状细胞癌
- 疣
- 脂溢性角化
- 黑色素瘤（色素性基底细胞癌）
- 着色性干皮病
- 基底细胞痣综合征：患者可患有上百个基底细胞癌皮损（图 3.44）

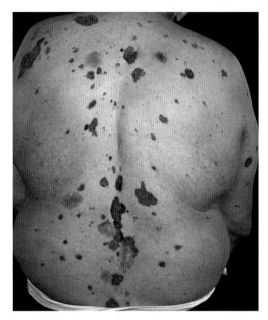

图 3.44　基底细胞痣综合征患者(Gorlin 综合征)背部大量浅表型和结节型基底细胞癌。(Fitzsimons Army Medical Center Collection)

- 传染性软疣
- 皮脂腺增生
- 银屑病

 治疗

一线治疗

- 根据肿瘤的大小、部位以及分型,制订不同的治疗方案:
  - 手术切除:适用于下肢、面颊部、额部及躯干部位边界清楚的较大肿瘤。
  - Mohs 显微外科手术:适用于高危部位(如耳部、鼻部、眼睑)较大原发性肿物、复发性基底细胞癌及肿物临床边界不清。
  - 刮除和电干燥法:适用于<6mm 结节型基底细胞癌。
  - 液氮冷冻术:适用于边界清晰的浅表型和结节型基底细胞

癌。该法与其他治疗方法相比无明显优势,通常只适用于简单去除肿物。

二线治疗

- 放射治疗:通常适用于皮损位于美容需求高的部位(如唇周)的患者。以及无法承受手术创伤或风险的患者。

三线治疗

- 5%咪喹莫特乳膏可用于治疗躯干和四肢的小和浅表型基底细胞癌,有效率可达80%。其优势是不留瘢痕,这需要与手术治疗的高治愈率相权衡。
- 维莫德吉和索尼德吉是口服的活性 Hedgehog 信号通路抑制剂,近期 FDA 已批准用于转移的基底细胞癌、复发性基底细胞癌术后,以及无法接受手术或放射治疗的局部晚期基底细胞癌。两种药物均价格昂贵,且为处方药物。

💡 注意事项

- 超过90%的患者可治愈,但至少5年内需要进行定期评估,因为治疗后5年内的复发率可达40%。
- 直径小于1.5cm、结节型或囊肿型、非面部难治部位(面部 H 区)、未治疗过的基底细胞癌为低风险肿物。
- 结节型和浅表型基底细胞癌侵袭性低。
- 硬斑型基底细胞癌在边缘残留病灶的阳性率最高(30%),复发率最高。

21. Becker 痣

📋 总论

定义

- Becker 痣是一类与雄激素相关的疾病,多发生于青春期后。

病因

- 病因不详。Becker 痣不属于黑色素细胞痣,而是黑色素增多,毛干增粗,立毛肌不同程度增生的一种错构瘤。

🔑 诊断要点

临床表现

- 通常于 20 岁左右出现,起初表现为无症状浅褐色至深褐色斑片,逐渐扩大,随后表面出现多毛。
- 最常累及胸部、肩部以及上臂。
- 通常累及单侧。
- 部分患者可伴随其他方面异常,如单侧乳腺发育不全、局部脂肪萎缩、脊椎缺陷、肩胛骨和胸大肌发育不良、副乳和多发性平滑肌瘤。

体格检查

- 形状不规则的色素沉着斑伴多毛,单侧分布(图 3.45)。

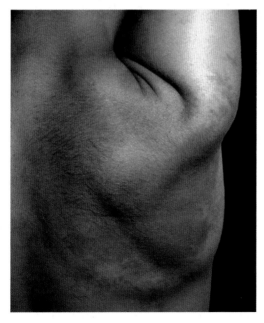

图 3.45　Becker 痣,典型发病部位肩胛部可见斑状色素增多和多毛。(John Aeling Collection)

实验室检查

- 诊断不能明确时需病理活检。

🔍 鉴别诊断

- 黑色素瘤
- 先天性黑色素细胞痣
- 炎症后色素沉着
- 斑痣
- 咖啡斑

💊 治疗

一线治疗

- 临床观察,无须治疗。

二线治疗

- Q 开关红宝石激光。
- 普通模式红宝石激光。

三线治疗

- 电解术脱毛。

💡 注意事项

- Becker 痣的恶变可能非常低,无须定期进行黑色素瘤筛查。

22. 白塞病

📄 总论

定义

- 白塞病是一种以反复发作的口腔溃疡、生殖器溃疡、葡萄膜炎以及皮疹为主要表现的慢性复发性炎症性疾病。根据国际白塞病研究组织发布的诊断标准,在排除其他全身性疾病的前提

下,若出现反复发作的口腔溃疡,且合并以下至少两种临床表现时,可诊断为白塞病:

- 反复发作的生殖器溃疡。
- 眼部病变。
- 皮肤病变。
- 针刺试验阳性(无菌针头注射部位出现逐渐扩大的丘疹)。

病因

- 病因不清。目前认为可能是一种免疫相关性血管炎,但因何物质引起的免疫反应和激活尚不明确。

🔑 诊断要点

临床表现

- 白塞病好发于30~40岁人群,主要表现为疼痛性口腔溃疡。溃疡大小约2~10mm,好发于颊黏膜、牙龈、舌头、咽部以及软腭。
- 外阴溃疡表现同口腔类似。
- 可出现眼葡萄膜炎、角膜炎、玻璃体积血或视网膜动静脉栓塞,从而引起视力下降。
- 皮肤病变包括结节性红斑样损害(图3.46)、浅表血栓性静脉炎、痤疮样皮损,后者常累及普通痤疮不常累及的部位,如四肢。

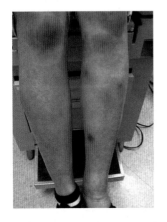

图3.46 白塞病患者双下肢红色疼痛性结节符合结节性红斑,此患者同时有反复发作的口腔溃疡和眼葡萄膜炎

- 关节炎和关节疼痛常见。
- 中枢神经系统:累及脑膜,表现为头痛、发热和颈项强直。小脑共济失调和假性延髓性麻痹则与脑干受累有关。
- 血管炎所致动静脉炎或血管闭塞患者可出现相应的症状,亦可出现心肌梗死、间歇性跛行、深静脉血栓形成、咯血以及动脉瘤形成。

体格检查

- 脓丘疱疹是最常见的皮损表现。
- 反复发作的口腔溃疡(图 3.47)是白塞病固有的特征表现。
- 口腔溃疡可达 1cm,常累及包括咽喉部的口腔任何部位。疼痛症状明显,通常 14 天内可自行消退。溃疡基底可附有黄色坏死性痂皮。
- 轻微皮肤受创部位如针刺部位出现无菌性脓疱(针刺试验阳性)是典型的白塞病表现,可作为诊断线索。
- 生殖器皮损与口腔溃疡表现类似,好发于阴茎、阴囊(图 3.48)、阴道及外阴(图 3.49)。

实验室检查

- 诊断通常依赖临床表现。实验室检查和影像学检查常用于评估并发症以及鉴别其他疾病。

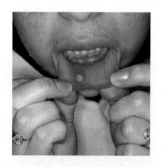

图 3.47 边界清晰的疼痛性口腔溃疡,反复发作,是白塞病患者的特征性表现。(William Weston Collection)

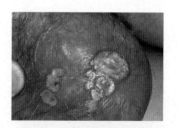

图 3.48 阴囊、阴茎或外生殖器其他部位的深凿性溃疡,合并口腔溃疡的患者需考虑患有白塞病。(Fitzsimons Army Medical Center Collection)

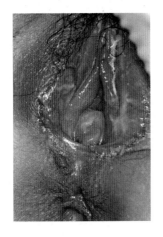

图 3. 49　女性白塞病患者外阴处的巨大溃疡。(Joanna Burch Collection)

- 实验室检查无助于诊断。
- CT 和磁共振(MRI)以及血管造影有助于明确中枢神经系统和血管病变。

鉴别诊断

- 溃疡性结肠炎
- 克罗恩病
- 扁平苔藓
- 类天疱疮
- 单纯疱疹
- 良性阿弗他口炎
- 系统性红斑狼疮
- Reiter 综合征
- 强直性脊柱炎
- 艾滋病
- 嗜酸性粒细胞增多综合征
- Sweet 综合征

治疗

口腔和生殖器溃疡

- 局部外用糖皮质激素。

- 将 250mg 的四环素片溶于 5ml 水中,湿敷于溃疡处 2～3 分钟。
- 秋水仙碱。
- 沙利度胺。
- 氨苯砜。
- 己酮可可碱。
- 硫唑嘌呤。
- 甲氨蝶呤。

眼病变

- 局部外用糖皮质激素治疗前葡萄膜炎(如倍他米松滴眼液 1～2 滴,3 次/d),亦可局部注射地塞米松。
- 英夫利西单抗,每次用量 5mg/kg。

中枢系统病变

- 氯霉素可用于治疗后葡萄膜炎、视网膜血管炎以及中枢神经系统病变,治疗无效可考虑改用环孢素。
- 环磷酰胺可能对中枢神经系统的血管炎有一定疗效,无效可考虑使用泼尼松替代。

关节炎

- 非甾体抗炎药(如布洛芬或吲哚美辛)。
- 替代疗法:柳氮磺吡啶。

胃肠道病变

- 柳氮磺吡啶
- 泼尼松

血管病变

- 泼尼松
- 上文提及的细胞毒性药物
- 肝素 5 000～20 000U/d,随后口服华法林

💡 注意事项

- 口腔溃疡通常持续 1～2 周,复发率高于生殖器溃疡。
- 约 25% 的眼部病变患者最终会导致失明。

23. 芽生菌病(北美芽生菌病)

📄 总论

定义

- 芽生菌病是一种由皮肤芽生菌引起的全身性化脓性肉芽肿性疾病(图 3.50)。

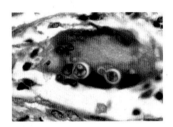

图 3.50　北美芽生菌病的病理显示多核巨细胞下的厚壁的芽生酵母菌体。(Fitzsimons Army Medical Center Collection)

病因

- 芽生菌喜温暖潮湿的环境,因此在有机物中常见。大部分患者居住在北美东南部和中南部各州,尤其是密西西比河、俄亥俄河沿岸,中西部各州,以及与五大湖接壤的加拿大各区域。这些孢子可以被人体吸入肺部,引起急性或慢性的肺部感染,其他部位的病变最初都是由于肺部感染所导致的。

🗝 诊断要点

临床表现

- 广泛播散性病例常见于免疫力低下的宿主,尤其是艾滋病患者。
- 通常由于人体吸入分生孢子引起感染,亦有报道狗咬后出现原发皮肤芽生菌病。
- 急性感染:低于 50% 的感染者出现症状,潜伏期中位数 30~45 天。临床症状无特异性,可表现为突发的肌肉酸痛、关节痛、发热以及寒战,阵发性胸痛及咳嗽等,与流感和细菌感染表现类似。通常 1 个月缓解。

体格检查

- 皮肤病变最为常见,伴或不伴有肺部病变。出现两种不同的临床表现:
  1. 疣状型(图3.51):起初表现为暴露部位的脓丘疱疹,后逐渐发展为周围有微脓肿的焦痂。
  2. 溃疡型(图3.52):皮下结节(冷脓肿),罕见皮肤直接接种感染。

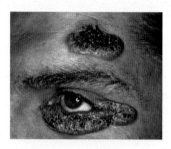

图3.51　美国西部科罗拉多州一名芽生菌病患者眼周的疣状皮损。(Fitzsimons Army Medical Center Collection)

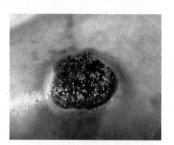

图3.52　美国中东部肯塔基州一名芽生菌病患者足部的溃疡性皮损。(Fitzsimons Army Medical Center Collection)

实验室检查

- 临床标本中观察到特殊形态的酵母菌,可做出初步诊断。
- 沙堡琼脂培养基或加富培养基中进行病原菌培养。
- 抽取脓肿中的分泌物进行直接检查。
- 刮取皮损组织进行直接检查。
- 前列腺分泌物检查(进行前列腺按摩后收集尿液培养)。
- 对临床样本进行直接的病原学检查。
- 使用10%的氢氧化钾制片。
- 组织病理学:主要表现为化脓性肉芽肿改变,行特殊染色进行酵母菌检查。

🔍 鉴别诊断

- 溴疹。

- 坏疽性脓皮病。
- 海分枝杆菌感染。
- 鳞状细胞癌。
- 巨大角化棘皮瘤。

治疗

一线治疗

- 中枢神经系统受累的患者或暴发性患者应首选两性霉素 B 治疗，其他患者首选伊曲康唑治疗。
- 两性霉素推荐用于危及生命，中枢系统受累或唑类药物治疗无效的免疫功能不全患者。两性霉素也是唯一被批准用于患有芽生菌病孕妇的药物。

二线治疗

- 若患者无法耐受伊曲康唑或两性霉素，可使用氟康唑。

三线治疗

- 轻中度患者可考虑使用酮康唑治疗，疗程为 6 个月。
- 巨大脓肿可行手术引流。

注意事项

- 与念珠菌和曲霉菌不同，芽生菌不发生定植。

24. 蓝痣

总论

定义

- 蓝痣是表现为境界清楚的蓝色丘疹和/或结节的一组疾病。

病因

- 胚胎期黑色素细胞向真表皮交界处迁移受阻。

🔑 诊断要点

临床表现

- 由于黑色素位于真皮深部和丁达尔效应(棕色部分吸收更长波长的光波并散射蓝光)临床表现为蓝灰色。

体格检查

- 圆形或卵圆型,蓝黑色或深蓝色,边界清晰,轻度隆起的圆顶状丘疹、结节或斑块(图 3.53)。
- 直径常小于 0.5cm。
- 好发于四肢和手背。

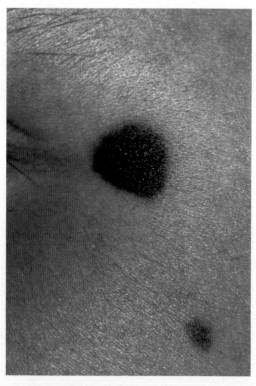

图 3.53   较大的蓝痣,位于儿童眼角。(Joanna Burch Collection)

辅助检查

- 无须进行。

鉴别诊断

- 黑色素瘤
- 太田痣
- Spitz 痣

治疗

一线治疗

- 良性表现的蓝痣无须处理。

二线治疗

- 少见的恶变病例应完整切除。

注意事项

- "恶性蓝痣"是指蓝痣中发生了黑色素瘤。

25. 鲍恩病(原位鳞状细胞癌)

总论

定义

- 鲍恩病是一种原位癌,又称为上皮内瘤变、原位鳞状细胞癌或增殖性红斑,后者常发生于未行包皮切除被包皮包裹的阴茎龟头。

病因

- 紫外线。
- 人乳头瘤病毒(HPV)。
- 化学因素(砷)。

🔑 诊断要点

临床表现

- 隐匿出现,无症状缓慢扩大。
- 可发生于光暴露(面颈部)和非光暴露部位。

体格检查

- 境界清楚的红斑,表面附有鳞屑(图 3.54)。

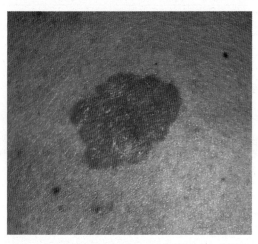

图 3.54   鲍恩病,即原位鳞状细胞癌,常累及四肢,表现为表面覆着鳞屑的湿疹样斑块。(Fitzsimons Army Medical Center Collection)

- 皮损可增大至数厘米。
- 皮损多单发,但约 20% 的病例为多发。
- 当皮损累及阴茎时,表现为境界清楚、天鹅绒样的红色斑片,但也可表面光滑潮湿。浸渍可导致表面发白,易误诊为念珠菌感染,直到干燥后露出真正的颜色。

辅助检查

- 皮肤活检
- HPV 免疫组化

🔍 鉴别诊断

- 银屑病
- 基底细胞癌
- 狼疮
- 日光性角化
- 脂溢性角化
- 佩吉特病

💊 治疗

一线治疗

- 外科切除(境界清楚和较小皮损)或 Mohs 显微外科手术(境界不清,较大皮损)。

二线治疗

- 局部外用 5-氟尿嘧啶或咪喹莫特乳膏(适用于多发皮损的患者)。
- 电灼或刮除液氮冷冻。
- 光动力治疗。

三线治疗

- 激光。
- 放疗。

💡 注意事项

- 增殖性红斑更具侵袭性,更容易浸润生长和转移。

26. 大疱性类天疱疮

📋 总论

定义

- 大疱性类天疱疮是一种好发于老年人的自身免疫性的表皮下水疱性疾病,是最常见的自身免疫性疱病。

病因

- 大疱性类天疱疮是一种自身免疫性疾病，是 IgG 和/或补体 C3 成分针对位于基底膜带抗原的反应。
- 药物诱导的类天疱疮罕见；青霉胺、呋塞米、卡托普利、青霉素、柳氮磺胺吡啶可诱发。

🔑 诊断要点

临床表现

- 典型的大疱性类天疱疮好发于下肢，开始表现为湿疹样或荨麻疹样斑块，1 周或数月后出现水疱。
- 上肢屈侧、小腿、腹股沟、腋下和下腹均可累及（图 3.55）。头颈部常不累及。水疱常不规则排列，有时呈匐行分布。口腔偶有累及。

体格检查

- 典型的水疱直径为 5mm~2cm，疱液清澈或出血性（图 3.56）。发生于正常皮肤或红斑基础之上，愈后不留瘢痕。

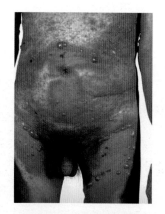

图 3.55　水疱出现之前可出现荨麻疹样皮疹或炎症性斑块。此老年患者各种损害均有。（Fitzsimons Army Medical Center Collection）

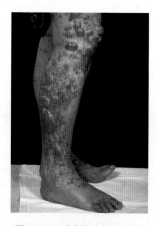

图 3.56　重度大疱性类天疱疮患者下肢紧张性水疱，下肢为常见的发病部位。（Fitzsimons Army Medical Center Collection）

辅助检查

- 皮肤活检 H-E 染色显示表皮下疱。
- 直接和间接免疫荧光可见 IgG 和 C3 沉积（图 3.57）。
- 免疫电镜可见基底膜带免疫复合物沉积。

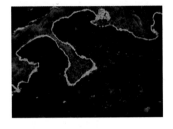

图 3.57 大疱性类天疱疮水疱周边皮肤直接免疫荧光显示基底膜带 IgG 强阳性

鉴别诊断

- 瘢痕性类天疱疮
- 获得性大疱性表皮松解症
- 天疱疮
- 结节性类天疱疮
- 大疱性红斑狼疮
- 妊娠疱疹
- 多形红斑

治疗

一线治疗

- 根据受累程度和进展速度选择治疗方案。
- 局限性患者可局部外用糖皮质激素。
- 治疗更为严重的大疱性类天疱疮的标准疗法是系统使用糖皮质激素。

二线治疗

- 硫唑嘌呤。
- 麦考酚酸酯。

- 甲氨蝶呤。

三线治疗

- 环磷酰胺。
- 氨苯砜。
- 血浆置换。
- 静脉输注丙种球蛋白。

注意事项

- 70%的大疱性类天疱疮患者可检测到针对基底膜带的自身抗体。

27. 烧伤

总论

定义

- 烧伤的定义为热辐射、放射线、化学及电导致皮损。

病因

- 烧伤可由过度日晒(图3.58)、火焰、沸水(图3.59)、香烟、化学物质(图3.60)、电流及放射源引起。

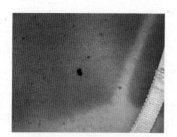

图3.58　一度烧伤,局限在表皮,出现红斑和疼痛。此患者由于防晒不足所致严重日晒。(William Weston Collection)

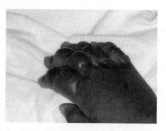

图3.59　由沸水所致的二度烧伤,累及真皮出现严重的水疱。(William Weston Collection)

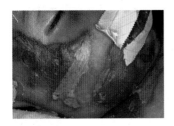

图 3.60 儿童二度化学烧伤,需要住院和插管。(William Weston Collection)

诊断要点

临床表现

- 分类如下:

重度烧伤

- 部分深度烧伤达到或超过 25% 体表面积(TBSA),10 岁以下或 50 岁以上则为 TBSA 的 20%。
- 全层烧伤超过 TBSA 的 10%。
- 烧伤跨越大关节活动范围,累及面部、手、足或会阴。
- 电或化学烧伤
- 合并吸入损伤或高风险人群(尤其是高龄/合并其他疾病)。

中度烧伤

- 部分深度烧伤达到 TBSA 的 15%~25%(老人和儿童为 10%)。
- 全层烧伤达 TBSA 的 2%~10% 且无重度烧伤中的特殊情况。

轻度烧伤

- 部分深度烧伤累及小于 TBSA 的 15% 或全层烧伤小于 TBSA 的 2%。

体格检查

- 烧伤程度取决于面积和深度。
- 一度烧伤(浅表烧伤)累及表皮,仅有红斑和疼痛。
- 二度烧伤累及真皮,出现水疱,湿润和均匀一致的红色(浅二度烧伤)或者红白相间,触痛敏感(深二度烧伤)。
- 三度烧伤(全层烧伤)深达真皮全层且累及毛囊和汗腺。皮肤黝黑,苍白,无疼痛感,坚硬似皮革。此类烧伤常因火焰、浸泡烫伤、化学物或高压引起。

- 是否形成瘢痕(图 3.61)取决于烧伤的深度。辐射所致烧伤可能出现迁延不愈的溃疡(图 3.62)。

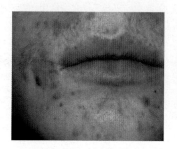

图 3.61   咬电线时口角留下的瘢痕。(William Weston Collection)

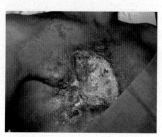

图 3.62   放疗所致胸壁的顽固性溃疡。(Fitzsimons Army Medical Center Collection)

辅助检查

- 可疑吸入烟尘,应行胸片和支气管镜检查。
- 血常规、电解质、尿素氮、肌酐、白蛋白和血糖。
- 可疑吸入烟尘,应做连续血气分析和碳氧血红蛋白。
- 横纹肌溶解时应做尿液分析、尿肌红蛋白和尿肌酸激酶水平测定。

🔍 鉴别诊断

- 蜂窝织炎/脓肿
- 节肢动物咬伤(蜘蛛叮咬)
- 大疱性丹毒
- 痈/疖
- 炭疽

💊 治疗

- 轻度烧伤可门诊治疗,冷敷、外涂磺胺吡啶银乳膏、非黏附敷料,然后用无菌纱布包扎。水疱破裂应进行清创(掌跖除外),未破裂的水疱应保持完整。中重度烧伤应送至专门的烧伤护理机构诊治,遵循以下原则:

- 建立气道:检查是否有吸入损伤或对可疑呼吸道水肿(常见于烧伤后 12~24 小时)应进行气管插管、供氧。
- 脱去首饰和衣服,并开放 1~2 条外周静脉通道(若累及超过全身体表面积的 20%)液体支持治疗,每 24 小时按照 2~4ml/(kg·%TBSA)的剂量输注林格液,前 8 小时输注总液体量的一半。
- 插入导尿管和鼻胃管(20%的患者出现肠梗阻)。
- 如有需要,重新注射破伤风疫苗。
- 药物止痛。
- 对于高危患者应预防压力性溃疡。
- 不推荐预防性使用抗生素,但烧伤患者当等同于免疫抑制者。

💡 注意事项

- 高压烧伤患者有发生心律失常的风险,应行心电图监测。

28. 咖啡斑

📋 总论

定义

- 咖啡斑为境界清楚的褐色斑片,由于产黑色素能力增强的黑色素细胞数量增多。

病因

- 人群中 10%的人出生时即有。

🔑 诊断要点

临床表现

- 无自觉症状。
- 通常本病不合并其他异常,但可能是 I 型神经纤维瘤病、面中央雀斑样痣综合征和 Waston 综合征的标志。

体格检查

- 散在直径为 2~20mm 的淡棕褐色斑片(图 3.63),深肤色患者可呈褐色(图 3.64)。

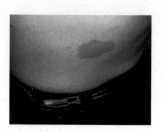

图 3.63　孤立的 3cm×5cm 淡褐色斑片,形状不规则

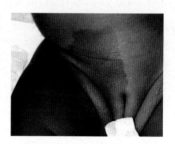

图 3.64　婴儿咖啡斑,体积大,深褐色。肤色深的患者咖啡斑颜色较深。(Joanna Burch Collection)

辅助检查

- 无。

鉴别诊断

- 脂溢性角化
- 多发性雀斑样痣综合征
- 雀斑样痣
- 痣细胞痣

治疗

一线治疗

- 无须治疗

二线治疗

- 激光祛除。

三线治疗

- 4%氢醌软膏。

注意事项

- 全身超过6个直径大于5mm皮损的患者考虑Ⅰ型神经纤维瘤病。

29. 念珠菌病

总论

定义

- 念珠菌病是皮肤和黏膜的感染性疾病。

病因

- 白色念珠菌感染所致。

诊断要点

临床表现

- 皮肤皱褶部,如大腿内侧、腋下(图3.65)或潮湿封闭部位如乳房下、婴儿尿布区(图3.66)等好发。
- 可累及包皮和龟头[念珠菌龟头炎(图3.67)]和阴囊(图3.68)。

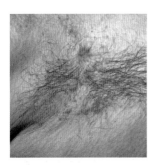

图3.65 腋下念珠菌性间擦疹表现为鲜红斑、丘疹。(Fitzsimons Army Medical Center Collection)

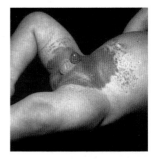

图3.66 儿童念珠菌病好发于潮湿部位,如尿布区。(William Weston Collection)

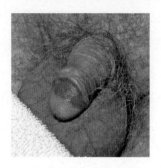

图 3.67 阴茎念珠菌病表现为弥漫性潮湿性红斑样皮炎。(John Aeling Collection)

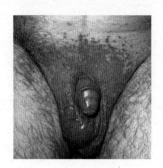

图 3.68 位于下腹、阴茎、阴囊的融合性红斑及其周围卫星灶，为念珠菌病的特征。(Fitzsimons Army Medical Center Collection)

体格检查

- 皮损为红色，表面光亮，进展性边缘，上覆香烟纸样鳞屑。

辅助检查

- 诊断常依赖临床表现。
- KOH 处理后或其他染色可见假菌丝和酵母样结构即可确诊。
- 复发病例应行血糖和 HIV 检测。

🔍 鉴别诊断

- 体癣
- 湿疹
- 脂溢性皮炎
- 银屑病
- 蜂窝织炎

治疗

一线治疗

- 受累处如果有渗出，需用内湿外干的湿敷使其干燥，再暴露于空气中。

- 外用抗真菌药物(咪康唑、克霉唑、益康唑)通常有效。

二线治疗

- 复发患者给予口服抗真菌药物治疗(氟康唑、伊曲康唑)。

💡 注意事项

- 易感因素包括糖尿病、肥胖、局部潮湿、系统使用糖皮质激素和抗生素,以及免疫抑制状态。

30. 蜂窝织炎

📋 总论

定义

- 蜂窝织炎是一种皮下组织的感染。

病因

- A组乙型溶血性链球菌(继发于上呼吸道链球菌感染)
- 葡萄球菌性蜂窝织炎
- 流感嗜血杆菌
- 创伤弧菌:肝病(75%),免疫抑制宿主(使用糖皮质激素、糖尿病、贫血、肾衰竭)发生率高
- 猪丹毒杆菌:常见于处理家禽,鱼类及肉类的人中
- 嗜水气单胞菌:常见于淡水中被污染的开放性伤口
- 真菌(新型隐球菌):免疫功能低下的粒细胞减少患者
- 革兰氏阴性杆菌(沙雷氏菌、肠杆菌、变形杆菌、假单胞菌属):免疫功能低下或粒细胞减少症患者

🔑 诊断要点

临床表现

- 蜂窝织炎的特征通常是受累部位红斑、皮温升高和压痛(图

3.69）。

体格检查

- 丹毒：浅表的、逐渐扩大的皮温升高的红色斑片，边缘质硬高起。淋巴管受累，可见水疱形成。
- 葡萄球菌性蜂窝织炎：病变区域红斑、灼热和肿胀。皮疹不高起皮面，边界不清可与丹毒鉴别。局部压痛和局部淋巴结肿大常见。超过85%的病例发生于下肢和足部（图3.70）。
- 流感嗜血杆菌蜂窝织炎：病变区呈蓝红色或紫红色。好发于儿童面部，成人好发于颈部和上胸部。
- 创伤弧菌：特征性表现为出血性大疱、蜂窝织炎、淋巴结肿大和肌炎。常见于感染性休克的危重患者。

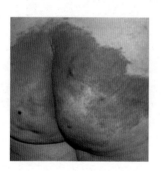

图3.69　臀部境界清楚的水肿性红斑。（John Aeling Collection）

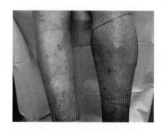

图3.70　左小腿肿胀，皮温升高，红色斑片3天。此小腿是数年前用于冠状动脉旁路移植术的供体血管采集部位，出现慢性肿胀，容易发生复发性蜂窝织炎

辅助检查

- 革兰氏染色和培养（需氧和厌氧）。
- 真菌刮片。
- 住院患者、伴有淋巴水肿的蜂窝织炎患者、颊或眶周蜂窝织炎患者和怀疑有海水或淡水来源感染的患者需要做血液培养。

🔍 鉴别诊断

- 红癣
- 脓毒性关节炎
- 深静脉血栓形成
- 外周血管功能不全
- 乳房佩吉特病
- 血栓性静脉炎
- 痛风急性期
- 银屑病
- 念珠菌间擦疹
- 假性痛风
- 骨髓炎
- 节肢动物叮咬
- 淋巴水肿

💊 治疗

- 固定和抬高患肢,无菌生理盐水冷敷以去除开放性伤口的脓性分泌物。
- 丹毒:双氯西林口服或青霉素或头孢唑林静滴。
- 葡萄球菌性蜂窝织炎:双氯西林口服,萘夫西林或头孢唑林静滴。
- 流感嗜血杆菌蜂窝织炎:双氯西林口服,萘夫西林或头孢唑林静滴。
- 创伤弧菌:多西环素或三代头孢菌素。
- 丹毒菌属:青霉素。
- 嗜水气单胞菌:氨基糖苷类、氯霉素。

💡 注意事项

- 菌血症不常见(血培养阳性患者只占4%)。疱液内容物培养有助于致病菌的确定,表面拭子常无助于诊断。

31. 软下疳

📋 总论

定义

- 软下疳是一种性传播疾病,典型表现为痛性生殖器部位溃疡和腹股沟淋巴结炎症性肿大。

病因

- 软下疳是由杜克雷嗜血杆菌引起,它是一种革兰氏阴性厌氧杆菌。

🔑 诊断要点

临床表现

- 好发于男性(男女比例为 10:1)。
- 热带和亚热带区域未行包皮切除术的男性好发。
- 潜伏期为 3~7 天,但有时可达 3 周。

体格检查

- 主要损害为 1~3 个显著疼痛、形状不规则的溃疡(图 3.71)。
- 男性患者,溃疡好发于阴茎。
- 女性患者,最初的病变位于阴唇系带、小阴唇、尿道、宫颈或肛门,随后出现炎性丘疹脓疱,破裂后留下浅表非硬结性溃疡。溃疡直径通常为 1~2cm,不规则,边缘潜行性。
- 1 周后约 50% 患者出现单侧淋巴结肿大,常有波动感(图 3.72)。

辅助检查

- 分泌物或抽出物暗视野检查
- 快速梅毒血清学试验(快速血浆反应素试验)

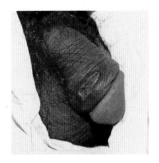

图 3.71 软下疳。疼痛性，非硬化性生殖器溃疡，传染自卖淫者。（Fitzsimons Army Medical Center Collection）

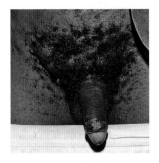

图 3.72 软下疳。形状不规则，疼痛性溃疡并局部淋巴结肿大。（Fitzsimons Army Medical Center Collection）

- 单纯疱疹病毒（HSV）培养
- 杜克雷嗜血杆菌培养（很难培养出）
- HIV 检测

鉴别诊断

- 梅毒
- HSV
- 性病性淋巴肉芽肿
- 腹股沟肉芽肿
- 外伤性溃疡
- 白塞病
- 克罗恩病

治疗

一线治疗

- 单次 250mg 头孢曲松肌注。
- 单次口服阿奇霉素 1g。
- HIV 感染者治疗时间应延长。
- 通过正常的邻近皮肤抽吸具有波动感的结节，由于会延迟愈合，故不推荐切开引流。热敷去除坏死组织。

二线治疗

- 环丙沙星 500mg 口服,每天 2 次,连续 3 天。
- 红霉素 500mg 口服,每天 4 次,连续 7 天。

注意:环丙沙星禁用于孕妇、哺乳期妇女及未满 18 岁未成年患者。

三线治疗

- 甲砜霉素。
- 大观霉素。

💡 注意事项

- 性伴双方均需治疗。
- 软下疳患者伴发 HIV 感染风险高。

32. 结节性软骨炎

📋 总论

定义

- 发生于耳郭的慢性炎症性改变。

病因

- 未明。可能的诱发因素包括慢性日晒和慢性机械摩擦。

🔑 诊断要点

临床表现

- 90%的患者为年龄超过 40 岁的男性。
- 基底红肿,疼痛明显。

体格检查

- 位于耳郭的红白色结节(图 3.73);耳轮为第二好发部位(图 3.74)。

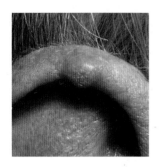

图 3.73 发生于耳郭处的结节性软骨炎，耳郭为最常见的好发部位。（Fitzsimons Army Medical Center Collection）

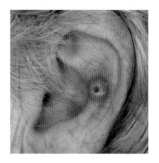

图 3.74 发生于耳轮处的结节性软骨炎，耳轮为第二好发部位。长期佩戴助听器或长时间使用电话或耳机的人好发此部位。（Fitzsimons Army Medical Center Collection）

- 皮损直径 2~6mm，境界清楚。
- 皮损中央结痂，除去痂皮可见中央溃疡。

辅助检查

- 怀疑鳞状细胞癌时应进行病理活检。

鉴别诊断

- 鳞状细胞癌
- 慢性创伤

治疗

一线治疗

- 睡觉时使用特殊枕头以减轻局部压力
- 局部外用硝酸甘油

二线治疗

- 切除结节

三线治疗

- 二氧化碳激光

💡 注意事项

- 患者睡眠时偏向的一侧常发生真皮缺血性坏死。

33. 瘢痕性类天疱疮

📖 总论

定义

- 瘢痕性类天疱疮是一种罕见的大疱性疾病(发病率 1:15 000),好发于 60~70 岁女性患者。

病因

- 这是一种由针对基底膜区成分的自身抗体引起的自身免疫性疾病。
- 85%~95%的患者有口腔损害,通常继发于轻度创伤后。

🔑 诊断要点

临床表现

- 起病隐匿,黏膜部位疼痛性水疱,好发于老年人。
- 90%的患者口腔受累,70%患者结膜受累。其他好发部位包括上呼吸道(45%)、皮肤(30%)和外阴(15%)。
- 剥脱性牙龈炎是最常见的临床表现。为疼痛的糜烂,红斑和溃疡。
- 此病患者表现为牙龈疼痛、肿胀、红斑性病变,可能与出血、起疱、糜烂和溃烂有关。

体格检查

- 大疱、糜烂和红斑最常累及牙龈或颊黏膜,但硬腭、软腭(图

3.75)、舌和嘴唇也常受累。

辅助检查

- 病理活检和直接免疫荧光可见抗基底膜带自身抗体(常为 IgG 和/或 IgA)(图 3.76)。

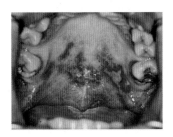

图 3.75　瘢痕性类天疱疮表现为上颚溃疡。口腔部位水疱不常见,而皮肤累及时常表现为典型的水疱。(Fitzsimons Army Medical Center Collection)

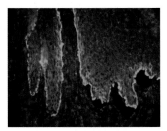

图 3.76　黏膜皮损周边直接免疫荧光显示基底膜带 IgG 线状沉积。亦可见 C3 线状沉积,有时可见 IgA

鉴别诊断

- 大疱性类天疱疮
- 多形红斑
- 疱疹样皮炎
- 线状 IgA 皮病
- 天疱疮
- Stevens-Johnson 综合征
- 单纯疱疹、带状疱疹

治疗

一线治疗

- 局部外用糖皮质激素(黏膜部位可用 0.05% 氟轻松凝胶,每天 4 次)

二线治疗

- 系统使用糖皮质激素

三线治疗

- 氨苯砜
- 环磷酰胺
- 硫唑嘌呤

💡 注意事项

- 瘢痕性类天疱疮常引发严重并发症，主要是由于瘢痕形成所致。

34. 寒冷性荨麻疹

📋 总论

定义

- 暴露于低温后出现水肿和风团。

病因

- 寒冷性荨麻疹分为原发性（和潜在的系统疾病及冷反应蛋白无关）、继发性（伴随其他疾病，如冷球蛋白血症、冷纤维蛋白原性肝炎、梅毒、单核细胞增多症、多发性骨髓瘤）和家族性。

🗝 诊断要点

临床表现

- 原发性寒冷性荨麻疹患者在冷水中游泳或冷水淋浴时可发生致死性休克。
- 饮用冷饮后鼻咽部可出现荨麻疹。
- 感染后可出现寒冷性荨麻疹。
- 家族性寒冷性荨麻疹常伴有烧灼感而非痒感，可伴有发热，寒战和肌痛。

体格检查

- 暴露于寒冷中数分钟出现风团。

辅助检查

- 与冰块接触 5~15 分钟,接触部位出现风团(图 3.77)。

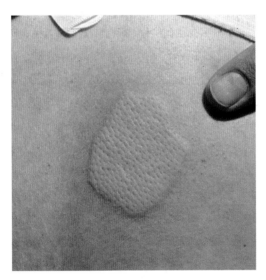

图 3.77　寒冷性荨麻疹患者冰块诱发风团。(Fitzsimons Army Medical Center Collection)

- 风团不发生于寒冷时,而发生于复暖时。
- 风团一般持续 30 分钟。
- 可疑继发性寒冷性荨麻疹应进行冷球蛋白、抗核抗体、血沉、快速血浆反应素、冷凝集素、类风湿因子、单点检测试验。

🔍 鉴别诊断

- 皮肤划痕症
- 胆碱能性荨麻疹
- 肾上腺素性荨麻疹

- 水源性瘙痒症
- 压力性荨麻疹

治疗

一线治疗

- 防止温度骤降
- 逐步暴露于寒冷中进行脱敏

二线治疗

- 抗组胺药(西替利嗪、氯雷他定)

三线治疗

- 多塞平、赛庚啶
- 抗生素(青霉素)

注意事项

- 家族性寒冷性荨麻疹冰块试验为阴性。

35. 复合痣

总论

定义

- 良性黑色素细胞增生包括黑色素细胞在真表皮交界处及真皮的增生。

病因

- 不明。

诊断要点

临床表现

- 常见于年龄稍大的儿童和成人,幼儿亦可有。

体格检查

- 皮色至褐色丘疹(图3.78)。
- 高出皮面,规则圆形、椭圆形,对称。
- 表面光滑或疣状,可有深黑色的粗毛穿出。

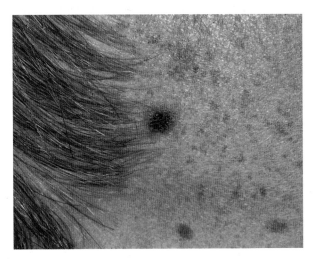

图3.78 复合痣。褐色对称性丘疹,无不典型特征,周围可见数个小雀斑。(William Weston Collection)

辅助检查

- 无
- 组织病理学检查

鉴别诊断

- 交界痣
- 皮内痣
- 黑色素瘤

治疗

一线治疗

- 观察随访,无须治疗。

💡 注意事项

- 如果皮损周围出现了色素减退区则要考虑"晕痣"。表明此区域淋巴细胞破坏了黑色素细胞。

36. 尖锐湿疣(生殖器疣)

📋 总论

定义

- 尖锐湿疣是一种经性传播的病毒性疾病,好发于女性外阴、阴道和宫颈及肛周区域,男性好发于阴茎、肛周及阴囊。

病因

- HPV 感染:发现的病毒 DNA 已有超过 150 种亚型。病毒疣通过直接接触传播,大约 40 种不同的 HPV 亚型可通过性接触传播。
- 生殖器疣:90%由 HPV6 型和 11 型引起。HPV16 型、18 型、31 型、33 型、35 型有时可在肉眼可见的生殖器疣中检测到(常合并 HPV6 型、11 型感染),与高分化上皮内瘤变有关,尤其见于 HIV 感染者。除了生殖器疣外,HPV6 型和 11 型可引起结膜、鼻部、口腔及喉部的病变。
- 从肉眼所见皮疹和显微镜下所见的皮疹中可分离出病毒。
- 易感因素包括糖尿病、妊娠、局部创伤、免疫抑制(如器官移植及 HIV 感染者)。

🔑 诊断要点

临床表现

- 尖锐湿疣好发于年轻人,平均年龄 16~25 岁。
- 潜伏期平均 2 个月(1~8 个月)。
- 好发于生殖器部位(图 3.79)及肛周(图 3.80),但任何位置亦可发生。
- 病变通常位于会阴两侧相似位置。

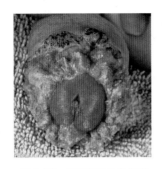

图 3.79　阴茎泛发尖锐湿疣（性病疣）。（John Aeling Collection）

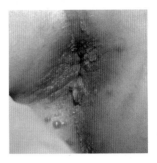

图 3.80　儿童肛周多发性尖锐湿疣。虽然应考虑 HPV 通过性接触传播，但多数儿童尖锐湿疣并非因性虐待导致传染。（William Weston Collection）

- 通常无自觉症状，但也可疼痛，有臭味或出血。
- 外阴尖锐湿疣较阴道和宫颈常见。

体格检查

- 最初皮疹为带蒂的软丘疹，直径 2~3mm，长 10~20mm，可单发，也可簇集。分为 4 种形态：湿疣样、角化性、丘疹性及扁平疣样。
- 皮疹大小不一，从针尖大小至巨大的菜花样肿物。
- 肛内疣主要发生于肛交患者的接受方，而肛周疣好发于无肛交史的男女患者。

辅助检查

- 涂以 3%~5% 冰醋酸，阴道镜检查从宫颈到肛周皮肤的下生殖道。
- 皮损形态不典型，出现溃烂，治疗抵抗时需进行病理活检。
- 扁平白色或溃疡性的宫颈皮损需病理活检。

🔍 鉴别诊断

- 传染性软疣
- 扁平湿疣
- 软垂疣（软纤维瘤/皮赘）或脂溢性角化
- 皮内痣
- 肥厚型日光性角化

- 鳞状细胞癌
- 获得性指状纤维瘤
- 艾滋病患者带状疱疹水痘病毒感染
- 复发性婴儿肢端纤维瘤
- 鸡眼(误诊为跖疣)
- 假性湿疣:小阴唇和阴道口的异常解剖变异或皮赘
- 阴茎珍珠状丘疹
- 发育不良痣
- 脂溢性角化
- 增殖性红斑
- 扁平苔藓
- 疣状癌
- 鲍恩样丘疹病

治疗

一线治疗

- 体积较小的生殖器疣液氮冷冻有效。
- 在二苯乙醇酮酊剂中加入20%的鬼臼毒素,由治疗医师用棉签涂抹器涂抹,晾干。如果需要,可以每周重复治疗。可供患者使用Podofilox(Condylox 0.5%凝胶)。局部不良反应包括疼痛、灼热感和局部炎症反应。

二线治疗

- 咪喹莫特是局部外用的免疫调节剂,用于治疗外生殖器和肛周疣(4~16周时生殖器疣的完全清除率为女性>70%,男性>30%)。用药期间避免性接触。每周3次,睡前使用,药物应停留于皮肤6~10小时。

三线治疗

- 二氧化碳激光治疗。
- Sinecatechins(Veregen)是一种植物性药物产品,对治疗外生殖器和肛周疣亦有效。浓度为15%的软膏外用每天3次,最长可使用16周。
- 80%~90%三氯乙酸或二羟基乙酸亦有效。少量涂抹于疣体并晾干,涂抹时出现"白霜"为度。如有必要,可每周进行1次治疗。

💡 注意事项

- 本病传染性强，25%~65%的性伴可患病。
- 美国批准了两种 HPV 疫苗（Gardasil，Cervarix）的注册。ACIP 推荐对 11~12 岁的女性进行 HPV4 或 HPV2 常规疫苗接种，对 11~12 岁的男性进行 HPV4 疫苗接种。还建议对之前未接种疫苗的 13~26 岁的女性和 13~21 岁的男性进行接种。22~26 岁的男性可接种疫苗。ACIP 建议对超过 26 岁、之前未接种疫苗、有男性性行为者和免疫功能低下者（包括感染）进行疫苗接种。FDA 还批准了一种 9 价 HPV 疫苗（Gardasil-9）适用于 9~26 岁的女性以及 9~15 岁的男孩。

37. 接触性皮炎（接触性湿疹）

📋 总论

定义

- 接触性皮炎是一种急性或慢性皮肤炎性反应或皮炎，是由于接触环境中的物质而引起的。可分为"刺激性"接触性皮炎（非免疫性：表皮物理和化学性物质接触导致）和"过敏性"接触性皮炎（迟发型超敏反应）。

病因

- 刺激性接触性皮炎：水泥（建筑工人）、橡胶、豚草、马拉硫磷（农民）、橙皮和柠檬皮（厨师、调酒师）、染发剂、洗发水（美容师）、肥皂、橡胶手套（医生、外科人员）、脱毛剂（图3.81）。
- 过敏性接触性皮炎：毒常春藤，毒橡树，毒苏马克，皮带扣（图3.82）。其他镍（珠宝）、油、秘鲁香脂（手部和面部皮炎）、新霉素（图3.83）、甲醛（化妆品）胶带中的丙烯酸、橡胶（鞋皮炎）（图3.84）。

🔑 诊断要点

临床表现

- 轻度接触可能导致接触区域皮肤干燥、红斑（例如：接触肥皂引起的手部刺激性皮炎；生殖器部位刺激性皮炎；长时间接触湿尿布引起的刺激性皮炎）。

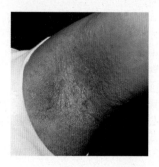

图 3.81　不适当使用脱毛膏引起的急性刺激性皮炎。(Fitzsimons Army Medical Center Collection)

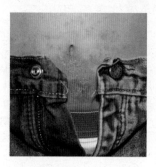

图 3.82　镀镍金属皮带扣导致的接触性皮炎:典型的红斑、丘疹伴瘙痒。(William Weston Collection)

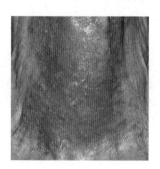

图 3.83　外用新霉素导致的接触性过敏性皮炎:红斑、糜烂伴瘙痒。(Joanna Burch Collection)

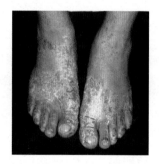

图 3.84　对伐木工人靴子成分的慢性过敏性接触性皮炎。(John Aeling Collection)

- 毒漆藤皮炎的一个经典的表现为线状分布的水疱和大疱(是由于树脂划过皮肤表面导致)。

体格检查

- 不对称的、瘙痒、灼热和刺痛的皮损。
- 受累部位皮肤有红斑、灼热感、肿胀,可能与蜂窝织炎混淆。

辅助检查

- 接触性皮炎的诊断主要依据是:病史、皮损的分布及形态、过敏原的斑贴试验(图3.85)。

- 斑贴试验有助于证实接触性皮炎的诊断;特别是当炎症持续时,尽管适当的局部治疗和避免可疑的致病因素。斑贴试验不应用于刺激性接触性皮炎,因为这是一种非免疫介导的炎症反应。
- 当怀疑疥疮时,皮肤镜和皮损显微镜镜检是便捷有效的。
- 如果怀疑皮肤癣菌感染或念珠菌感染,氢氧化钾(KOH)染色后真菌镜检可有效鉴别。

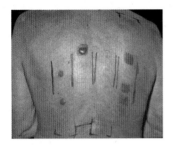

图 3.85　橡胶中的秋兰姆导致斑贴测试的皮肤大疱性反应,此患者斑贴检测还有多个其他较弱的阳性结果。(Fitzsimons Army Medical Center Collection)

鉴别诊断

- 脓疱病
- 慢性单纯性苔藓
- 特应性皮炎
- 钱币状湿疹
- 脂溢性皮炎
- 银屑病
- 疥疮
- 虫咬皮炎
- 日晒伤

治疗

一线用药

- 首先尽量在接触过敏性物质 15 分钟内,用水或温和肥皂液清洗皮肤,去除刺激性物质,对减少常春藤、毒橡树或漆树引起的皮炎患者有帮助。
- 患者如果对鞋子过敏,应该每天至少换一次袜子;在 20% 的 QHS 溶液中加入六水氯化铝也有助于控制汗液分泌。
- 对橡胶和手术手套过敏的患者建议使用低致敏性手术手套。

- 在急性水疱期最初的 72 小时内,冷敷和湿敷每天 5~6 次,每次 20~30 分钟效果明显。
- 胶体燕麦(Aveeno)浴也可缓解症状。
- 轻、中度红斑患者可能对局部外用糖皮质激素软膏或乳膏有效。
- 口服抗组胺药可控制瘙痒,特别是在晚上。炉甘石洗剂外用可以达到止痒效果。

二线治疗

- 口服糖皮质激素一般适用于严重、广泛的皮炎。
- 严重的需要系统用药且无法口服糖皮质激素的患者,可肌内注射糖皮质激素。

三线治疗

- 光疗
- 硫唑嘌呤
- 环孢素

💡 注意事项

- 化学刺激物(如机械加工中使用的切削液、溶剂)是引起接触性皮炎的主要原因。职业性皮肤病是仅次于外伤的最常见的职业病类型。

38. 鸡眼(脚鸡眼)

📖 总论

定义

- 鸡眼是一种局限性角质锥形增厚(也称为脚鸡眼)角化性改变,形成于承重表面上或下。

病因

- 反复压力或摩擦所致的机械损伤,根据临床表现可诊断。
- 体格检查时压痛明显。

- 足底的鸡眼,坚实、疼痛,境界清楚的中央角化性丘疹

辅助检查

- 无

🔑 诊断要点

临床表现

- 压迫中央核时疼痛

体格检查

- 足底鸡眼有一个坚硬、疼痛、边界清楚的中央核(图 3.86)

辅助检查

- 无

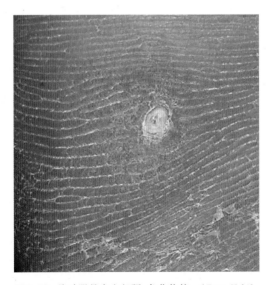

图 3.86　脚鸡眼是中央坚硬,角化物核。(From Habif TP, Clinical dermatology, 6th ed. Philadelphia: Saunders, 2016, Figure 12-21A, pages 448-486.)

🔍 鉴别诊断

- 胼胝
- 跖疣
- 压疮
- 黑踵病

💊 治疗

一线治疗

- 矫正鞋减少压力或摩擦。
- 患处应用软毡絮环。
- 在热水中泡脚,用手术刀或浮石清除过厚角质层,外用40%的水杨酸膏。

二线治疗

- 手术矫正骨畸形产生的机械压点。

💡 注意事项

- 频繁发病的软鸡眼或硬鸡眼可能发生在骨刺或外生性骨疣的压力部位。

39. 冷球蛋白血症

📋 总论

定义

- 冷球蛋白是一种在低温(4℃)沉淀的免疫球蛋白,复温后溶解。

病因

- 冷球蛋白分为3类:
  1. Ⅰ型-完全由单克隆免疫球蛋白(kappa 或 lambda)组成,通常与淋巴增生性疾病(多发性骨髓瘤,Waldenstrom 的巨球蛋白血症)有关。

2. Ⅱ型(混合)冷球蛋白,由单克隆免疫球蛋白(通常为 IgM)组成。

3. Ⅲ型(多克隆)冷球蛋白,由免疫球蛋白 IgG 和 IgM 组成。

- 最后两种亚型(混合冷球蛋白)作为免疫复合物发挥作用,临床表现部分为过敏性血管炎。

🔑 诊断要点

临床表现

- Meltzer 三联征,表现为紫癜、关节痛和虚弱的综合特征。
- 皮肤表现是所有类型的冷球蛋白血症常见的症状和主诉。
- Ⅰ型冷球蛋白血症通常以紫癜性病变为特征,包括四肢的炎性斑片和丘疹,并伴有溃疡。
- 混合性冷球蛋白血症的特点是关节受累(关节痛和关节炎)、雷诺现象、发热、紫癜、虚弱、肾脏受累、肝脾肿大、肢端坏疽及一般的血管炎。皮肤表现包括可触及的紫癜,炎症性斑片和丘疹,坏死性血管炎,偶尔还有寒冷性荨麻疹。肾受累可通过蛋白尿、红细胞管型证实。患者也可能有多发性神经病变。

体格检查

- 紫癜(图 3.87)是最常见初发皮损。
- 其他临床特征包括网状青斑、雷诺现象、瘢痕、溃疡和梗死,这些临床表现常累及手指、耳朵和鼻子。

辅助检查

- 血清冷球蛋白水平
- 皮肤病理检查

🔍 鉴别诊断

- 血清疾病
- 抗磷脂抗体综合征
- 结节病
- 巨球蛋白血症
- 化脓性血管炎
- 结节性多动脉炎
- 肺出血肾炎综合征

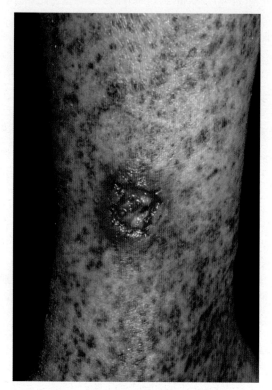

图 3.87   慢性淋巴细胞白血病引起的单克隆冷球蛋白血症患者的紫癜和溃疡。(Fitzsimons Army Medical Center Collection)

💊 治疗

一线治疗

- 尽量减少冷暴露,消除触发因素
- 系统使用糖皮质激素
- 非甾体抗炎药

二线治疗

- 利妥昔单抗

- 咪唑硫嘌呤
- 麦考酚酸乙酯
- 氨苯砜

三线治疗

- 甲氨蝶呤
- 环磷酰胺

💡 注意事项

- 冷球蛋白可能与丙型肝炎、乙型肝炎、系统性红斑狼疮、淋巴网状肿瘤和感染过程(如感染性心内膜炎)有关。
- 预后是可变的。在50%的病例中,肾受累与高发病率和死亡率有关。

40. 皮肤 T 细胞淋巴瘤

📑 总论

定义

- 皮肤 T 细胞淋巴瘤是包含一大类由 T 辅助细胞来源的淋巴瘤。它们最初存在于皮肤中,后可累及淋巴结和外周血细胞。最常见的类型是蕈状肉芽肿,见本书其他章节详解。大多数皮肤科医生使用 WHO-EORTC 皮肤淋巴瘤的分类。

🔑 诊断要点

临床表现

- 组织病理学检查:如发现不典型淋巴细胞,最初的免疫组化项目通常包括 CD3(T 细胞)或 CD8(B 细胞)或其他标志物来建立细胞系。确定为 T 细胞起源,评估的下一步是进行一组免疫过氧化物酶研究(如 CD4、CD5、CD8、CD30)。
- 皮肤中的主要的 T 细胞淋巴瘤类型包括:
  - Sezary 综合征的临床特征是瘙痒性红皮病(图3.88),泛发性淋巴结肿大,血液循环内脑回型核异形 T 淋巴细胞。诊断标准包括外周血和皮肤内存在相同的单克隆性 T 淋巴细胞;在外周血循环中至少 1 000 个 Sezary 细胞/mm³,外周血中 CD4 种群的增加导致 CD4:CD8 比值明显增加;外周血中 CD4/CD7 细胞或 CD4/CD26 细胞数量的增加;以及 T 细胞抗原如 CD2、CD3 和 CD5 的丢失。

- 原发性皮肤间变性大细胞淋巴瘤是 CD30+皮肤 T 细胞淋巴瘤,通常表现为单一或多个皮损,有溃疡倾向(50%),退行性改变(50%)和复发。皮损多为坚实的丘疹、结节,直径可达 10cm(图 3.89),肿瘤可能会在几周内生长。它们在儿童中很罕见,在男性中发生的频率稍高。

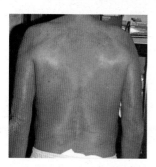

图 3.88　Sézary 综合征表现为红皮病。(Fitzsimons Army Medical Center Collection)

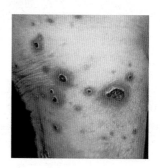

图 3.89　原发性皮肤间变性大细胞淋巴瘤,表现为丘疹和结节,常见坏死。(Fitzsimons Army Medical Center Collection)

- 淋巴瘤样丘疹病是一种慢性 CD30+增殖性疾病,皮损以丘疹、坏死丘疹或结节,组织学为恶性表现。但临床过程是良性的,个别病变可在 1~4 个月内自行缓解。部分病例皮损可能会持续出现数年或数 10 年。
- 年轻成人最常出现的皮下血管炎样 T 细胞淋巴瘤,皮损多为下肢皮下结节。α/β 表型通常与惰性疾病有关,γ/δ 淋巴瘤与更具侵袭性的过程有关,现在被认为是卫生组织分类一个单独的临时实体。常见体重减轻,发热和疲劳。
- 原发性皮肤外周 T 细胞淋巴瘤,是一组非特指、异质性的 T 细胞淋巴瘤,不符合任何一种经典的恶性肿瘤。

41. 皮肤松弛症

总论

定义

- 皮肤松弛是一种皮肤弹性纤维减少或消失的遗传紊乱性疾病。

病因

- 至少有 6 个基因的缺陷会产生先天性皮肤松弛。
- 少数皮肤松弛也可能是获得性的,属于副肿瘤相关性疾病,或长期应用青霉胺治疗后出现。

诊断要点

临床表现

- 患者表现比正常年龄要大。
- 内脏器官受累可能导致胃肠憩室、疝、肺气肿、主动脉瘤和韧带松弛。
- 内脏的严重受累可能危及生命。

体格检查

- 皮肤无弹性,松弛,起皱,下垂(图 3.90 和图 3.91)。

辅助检查

- 皮肤活检弹力纤维染色示真皮内弹性纤维减少或缺乏。

鉴别诊断

- 皮肤松垂(松弛皮肤的局部区域,常伴有疝囊样突出)
- 硬斑病
- 萎缩性皮肤病(以皮肤表面凹陷为特征的疾病)
- 弹力纤维假黄瘤
- Ehlers-Danlos 综合征(埃勒斯-当洛综合征)

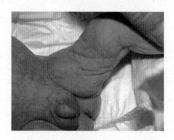

图 3.90 皮肤松弛的特点是从出生开始皮肤松弛，下垂，缺乏弹性。患者出现肺气肿导致肺心病，多在几个月内死亡。（William Weston Collection）

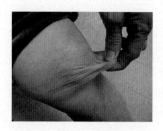

图 3.91 这位皮肤松弛患者的皮肤弹性回缩力严重下降

- 马方综合征

治疗

- 目前无有效的治疗方法。
- 可以进行外科重建手术。

注意事项

- 手术方式普遍效果不佳，也非永久性的治疗手段。

42. 圆柱瘤

 总论

定义

- 圆柱形瘤是一种皮肤病变，经常发现在头皮上，因为它的外观也被称为"头巾肿瘤"或"番茄肿瘤"。

病因

- 未知

🔑 诊断要点

临床表现

- 病变可能是孤立的(最常见的)(图 3.92),偶见多发(图 3.93)。

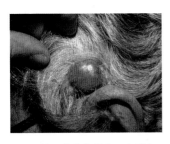

图 3.92 头皮表现为一个孤立的圆筒状的良性的,坚实的,橡胶状的结节。(Joanna Burch Collection)

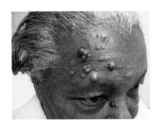

图 3.93 该患者从青春期开始面部多发性圆柱瘤,这是常染色体显性遗传模式

- 病变最常见于头皮,面部和颈部。

体格检查

- 表面光滑的紫红色结节。
- 皮损表面突出的血管。
- 皮损为圆柱状突起,表皮被张力绷紧。

辅助检查

- 组织病理活检

🔍 鉴别诊断

- 基底细胞癌
- 毛根鞘囊肿
- 毛母质瘤
- 滤泡性肿瘤
- 局泌汗腺螺旋腺瘤

治疗

一线治疗

- 手术切除

二线治疗

- CO_2 激光消融

注意事项

- 与面部多发性毛发上皮瘤(Spiegler-Brooke 综合征)有家族性关联。

43. 猪囊尾蚴病

总论

定义

- 猪囊尾蚴病是由猪绦虫的幼虫形态沉积组织引起的感染。

病因

- 人类通过粪-口途径,被人类绦虫携带者的绦虫卵感染猪囊尾蚴病,通常是摄入受污染的食物或水中的绦虫卵或囊肿。卵在胃肠道孵化,幼虫向组织迁移血液,然后囊肿,形成囊尾蚴,体囊肿,囊尾蚴病,可能在任何组织中积累,包括眼睛、脊髓、皮肤、肌肉、心脏和大脑。中枢神经系统受累常见,称为神经猪囊尾蚴病。

诊断要点

临床表现

- 在摄入绦虫卵或囊肿后,人类可能会在几年内保持无症状。
- 临床表现多种多样,取决于囊虫的位置。肌肉和皮肤中的囊肿可能形成"冷"结节,这些结节通常是无症状的,但可能钙化。

体格检查

- 皮肤主要表现为皮下结节。

辅助检查

- 确诊是基于组织病理学显示组织中的囊虫（图 3-94）。

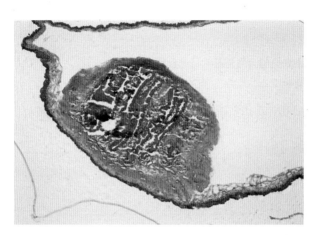

图 3.94 从墨西哥移民背部取出的一个囊虫。患者癫痫发作时已被送往急诊室。（Fitzsimons Army Medical Center Collection）

- 周围无嗜酸性粒细胞增多。

 鉴别诊断

- 表皮样囊肿
- 结节病
- 弓形体病
- 中枢神经系统肿瘤
- 肺结核

治疗

一线治疗

- 无症状猪囊尾蚴病：没有证据表明给予抗寄生虫治疗是有

益的。

- 症状性猪囊尾蚴病:有活动性病变的患者,有周围水肿和/或炎症的证据,通常需要用抗寄生虫药物(阿苯达唑、吡喹酮)、糖皮质激素和抗惊厥药。

二线治疗

- 孤立性病灶可手术切除。

💡 注意事项

- 未煮熟的猪肉是最常见的食物来源。

44. 达里埃病

📋 总论

定义

- 达里埃病是一种罕见的皮肤病,其特征是角质形成细胞黏附异常。

病因

- 达里埃病是由 *ATP2A2* 基因突变引起的显性遗传性角化障碍。

🔑 诊断要点

临床表现

- 皮损由压力、热、出汗和浸渍诱发或加重。

体格检查

- 达里埃病的甲改变包括纵向红色和/或白色条纹,甲板游离边缘分裂、缺口,甲游离缘角化过度,并伴有楔形的甲分离(图3.95)。
- 达里埃病的皮损多为发痒、油腻、结痂、黄褐色角化性丘疹和斑块,尤其是在头皮、前额、耳朵、鼻唇沟、上胸部、背部及锁骨上窝。
- 在某些情况下,病变可以表现为光敏性(图3.96)。

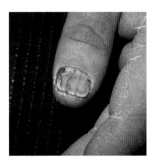

图 3.95 达里埃病的指甲病变表现为线状红色条纹和甲下白色角化。(William Weston Collection)

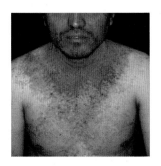

图 3.96 达里埃病的光敏感性表现为光暴露区域的融合性皮疹。(Fitzsimons Army Medical Center Collection)

辅助检查

- 皮肤活检显示局灶性棘层松解及角化不良。

鉴别诊断

- 落叶型天疱疮
- 局灶性棘层松解皮肤病
- 脂溢性皮炎
- 毛囊性湿疹
- 毛囊炎

治疗

一线治疗

- 润肤剂,清凉穿着
- 局部维 A 酸(0.025% 维 A 酸软膏)

二线治疗

- 口服维 A 酸[异维 A 酸 0.3~0.5mg/(kg·d)]

- 局部外用他扎罗汀凝胶

三线治疗

- 局部外用 5-氟尿嘧啶
- 环孢素
- 口服避孕药
- 激光
- 皮肤磨削术

💡 注意事项

- 达里埃病患者易受细菌(特别是金黄色葡萄球菌)、皮肤癣菌的影响。

45. 压疮

📋 总论

定义

- 压疮(压疮或床疮)是指皮肤及皮下软组织在压力、摩擦力或剪切力下引起的溃疡。

病因

- 压疮是由压力、摩擦或剪切力引起的,通常发生在骨突出位,如骶骨或高跟鞋。

🔑 诊断要点

临床表现

- 所有的压力溃疡都应根据组织损伤的深度和类型进行分期(见"体格检查")

体格检查

Ⅰ期 皮肤无溃疡,苍白皮肤或红斑,质韧。

Ⅱ期 皮肤全层的一部分如表皮、真皮或两者同时脱失(图 3.97)。

Ⅲ期 皮肤全层脱失,包括皮下组织的损伤、坏死,可深及肌肉、筋膜(图 3.98)。

Ⅳ期 皮肤全层脱失,组织损伤和破坏累及肌肉、骨骼及支撑结构(如肌腱、关节囊)(图 3.99 和图 3.100)。

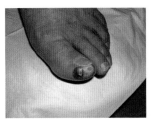

图 3.97 Ⅱ期大脚趾压疮或压疮,早期浅溃疡、真皮坏死、皮肤黑色

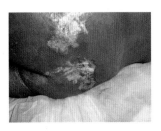

图 3.98 最上层压疮已引起皮下组织坏死(但未进入下面的筋膜),评估为Ⅲ期

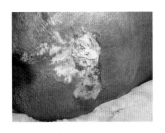

图 3.99 Ⅳ期压疮,坏死从皮肤延伸到皮下组织、肌肉,最后到骨。治疗包括清创坏死组织和清除骶骨感染区

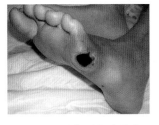

图 3.100 Ⅳ期压疮,在卧床不起的卒中患者的足外侧,黑色焦痂深达骨组织

辅助检查

- 目的是找出危险因素或任何压疮所致的并发症(如脓肿或骨髓炎);创口的病原菌培养帮助不大,可以不做。
- 营养实验室测试可能显示营养不良。
- 如果怀疑感染,应检查血常规。
- 当临床怀疑时,MRI 或骨扫描可能有助于识别骨髓炎。

🔍 鉴别诊断

- 静脉功能不全性溃疡
- 动脉闭塞性溃疡
- 糖尿病溃疡
- 蜂窝组织炎
- 尿失禁相关性皮炎
- 神经病理性溃疡
- 烧伤
- 接触性皮炎
- 坏疽性脓皮病
- 鳞状细胞癌
- 大疱性类天疱疮

💊 治疗

一线治疗

- 每次换药时应清理溃疡区域;尽量清除坏死组织。
- 应及时进行清创,因其可延迟伤口愈合。漩涡清创术可能是有用的。
- 伤口冲洗。
- 没有一种敷料或产品是明显优越的;敷料应用于保持溃疡面湿润并保护它不受尿液/大便的污染。水胶体敷料对 Ⅱ 期溃疡有用。敷料、干凝胶或水凝胶可用于 Ⅲ 期和 Ⅳ 期溃疡。避免使用对上皮细胞有毒性的溶剂(如碘、碘伏、次氯酸钠、过氧化氢、乙酸和乙醇)。
- 通过使用泡沫床垫、交替压力床垫或动态支撑来降低压力(如气垫床)和频繁变换体位(如每 2 小时一次)。

- 纠正营养不良。
- 尽量减少尿/粪失禁。
- 使用标准化的评估工具[例如,压疮愈合量表(PUSH)工具]每周监测伤口愈合情况。

二线治疗

- 负压装置(真空辅助封闭装置)可能有助于治疗,有明显的引流作用。

三线治疗

- 高压氧、超声波以及紫外线和低能辐射要么无效,要么尚未对疗效进行广泛评估。

📊 注意事项

- 压疮的最初表现是红斑。

46. 疱疹样皮炎

📖 总论

定义

- 疱疹样皮炎是一种慢性皮肤病,其特征是强烈灼热感、瘙痒、水疱性皮疹。

病因

- 未知,发病率的增加与 HLAD Rw3、B8 和 DQw2 相关,与患者的腹腔疾病相关。

🔑 诊断要点

临床表现

- 最初可见瘙痒、灼热的小水疱;聚集的小水疱(因此得名疱疹样)。
- 它可以发展成强烈灼热感的荨麻疹样丘疹、水疱,但很少有大疱(图3.101)。

- 乳糜泻型恒牙釉质缺损占53%。

体格检查

- 对称分布的小疱和丘疹出现在身体伸侧面,如肘部,膝盖,头皮,颈部,肩膀和臀部,但很少在口腔里发现。

辅助检查

- 病变皮肤组织学检查显示表皮下水疱,水疱腔内有中性粒细胞。这种模式,虽然提示疱疹样皮炎,但并不特异。
- 皮肤进行皮肤活检应取水疱皮损周围正常皮肤,进行直接免疫荧光检查。因为诊断性IgA沉积通常被水泡过程破坏。诊断是由沿表皮下基底膜的颗粒状或纤维素样IgA沉积(图3.102)。
- 循环抗体包括抗肌内膜IgA抗体、抗醇溶蛋白IgA抗体、抗网状蛋白IgA抗体和抗组织转谷氨酰胺酶IgA抗体。

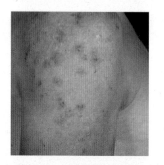 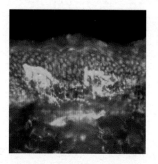

图3.101　红肿的上臂有成群的水疱和抓损的丘疹,伴剧烈的瘙痒。(Fitzsimons Army Medical Center Collection)

图3.102　疱疹样皮炎:直接免疫荧光显示皮损周围的正常皮肤的真皮乳头有IgA颗粒沉积。

🔍 鉴别诊断

- 线性IgA大疱性皮肤病(与麸质敏感性肠病无关)
- 单纯疱疹感染
- 带状疱疹感染

- 多形红斑
    - 大疱性类天疱疮
    - 疥疮
    - 节肢动物叮咬
    - 单纯疱疹或带状疱疹

 治疗

一线治疗

- 坚持无麸质饮食与疱疹样皮炎持续缓解有关。在高达 15% 正常饮食的患者中,疱疹样皮炎可自发缓解
- 氨苯砜

二线治疗

- 磺胺吡啶
- 系统应用糖皮质激素

三线治疗

- 四环素和烟酰胺
- 环孢素
- 秋水仙碱

 注意事项

- 疱疹样皮炎与麸质敏感性肠病密切相关。高达 70% 的疱疹样皮炎患者有胃肠道症状,而大约 10% 乳糜泻的患者有疱疹样皮炎。

47. 皮肤纤维瘤

📋 总论

定义

- 皮肤纤维瘤是一种非常常见的良性,生长缓慢,无症状的皮肤丘疹,也被称为组织细胞瘤。

病因

- 未知,可能性是自发性的。
- 皮肤纤维瘤可能与外伤史(破裂囊肿,昆虫咬伤)有关。

🔑 诊断要点

临床表现

- 丘疹最常见于四肢(较常见于上半身)和肩胛骨
- 丘疹一般不痛,但有时触压时可轻度疼痛。
- 这种情况通常是无症状的,初发症状可能会出现局部瘙痒。

体格检查

- 坚实的深达真皮的丘疹直径为 3~10mm。
- 丘疹呈皮色、紫红色至棕色(图 3.103)。
- 若捏起皮损周围皮肤,皮损处凹陷呈酒窝样。

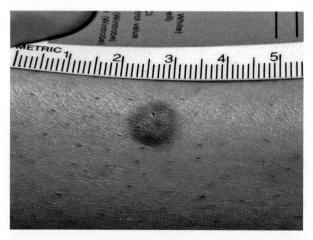

图 3.103　皮肤纤维瘤。无症状,穹顶状、5mm、紫褐色坚韧的结节。(William Weston Collection)

辅助检查

- 色素病变活检排除黑色素瘤

鉴别诊断

- 虫咬皮炎
- 异物反应
- 血管瘤
- 黑色素瘤
- 病毒疣
- 结节性痒疹
- 基底细胞癌
- 瘢痕
- 瘢痕疙瘩
- 色素痣

治疗

一线治疗

- 这是一种良性肿瘤,不需要治疗。

二线治疗

- 有症状的皮损可行手术切除并一期缝合。
- 最好避免整容手术,因为手术留下的瘢痕可能比原来的皮疹更明显。

三线治疗

- 皮内注射糖皮质激素治疗效果不确定

注意事项

- 短时间出现大量皮肤纤维瘤的可见于 HIV 感染和系统性红斑狼疮。

48. 皮肤划痕症

总论

定义

- 皮肤划痕症是一种物理性荨麻疹,在对皮肤轻触划痕刺激后局部出现短暂的线性风团(图 3. 104)。

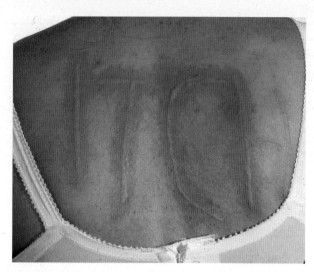

图 3.104　皮肤划痕症是由于某些易感个体在皮肤上轻柔"写字"后释放过多的组胺引致。（Fitzpatrick J and Morelli J, Dermatology Secrets Plus, 5th ed. Philadelphia: Elsevier, 2016.）

病因

- 未知。这种情况可能与情绪激动、病毒感染、药物反应（抗生素、疥疮治疗后）或极端温度变化有关。

🔑 诊断要点

临床表现

- 受累皮肤有瘙痒，抓痕。
- 划痕表现可从几分钟持续到几个小时。

体格检查

- 轻度刺激后皮肤可以看到线状的风团和红斑。

辅助检查

- 压舌板轻划皮肤会在几分钟内引发风团。

鉴别诊断

- 胆碱能性荨麻疹
- 日光性荨麻疹
- 热激发性荨麻疹
- 运动性荨麻疹
- 寒冷性荨麻疹
- 红斑狼疮
- 水源性荨麻疹
- 多形性日光疹

治疗

一线治疗

- 消除诱因

二线治疗

- 抗组胺类药物

三线治疗

- 受体阻断剂

注意事项

- 虽然有时会在抗组胺药中加入 H_2 阻滞剂来治疗皮肤病，但据报道，一些 H_2 阻滞剂"如法莫替丁"会导致皮肤划痕症。

49. 皮肌炎

 总论

定义

- 皮肌炎是一种与肌肉炎症相关的炎症性皮疹。

病因

- 病因不明,考虑与自身免疫相关。

🔑 诊断要点

临床表现

- 近端肌肉无力,全身瘙痒,疲劳。
- 头皮瘙痒或脱屑。
- 吞咽困难。

体格检查

- 两个最重要的临床表现是眼睑周围出现紫色或淡紫红色的 heliotrope 征(图 3.105)和肘部、膝盖和指骨关节背的红斑(Gottron 征)(图 3.106)。从指关节蔓延到手指的扁平丘疹被称为 Gottron 丘疹(图 3.107)。
- 皮损可出现在颈部和上肩部(披肩征)。
- 颧颊处和眼睑水肿和红斑。
- 甲皱襞毛细管扩张。
- 皮肤钙质沉着症可能发生在疾病晚期(儿童型皮肌炎更常见)(图 3.108)。
- 近端肌无力。

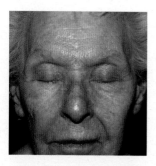

图 3.105 面部上眼睑紫红色斑(Heliotrope 征)是临床上诊断皮肌炎的特征性皮损。(Fitzsimons Army Medical Center Collection)

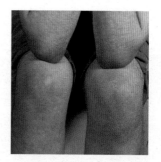

图 3.106 双肘及双膝红斑被称为 Gottron 征提示皮肌炎。(Fitzsimons Army Medical Center Collection)

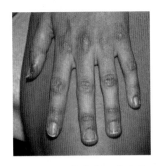

图 3.107　指关节上的扁平丘疹称为 Gottron 丘疹。虽然不是诊断特异性皮疹，但对皮肌炎诊断是有力的支持证据。(William Weston Collection)

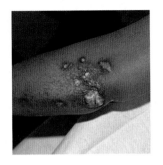

图 3.108　皮肌炎患者肘部营养不良性钙质沉着通常是晚期的皮肤表现。(William Weston Collection)

辅助检查

- 皮损病理活检。
- 肌肉活检。
- 肌酸磷酸激酶、血清醛缩酶
- Jo-1 抗体阳性与肌炎、肺部疾病及关节炎高危相关。
- 抗 MDA-5、抗 Mi-2、抗 TIF1 和抗 NXP-2 抗体检测（与癌症相关的皮肌炎有关）。
- 肌电图。
- 胸部、腹部和骨盆的 CT 筛查潜在的肿瘤（如卵巢癌）。

🔍 鉴别诊断

- 红斑狼疮
- 硬皮病
- 结节病
- 扁平苔藓
- 旋毛虫病
- 药疹

- 银屑病
- 蕈样肉芽肿
- 弓形虫病

 治疗

一线治疗

- 皮损：防晒霜、外用糖皮质激素、外用吡美莫司或他克莫司、抗疟药（羟氯喹或氯喹）
- 肌肉损害：系统应用糖皮质激素、免疫抑制剂（甲氨蝶呤、硫唑嘌呤）

二线治疗

- 皮损：甲氨蝶呤，麦考酚脂，静脉注射免疫球蛋白
- 肌肉损害：麦考酚脂、环孢素、环磷酰胺、静脉注射免疫球蛋白

三线治疗

- 皮损：氨苯砜；钙质沉着：地尔硫䓬；英夫利西单抗；依那西普

注意事项

- 大约25%到40%的皮肌炎患者有潜在的恶性肿瘤。
- 如果发现已存在的恶性肿瘤，予手术切除等可能改善皮肌炎的临床表现。

50. 黑色丘疹性皮肤病

总论

定义

- 面部的黑棕色丘疹。

病因

- 可能是一种脂溢性角化病。

🔑 诊断要点

临床表现

- 最常见于青中年黑人女性(平均发病年龄为 22 岁)。
- 有家族聚集性,好发于女性。

体格检查

- 面部多发 2~3mm 光滑的、呈圆形褐色或黑色圆顶状丘疹,好发于眼睛附近(图 3.109)。

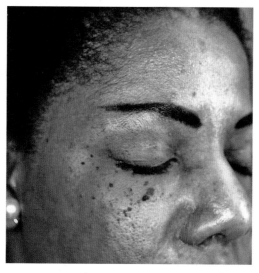

图 3.109 黑色丘疹性皮肤病。眼睛下方和外侧有许多小丘疹。(Fitzsimons Army Medical Center Collection)

辅助检查

- 无。

🔍 鉴别诊断

- 脂溢性角化病
- 黑色素瘤

- 日光性角化病
- 表皮痣
- 汗管瘤

治疗

一线治疗

- 观察。

二线治疗

- 用剪刀剪除皮损,刮除或冷冻治疗皮损。

💡 注意事项

- 治疗后可出现白色、色素减退性瘢痕。

51. 皮样囊肿

📋 总论

定义

- 皮样囊肿是由于沿胚胎线封闭后残留的皮肤组织发育导致的先天性病变。

病因

- 不明确。

🔑 诊断要点

临床表现

- 通常无症状。

体格检查

- 最常见的临床表现是出生时上眼睑外侧有一个单一、无压痛、小的皮下结节(图 3.110)。

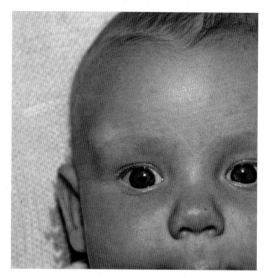

图 3.110　皮样囊肿。注意婴儿眼部外侧和上方的囊性肿胀是错构瘤的典型位置。（William Weston Collection）

- 其他可能发生皮样囊肿部位包括颈部中线、鼻根、前额、乳突区和头皮。头皮皮损需要引起重视，因为病变有可能伴有颅内囊肿（哑铃样皮样囊肿）。

辅助检查

- 术前对鼻子、中线头皮或后轴的皮损进行影像学检查可以排除中枢神经系统的囊肿。

鉴别诊断

- 表皮样囊肿
- 皮脂腺痣
- 肿大淋巴结
- 毛母质瘤

治疗

- 仅临床观察。
- 可手术切除。

💡 注意事项

- 鼻或头皮中线处的皮样囊肿较眼周部位更容易伴有颅内囊肿。

52. 盘状红斑狼疮

📄 总论

定义

- 盘状红斑狼疮(discoid lupus erythematosus,DLE)是一种慢性炎症性自身免疫性皮肤病。
- 有时与系统性红斑狼疮(systemic lupus erythematosus,SLE)有关。

病因

- 是一种免疫复合物介导的疾病。

🔑 诊断要点

临床表现

- DLE 表现为单个或多个无症状斑块(图 3.111)。
- 可发生脱发,并可能产生永久性瘢痕性脱发(图 3.112)。
- 有 5%的病例存在荨麻疹。
- DLE 可与 SLE 的诊断标准相关(如口腔溃疡、关节炎、胸膜炎和心包炎)。

体格检查

- 解剖部位分布:通常累及头皮、面部和耳朵,特别是耳蜗(图 3.113),但发病部位并不局限于这些区域
- 皮损排列:不规则群集分布
- 皮损形态:
  - 斑块伴鳞屑
  - 毛囊角栓
  - 萎缩
  - 瘢痕

- 毛细管扩张
- 颜色:红色到紫罗兰色
- 色素沉着过度或色素减退

辅助检查

- 皮肤活检病理,进行 H-E 染色。
- 皮损活检,进行直接免疫荧光染色,常显示多种免疫反应物(IgG、IgA、C3、纤维蛋白)的线状颗粒样沉积(图3.114)。

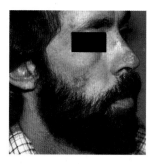

图 3.111　在面部的光暴露部位分布固定的、质硬的、伴有红斑鳞屑的斑块。(John Aeling Collection)

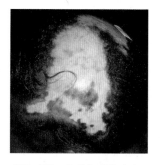

图 3.112　盘状红斑狼疮患者发生广泛瘢痕性脱发伴色素异常。(Fitzsimons Army Medical Center Collection)

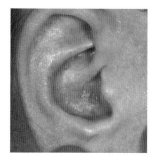

图 3.113　耳蜗内红色、鳞屑性斑块,伴有部分区域白色萎缩。此为盘状红斑狼疮的特征性部位。(Fitzsimons Army Medical Center Collection)

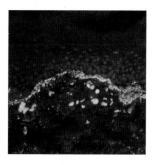

图 3.114　皮损的直接免疫荧光检测显示沿基底膜带有线状颗粒 C1q。本例患者还存在 IgG、IgM、C3、纤维蛋白沉积。(Fitzsimons Army Medical Center Collection)

鉴别诊断

- 银屑病
- 扁平苔藓
- 二期梅毒
- 浅表真菌感染
- 光敏性皮炎
- 结节病
- 亚急性皮肤红斑狼疮
- 酒渣鼻
- 角化棘皮瘤
- 日光性角化
- 皮肌炎

治疗

一线治疗

- 防晒霜
- 外用糖皮质激素:面部外用中等强度糖皮质激素,而不使用高强度糖皮质激素
- 病灶内用糖皮质激素

二线治疗

- 羟氯喹
- 氨苯砜
- 异维 A 酸

三线治疗

- 甲氨蝶呤
- 沙利度胺
- 硫唑嘌呤
- 麦考酚酯

注意事项

- DLE 在女性中更为常见,高峰年龄为 30~40 岁。

- 大约 10%~20% 的 SLE 患者也会有盘状红斑狼疮。
- 耳蜗是 DLE 的一个特征性发病部位。

53. 药疹

📋 总论

定义

- 一般来说,药疹是发生于药物治疗后的麻疹样或荨麻疹样皮肤反应。
- 药疹是最常见的药物不良反应。
- 传染性单核细胞增多症患者在接受氨苄西林或阿莫西林治疗后,出现药疹的风险很大。

病因

- 其机制可能是免疫性的,也可能是非免疫性的。药疹通常发生在开始用药后 1~2 周内。
- 青霉素、磺胺类药物、甲氧苄啶和苯妥英是较常见引发药疹的原因。

🗝 诊断要点

临床表现

- 除了皮疹,有时还会出现瘙痒、低热和嗜酸性粒细胞增多。
- 皮疹常呈麻疹样(图 3.115),对称,多见于躯干、四肢或受压、外伤部位。

体格检查

- 可以出现红色斑疹和丘疹,随着病程进展皮疹融合成红色斑块,甚至出现回状、多环形皮疹(图 3.116)。
- 泛发瘙痒性荨麻疹除了药物诱发,也常见于食用贝类后出现(图 3.117)。
- 更严重的表现为多形性红斑、中毒性表皮坏死松解症、剥脱性红皮病和血管坏死性血管炎。

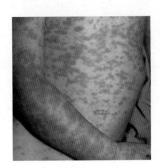

图3.115 使用氨苄西林后,患儿出现麻疹样皮疹。(Fitzsimons Army Medical Center Collection)

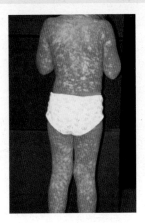

图3.116 使用头孢克洛后出现回型网状分布的药疹。(Fitzsimons Army Medical Center Collection)

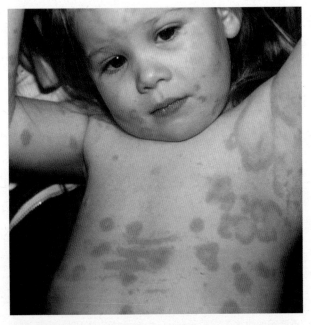

图3.117 使用氨苄西林后,患儿出现荨麻疹样药疹。(Fitzsimons Army Medical Center Collection)

辅助检查

- 麻疹或荨麻疹样药疹无须进行检测。

🔍 鉴别诊断

- 猩红热
- 麻疹
- 风疹
- 病毒疹如肠病毒、埃可病毒、巨细胞病毒等
- 川崎综合征
- 幼年型类风湿性关节炎
- 二期梅毒
- HIV 感染

💊 治疗

一线治疗

- 停用致敏药物
- 口服抗组胺药
- 冷敷

二线治疗

- 系统应用糖皮质激素

三线治疗

- 严重的药物性荨麻疹需用肾上腺素

💡 注意事项

- 药疹见于 3%~5% 的住院患者,其中大多接受多种药物治疗。

54. 出汗障碍性湿疹(汗疱疹)

 总论

定义

- 汗疱疹是一种累及掌跖部和指/趾的复发性、瘙痒性水疱。

病因

- 未明确病因,但特应性体质、高温和情绪压力可能是诱因。文献报道对接触镍增加变应接触性皮炎的发生率。

🔑 诊断要点

临床表现

- 手掌和足底突然出现对称小水疱。
- 发疹之前或者发疹时伴有剧烈瘙痒。
- 由于这些部位角质层较厚,小水疱在破裂前表现为小而苍白的丘疹。
- 随着时间的推移,受累部位可能出现脱屑和皲裂。
- 水疱的缓慢消退持续约 2~3 周。

体格检查

- 掌跖和指/趾部位可见直径 2~5mm 的充满液体的小疱(图 3.118)。
- 水疱干涸后形成的鳞屑、表皮剥脱和褐色斑点。

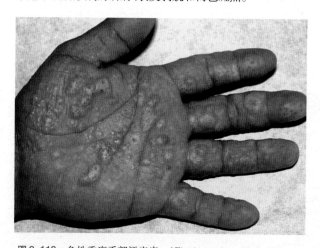

图 3.118   急性重度手部汗疱疹。(Fitzsimons Army Medical Center Collection)

辅助检查

- 特异性检查包括检测接触性变应原的斑贴试验、真菌镜检和细菌培养。

 鉴别诊断

- 接触性皮炎
- 脓疱性银屑病
- 炎症性手足癣
- 大疱性类天疱疮
- 自体敏感性皮炎

治疗

一线治疗

- 冷湿敷
- 外用糖皮质激素
- 口服抗组胺药以缓解瘙痒

二线治疗

- 口服糖皮质激素

三线治疗

- 用 NB-UVB 光疗或 PUVA 浸浴治疗
- 硫唑嘌呤
- 甲氨蝶呤

注意事项

- 本病常伴有出汗过多，出汗亦会使本病加重。

55. 坏疽性臁疮

总论

定义

- 深部坏死性溃疡，通常见于营养不良、免疫抑制和虚弱的个体。

病因

- 坏疽性臁疮最常见于白细胞计数低的患者。
- 虽然最常见的病因是铜绿假单胞菌,但其他细菌,包括变形杆菌、大肠杆菌和葡萄球菌也会引起本病。

🔑 诊断要点

临床表现

- 水肿斑块逐渐发展成出血性大疱和坏死性溃疡(图3.119)。

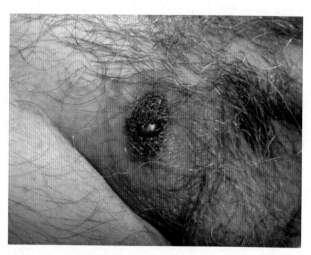

图3.119 免疫抑制患者身上红斑环绕中央可见疼痛、触痛的黑痂。培养显示多菌败血症。(Fitzsimons Army Medical Center Collection)

体格检查

- 深在的坏死性溃疡常见于下肢。

辅助检查

- 伤口分泌物可能会培养到混合菌落。
- 血培养。

🔍 鉴别诊断

- 坏死性筋膜炎
- 坏疽性脓皮病
- 外伤
- 诺卡菌感染、孢子丝菌病

💊 治疗

- 系统性应用针对假单胞菌的抗生素
- 营养支持

💡 注意事项

- 如果不治疗,死亡率接近100%。

56. 疱疹性湿疹

📋 总论

定义

- 疱疹性湿疹,又称卡波西水痘样疹,是一种由单纯疱疹病毒引起的广泛感染,常见于特应性皮炎患者。

病因

- 单纯疱疹病毒

🔑 诊断要点

临床表现

- 疱疹性湿疹在特应性皮炎的皮疹部位最常见,通常是面部(图3.120)。
- 可继发细菌感染。

体格检查

- 不同阶段的脐状小水疱和脓疱。

- 穿孔性出血性溃疡。
- 结痂可能融合形成糜烂性斑块（图 3.121）。
- 可能继发细菌感染。

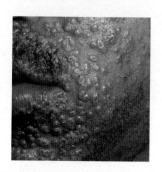

图 3.120 特应性皮炎患者出现急性发作、灼热、水疱状、迅速蔓延的面部皮疹，导致面部水肿和炎症。（Fitzsimons Army Medical Center Collection）

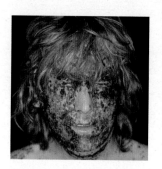

图 3.121 特应性皮炎合并疱疹性湿疹，痊愈后无瘢痕。该患者有既往病史，曾接受过抗病毒抑制治疗。（Fitzsimons Army Medical Center Collection）

辅助检查

- 完整的水疱疱液中培养单纯疱疹病毒。

🔍 鉴别诊断

- 脓疱疮
- 接触性皮炎
- 天疱疮
- 疱疹样皮炎
- 大疱性类天疱疮

🗲 治疗

- 系统性抗病毒药物（阿昔洛韦、伐昔洛韦、泛昔洛韦）

💡 注意事项

- 疱疹性湿疹更常见于使用糖皮质激素治疗的皮肤和免疫缺陷的个体。

57. Ehlers-Danlos 综合征(先天性结缔组织发育不全综合征)

📋 总论

定义

- Ehlers-Danlos 综合征(EDS)是一组遗传性、临床差异较大、遗传异质性明显的结缔组织疾病。EDS 表现为皮肤过伸、皮肤脆性增加、关节松弛、关节过伸。

病因

- 多种组织(皮肤、肌腱、血管和内脏)细胞外基质中的胶原蛋白缺陷是 EDS 的各种表现形式的基础。
- 典型的 EDS 是 *COL5A* 基因突变导致 V 型胶原缺陷。
- 血管型 EDS 涉及Ⅲ型胶原的缺乏,数项研究报道表明 *COL3A1* 基因的突变导致了这种缺乏。
- 关节松弛型 EDS 由 *COL1A1* 和 *COL1A2* 基因突变引起的 I 型胶原缺陷引起。

🔑 诊断要点

临床表现

- 诊断完全基于临床标准。
- 识别血管型 EDS 患者是很重要的,因为这种疾病有严重的潜在并发症。
- 血管型 EDS 的临床标准:符合四项主要诊断标准中的两项可以确立诊断。一个或多个次要标准支持,但不足以确定诊断。
- 主要标准:
  1. 容易淤青
  2. 动脉、肠道或子宫脆性增加
  3. 皮下脂肪少,半透明的皮肤
  4. 面部特征(尖细的鼻子;凹陷的双颊;30%的血管性 EDS 患者有突出呈凝视状的眼睛)

- 次要标准：
  1. 小关节活动度高
  2. 皮肤弹性增加
  3. 自发性气胸、血胸
  4. 肌腱或肌肉挫伤
  5. 早发性静脉曲张
  6. 颈动脉海绵窦瘘
  7. 马蹄形内翻畸形足

体格检查

- 经典型（既往的Ⅰ型和Ⅱ型）：皮肤过伸（图3.122）；Gorlin征阳性（可以使用舌尖碰触鼻子）（图3.123）；容易出现异常瘢痕（图3.124）和淤青（卷烟纸样瘢痕）；天鹅绒样，柔软的皮肤；沿胫骨或前臂的皮下球状结节（小、坚实、囊样结节）。
- 高关节活动度型（Ⅲ型）：关节高活动度和部分皮肤弹性增加（图3.125），伴或不伴皮肤光滑。
- 血管型（Ⅳ型）：薄，半透明的皮肤，可见静脉显露；明显淤青；鼻部尖细；肢端早老症；广泛的组织脆性增加；中、大动脉自发剥离、破裂；自发性器官破裂，特别是乙状结肠、脾脏、肝脏和子宫。

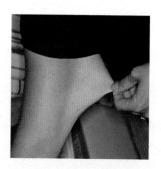

图3.122　肘部皮肤呈天鹅绒样、柔软、菲薄，有"橡皮筋"一样的弹性增加。（Fitzsimons Army Medical Center Collection）

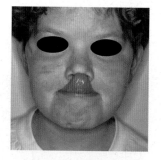

图3.123　Ehlers-Danlos综合征患者可以用舌头接触鼻尖的（Gorlin s征），但不患本病的人群中只有10%能做到。（Fitzsimons Army Medical Center Collection）

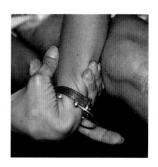

图 3.124　Ehlers-Danlos 综合征患者的良性关节活动度高亚型可以呈现出惊人的关节灵活性。(Fitzsimons Army Medical Center Collection)

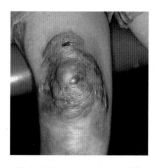

图 3.125　Ehlers-Danlos 综合征中较为常见的较大且广泛分布的增生性瘢痕，常因反复创伤所致。(Fitzsimons Army Medical Center Collection)

- 脊柱后侧凸型(Ⅵ型)：关节高活动度，进行性脊柱侧凸，眼脆性增加，可能出现眼球破裂，二尖瓣脱垂，主动脉扩张。
- 关节松弛型(ⅦA 型和ⅦB 型)：关节高活动度伴半脱位、先天性髋关节脱位、皮肤弹性增加、组织脆性增加。
- 皮肤脆裂型(ⅦC 型)：严重的皮肤脆性增加，弹性下降，有淤青、疝气。
- 未分类类型：Ⅴ型和Ⅸ型——经典型的特征表现；Ⅷ型——经典型特征表现伴牙周病；Ⅹ型——轻度经典型特征表现，伴二尖瓣脱垂；Ⅺ型——关节不稳定。

辅助检查

- 建议对已知的分子缺陷进行生化和基因检测以确定血管型 EDS 的诊断。
- 平片可显示沿胫骨或前臂的钙化结节，即体检时可触及的与皮下球状结节。
- 超声心动图可以鉴别二尖瓣脱垂和主动脉扩张。

🔍 鉴别诊断

- 马方综合征

- 成骨不全症
- 常染色体显性遗传皮肤松弛症
- 家族关节过度活动症
- 弹性假黄瘤

治疗

- 大多数皮肤和关节问题的处理应该保守的,以预防为主。EDS的关节过度活动和疼痛通常不需要手术干预。物理疗法加强肌肉训练是有益的。可以进行手术修复和收紧关节韧带,但韧带往往无法缝合。手术干预应根据个体化情况调整。
- 血管型 EDS 患者:
  - 由于组织脆性增加,需要特殊的外科护理。
  - 应建议患者避免接触性运动。
  - 考虑到动脉剥离的风险,应该积极应用 β 受体阻滞剂治疗高血压。

注意事项

- 应告知患有血管型 EDS 的妇女关于子宫、肠道和动脉破裂的风险。妊娠死亡率为 11%,孩子患病率有 50%。

58. 雀斑

总论

定义

- 雀斑是一种常见的皮损,呈群集出现、细小(直径约 2mm)、颜色均匀的斑点。

病因

- 本病与日光暴露直接相关,在夏天比在冬天更明显。
- 本病在红头发和蓝眼睛的个体中更常见,数量也更多,在这些个体中可能存在一种常染色体遗传模式。

诊断要点

临床表现

- 好发部位包括鼻部、面颊、肩膀以及手背和手臂的伸侧。
- 雀斑儿童时发病，成人时加重，通常在老年时消退。好发于女性。

体格检查

- 细小（直径约 2mm）而颜色均匀的簇集分布斑点（图 3.126）。

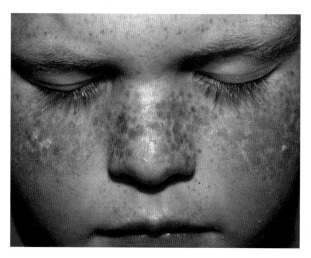

图 3.126 一个男童面颊和鼻部分布严重的雀斑。（Joanna Burch Collection）

辅助检查

- 无须辅助检查。

鉴别诊断

- 黑色素细胞痣
- 雀斑样痣
- 花斑癣

- 脂溢性角化病
- 牛奶咖啡斑

治疗

一线治疗

- 虽然影响外观,但在临床上并不重要,也不需要治疗

二线治疗

- 氢醌溶液
- 维 A 酸
- 乙醇酸剥脱
- 壬二酸

三线治疗

- 冷冻手术

注意事项

- 严重的雀斑可能表明对后期黑色素瘤的易感性增加。同样,雀斑数量的增加与获得性黑色素细胞痣高发相关。

59. 表皮痣

总论

定义

- 表皮痣是一种以表皮结构增生为特征的先天性良性皮损。其他描述性的名称包括疣状痣、单侧痣和豪猪状鱼鳞病。表皮痣按其主要成分可分为:皮脂腺痣(皮脂腺);粉刺样痣(毛囊);乳头状汗管囊腺瘤痣(顶泌汗腺);以及疣状痣(角质形成细胞)。

病因

- 已经在一些病例中发现成纤维细胞生长因子受体 3(*FGFR3*)

活化突变,*PI3K* 的 p110α 亚基(*PIK3CA*)、*HRAS*、*KRAS* 和 *NRAS* 的突变也有报道。

◆— 诊断要点

临床表现

- 表皮痣通常镶嵌分布,受累和不受累的皮肤表现为交替的条纹状。这种形状被称为 Blaschko 线,是胚胎发生过程中皮肤细胞迁移的结果。沿 Blaschko 线发生的疾病通常在四肢呈线状,躯干呈波浪状或半环形(图 3.127)。

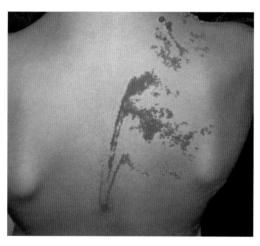

图 3.127　沿着 Blaschko 线分布的一个较大的棕色线状表皮痣

- 更大、更广泛的皮损,以及头颈部的皮损提示发生内脏并发症的风险更高。

体格检查

- 表皮痣可以是圆形、椭圆形或长方形的;高出平面的;平顶;黄褐色到深褐色;表面呈均匀的疣状或天鹅绒状,边界清楚。
- 它们通常分布在头部和颈部。

辅助检查

- 无须辅助检查。
- 必要时切除或切取活检以明确诊断。

🔍 鉴别诊断

- 黑色素瘤
- 粉刺样痣
- 发育不良痣
- 基底细胞癌
- 鳞状细胞癌
- 基底细胞痣综合征
- 寻常疣

💊 治疗

一线治疗

- 全层手术切除

二线治疗

- 皮肤磨削术,冷冻疗法,激光疗法

💡 注意事项

- 表皮痣与相关并发的内脏异常(通常是眼部、神经系统或骨缺损)的组合称为表皮痣综合征。

60. 表皮样囊肿(皮脂腺囊肿、表皮包涵囊肿)

📖 总论

定义

- 表皮样囊肿是一种光滑的、圆顶状的肿物,主要发生在面部、颈部和躯干上部,是由毛囊皮脂腺单位受损所致。通常可见一个凹陷点。
- 组织学上,囊肿内环绕以表皮样上皮,包括颗粒细胞层。囊肿含有层状角蛋白。

病因

- 皮脂腺单位的损伤可引起表皮样囊肿。
- 皮肤穿透性损伤可能并发表皮样包涵囊肿,如缝针穿透皮肤时将鳞状上皮植入真皮。

🔑 诊断要点

临床表现

- 通常无症状。
- 通常由细菌引起的急性炎症可导致囊壁的破坏,并产生强烈的异物巨细胞反应。
- 好发于年轻人和中年人。

体格检查

- 白色或淡黄色,光滑,圆顶状肿物,好发在面部,颈部和躯干上部,通常可见一个点状开口(图 3.128)。
- 在侧方施加压力后,可挤出奶酪般的恶臭内容物。

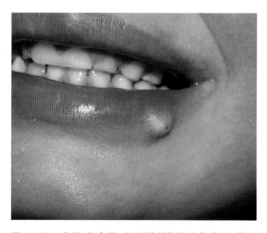

图 3.128　小的、坚实的、皮下圆顶状的白色囊肿,其表面有一个粉刺样开口。用力从侧边挤压后,有臭味的(如腐臭的干酪)角质样物质可以从囊肿中释放出来。(William Weston Collection)

辅助检查

- 没有必要。

🔍 鉴别诊断

- 昆虫咬伤
- 圆柱瘤
- 毛根鞘瘤
- 藏毛囊肿
- 环状肉芽肿
- 皮样囊肿
- 脂肪瘤
- 粟丘疹

💊 治疗

一线治疗

- 沿边缘切除肿瘤

二线治疗

- 皮损内注射糖皮质激素(用于炎症性皮损)

三线治疗

- 简单引流(可能导致复发)

💡 注意事项

- 多发性皮损可能提示 Gardner 综合征,此综合征除皮肤囊肿外,还包括大肠息肉、颌骨骨瘤、肠纤维瘤等表现。

61. 遗传性大疱性表皮松解症

📋 总论

定义

- 遗传性大疱性表皮松解症是一种罕见的基因异常疾病(每百万

出生人群中有 50 例），表现为轻度创伤后出现皮肤水疱。根据水疱形成的程度，主要有 3 种类型：营养不良型（真皮松解）；交界型；单纯型（表皮松解）。92%的病例是单纯型大疱性表皮松解症。

病因

- 这是一种遗传性疾病。单纯型大疱性表皮松解症为常染色体显性遗传，交界型为常染色体隐性遗传，营养不良型可为常染色体显性遗传或隐性遗传。

🔑 诊断要点

临床表现

- 本病的特征是在轻度创伤后，手、足、肘和膝出现疼痛的水疱（图 3.129）。
- 它可能并发萎缩性瘢痕、粟丘疹形成和指甲营养不良（图 3.130）。
- 受累严重的患者可能有食管和其他胃肠道水疱。

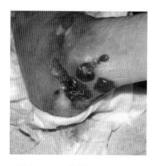

图 3.129　营养不良型大疱性表皮松解症，可见踝关节和足部出血性水疱。（William Weston Collection）

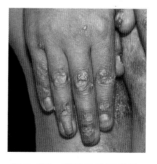

图 3.130　常染色体显性遗传的营养不良型大疱性表皮松解症，指节处可见瘢痕和粟丘疹。（William Weston Collection）

体格检查

- 手、足、肘和膝可见水疱。

辅助检查

- 皮肤活检及血清直接和间接免疫荧光可检测皮肤基底膜特异性自身抗体及分裂水平。
- 血清基因检测可以识别特定的亚型和基因缺陷。

🔍 鉴别诊断

- 大疱性类天疱疮
- 寻常型天疱疮
- 线状 IgA 大疱性皮病
- 迟发性皮肤卟啉病
- 化学烧伤
- 热灼伤
- 外伤引起的水疱(摩擦水疱)
- 瘢痕性类天疱疮

💊 治疗

一线

- 营养支持,避免创伤
- 外用抗生素,无菌敷料,积极的创面护理,镇痛

二线治疗

- 骨髓移植

💡 注意事项

- 由于转移性鳞状细胞癌是某些 EB 亚型中最常见的死亡原因,因此有必要定期监测皮肤情况以评估是否发生鳞状细胞癌。

62. 丹毒

📋 总论

定义

- 丹毒是细菌性蜂窝织炎的一种临床亚型,其特征是明显的水肿

和分明的边界。

病因

- 通常是 A 组乙型溶血性链球菌。
- B 组、C 组或 G 组链球菌感染较少。
- 很少有金黄色葡萄球菌或流感嗜血杆菌感染。
- 危险因素：淋巴或静脉引流功能受损（乳房切除，隐静脉切除），免疫抑制状态；足癣是一个常见的感染侵入口。

🔑 诊断要点

临床表现

- 最具特征的发病部位是面部。
- 常出现全身感染症状（发热）。

体格检查

- 鲜红色、皮温升高、触痛的皮损，质地变硬、边界清楚，边缘隆起、向外扩展（图 3.131）。
- 可能出现小疱、大疱和脓疱（图 3.132）。
- 几天后，病变可能出现瘀斑。
- 7~10 天后，患病区域可能会脱屑。

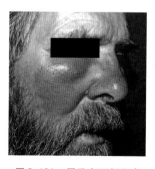

图 3.131　累及右面颊和鼻部的丹毒，皮疹浅表、迅速蔓延、触痛，边缘隆起，向外扩展。（William Weston Collection）

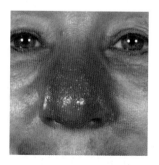

图 3.132　丹毒。迅速蔓延，触痛的鼻部斑块，布满细小毛囊性脓疱。（Fitzsimons Army Medical Center Collection）

辅助检查

- 诊断通常基于典型临床病史和外观。
- 血常规可见白细胞计数升高。
- 5%的患者血液培养呈阳性。
- 皮损处的引流分泌物都应该进行革兰氏染色和培养。
- 皮损进展边缘抽吸液培养阳性率低。

🔍 鉴别诊断

- 其他类型的蜂窝织炎
- 坏死性筋膜炎
- 深静脉血栓形成
- 接触性皮炎
- 游走性红斑（莱姆病）
- 昆虫叮咬
- 带状疱疹
- 类丹毒
- 急性痛风
- 假性痛风

💊 治疗

- 对于非糖尿病患者典型的肢体丹毒,治疗方法如下:
  - 口服:青霉素 V 250~500mg,每天 4 次。
  - 静脉注射:青霉素 G(水溶性)100 万~200 万单位每 6 小时一次。

注:对青霉素过敏者可使用红霉素或头孢菌素。

- 面部丹毒(覆盖金黄色葡萄球菌),治疗方法如下:
  - 轻症患者可口服头孢氨苄、双氯西林、红霉素、克拉霉素或阿奇霉素治疗。
  - 严重者给予乙氧萘胺青霉素或苯甲异噁唑 2 g,静脉注射,每隔 4 小时一次。

💡 注意事项

- 如怀疑有坏死性筋膜炎,应考虑及早手术治疗。
- 当患者对合理抗生素治疗反应不佳时,考虑皮肤活检。

63. 传染性红斑(第五病)

📄 总论

定义

- 传染性红斑,也称为"第五病",是由细小病毒 B19 引起的病毒疹,主要影响学龄儿童。
- 在一系列描述的儿童病毒疹中,传染性红斑是第五种疾病。

病因

- 传染性红斑是与微小病毒 B19 相关的最常见临床综合征。

🔑 诊断要点

临床表现

- 这是一种持续 1~2 周的自限性疾病。
- 多发性关节炎和关节痛常见于年龄较大的患者,但少见于儿童。关节炎对称性累及四肢小关节。
- 多达三分之一的患者出现轻度发热。

体格检查

- 在儿童中,双颊出现典型的鲜红色、无触痛的皮疹,伴周围苍白,呈现典型的"拍红双颊"的外观(图 3.133)。
- 成人在急性发作后,躯干和四肢出现无瘙痒的网状、蕾丝花边样、红斑、斑丘疹皮疹(图 3.134)可持续数周。它可能会因高温或光照而加重。
- 多关节炎和关节痛在年龄稍大的患者中常见,但在儿童中较少见。关节炎对称性累及四肢小关节。
- 三分之一的患者出现轻度发热。

辅助检查

- 无

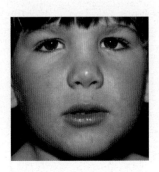

图 3.133　传染性红斑。儿童典型的拍红双颊样的红斑。(William Weston Collection)

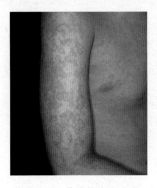

图 3.134　传染性红斑患儿手臂上的蕾丝花边状红斑。(William Weston Collection)

鉴别诊断

- 幼年类风湿性关节炎(斯蒂尔病)
- 风疹、麻疹和其他儿童病毒疹
- 单核细胞增多症
- 莱姆病
- 急性 HIV 感染
- 药疹

治疗

一线治疗

- 仅需支持治疗。
- 关节痛/关节炎可使用非甾体抗炎药。

二线治疗

- 静脉注射免疫球蛋白和输血支持可用于免疫低下状态的红细胞再生障碍患者。
- 妊娠患者考虑免疫球蛋白治疗或预防。

💡 注意事项

- 累及小关节的对称性关节炎在成人中常见，而面部皮疹在儿童中常见。
- 病毒可能会导致潜在血液病患者（如镰状细胞病）、免疫功能低下患者和移植后患者出现短暂的再生障碍性危象。
- 感染可能是孕早期胎儿水肿的原因。

64. 多形红斑

📋 总论

定义

- 多形红斑（erythema multiforme，EM）是一种炎症性疾病，由对感染或药物的Ⅳ型超敏反应引起。它常与单纯疱疹及其他感染因素、药物和结缔组织疾病有关。

病因

- 大多数 EM 病例发生在 1 型和 2 型单纯疱疹病毒发作之后。
- 疱疹相关的 EM 患者在基底层角质形成细胞中存在病毒抗原，可以引发 T 细胞介导的宿主反应。
- 肺炎支原体、真菌感染和药物（安非他酮、磺胺类、青霉素、非甾体抗炎药、巴比妥类、吩噻嗪类、乙内酰脲）也是可能的诱因。
- 超过 50% 的患者没有明确的病因。

🔑 诊断要点

临床表现

- 前驱症状轻微或无。在发疹部位可能会痒或灼痛。
- 皮损最常见于手足背部以及前臂和双下肢的伸侧。严重情况下会累及躯干。
- 单个皮损可在 1 或 2 周内愈合，不会留下瘢痕。

体格检查

- 对称性皮损具有典型的"靶形"外观(红色斑丘疹离心扩散至周长 1~3cm,中央呈紫癜、发绀或水疱)(图 3.135)。丘疹可以扩大成直径数厘米的斑块,中央部分呈暗红色。靶形损害可在数天后不明显。
- 可以出现荨麻疹样丘疹、水疱和大疱,通常表明病情更为严重。
- 口腔内也可能有水疱和糜烂(图 3.136)。

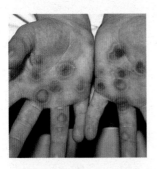

图 3.135 继发于单纯疱疹感染的多形红斑。一些皮损可见到典型的靶形损害伴中央大疱。(William Weston Collection)

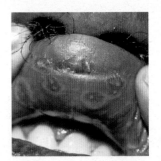

图 3.136 继发于单纯疱疹感染的复发性黏膜多形性红斑。(Fitzsimons Army Medical Center Collection)

辅助检查

- 病史重点是用药史。
- 对怀疑胶原血管疾病的患者进行实验室检查评估。
- 诊断不明确时进行皮肤活检。
- 分类血常规
- 抗核抗体
- 对肺炎支原体、HSV-1、HSV-2 进行血清学检测。
- 尿液分析

🔍 鉴别诊断

- 慢性荨麻疹

- 二期梅毒
- 玫瑰糠疹
- 接触性皮炎
- 寻常型天疱疮
- 扁平苔藓
- 血清病
- 药疹
- 环状肉芽肿
- 多形性日光疹
- 病毒疹
- 白细胞碎裂性血管炎
- 系统性红斑狼疮

 治疗

一线治疗

- 轻度病例一般不需要治疗;皮损在 1 个月内自行消退。
- 去除潜在的药物诱因。
- 治疗已知诱发疾病(例如,伐昔洛韦或泛昔洛韦用于单纯疱疹,红霉素用于支原体的感染)。

二线治疗

- 氨苯砜、抗疟药、硫唑嘌呤或环孢素的使用仅限于抗病毒药物治疗抵抗的患者。

三线治疗

- 泼尼松可用于多发靶形皮损的患者;然而,系统使用糖皮质激素的作用仍存在争议。
- 左旋咪唑(一种免疫调节剂)可能有效治疗患有慢性或复发性口腔皮损的患者(单独或与泼尼松联合使用,剂量为 150mg/d,连续 3 天)。
- 重症病例静脉注射免疫球蛋白。

注意事项

- EM 皮疹通常在 2 周内发展,并在 3~4 周内消退,愈后无瘢痕。

- 多形性红斑复发的风险超过 30%。

65. 结节性红斑

📋 总论

定义

- 结节性红斑以脂膜炎为特征,表现为下肢疼痛的红斑结节。

病因

- 结节性红斑是由细胞介导的超敏反应,常见于人类白细胞抗原(HLA)B8 患者。这种损害是由于抗原和细胞介导的免疫机制之间的过度相互作用导致肉芽肿的形成。高达 55% 的结节性红斑是特发性的。其他原因包括:结节病(39% 的结节病);感染(细菌、真菌、病毒);药物(磺胺类、青霉素、口服避孕药);肿瘤,通常是淋巴瘤;强直性脊柱炎;反应性关节病(如与炎症性肠病相关)。

🔑 诊断要点

临床表现

- 结节性红斑表现为急性起病的触痛结节,典型皮损位于胫前(图 3.137),偶尔可发生于大腿和前臂。
- 其他相关临床表现包括:
  - 发热
  - 淋巴结肿大
  - 关节痛
  - 潜在疾病表现

体格检查

- 结节直径通常为 1/8 英寸至 1 英寸(约 3~25mm),但最大可达 4 英寸(约 10cm)。皮损开始是浅红色,然后变得暗红,常伴有瘀斑。结节 8 周内愈合,不伴溃疡。

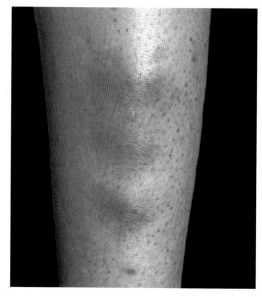

图 3.137　年轻女性胫前部粉红色至红色触痛结节。病因不明。(Fitzsimons Army Medical Center Collection)

辅助检查

- 血沉
- 咽喉细菌培养和抗链球菌溶血素 O 滴度
- 结核菌素试验
- 胸部 X 线检查
- 根据所怀疑的疾病决定是否进行其他检查(例如,有腹泻和消化道症状患者进行粪便培养、虫卵和寄生虫检测)
- 可疑病例完善皮肤活检:
  - 早期皮损:皮下组织炎症和出血
  - 晚期皮损:巨细胞和肉芽肿

🔍 鉴别诊断

- 昆虫叮咬

- 创伤后瘀斑
- 血管炎
- 韦-克二氏病
- 胰腺炎相关的脂肪坏死
- 脂质渐进性坏死
- 硬皮病
- 狼疮性脂膜炎
- 皮下肉芽肿
- α_1-抗胰蛋白酶缺乏症

 ## 治疗

一线治疗

- 治疗潜在疾病。
- 避免受累部位发生接触性刺激。
- 使用非甾体抗炎药缓解疼痛。

二线治疗

- 如果排除败血症和恶性肿瘤的潜在风险,可以在严重病例中系统使用糖皮质激素[泼尼松 1mg/(kg·d),数天内逐渐减量]可能有效。

三线治疗

- 有报道使用碘化钾对于控制症状有效,可以使用片剂 300mg,每天 3 次,或过饱和溶液(5 滴,每天 3 次,与橙汁同服)。
- 皮内注射糖皮质激素治疗持续不退的皮损。
- 氨苯砜。

注意事项

- 该疾病是自限性的,治疗是对症的。结节性红斑的结节在胫前部进展,并在数周内自发消退而不会形成瘢痕或溃疡。

66. 红皮病

📋 总论

定义

- 红皮病是一种持续的严重弥漫性皮肤炎症。当伴有鳞屑增多时,称为剥脱性皮炎或剥脱性红皮病。

病因

- 湿疹
- 银屑病
- 药疹
- Sézary 综合征、皮肤淋巴瘤
- 落叶型天疱疮

🔑 诊断要点

临床表现

- 皮肤持续变红、变厚、炎症和剥脱。
- 起病可缓慢或迅速进展。
- 可能出现全身症状,如全身不适、寒战、发热、出汗障碍、疲劳感和心动过速。
- 发病迅速伴随皮肤大量脱屑的,可导致蛋白质营养不良、脱水和高输出量性心力衰竭。

体格检查

- 皮肤潮红、增厚和发炎(图 3.138)。
- 可能会出现持续的皮屑剥脱。

辅助检查

- 皮肤活检可以鉴别 T 细胞淋巴瘤。

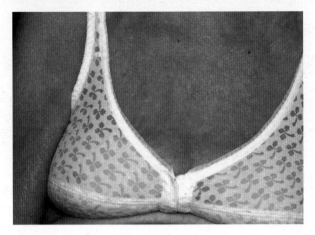

图 3.138   一名老年女性出现原因不明的红皮病。(John Aeling Collection)

🔍 鉴别诊断

- 特应性皮炎
- 脂溢性皮炎
- 药疹(磺胺类、别嘌呤醇、抗惊厥药、青霉素)
- 皮肤 T 细胞淋巴瘤(Sézary 综合征)
- 毛发红糠疹
- 挪威疥
- 真菌感染
- 扁平苔藓

🩹 治疗

一线治疗

- 针对潜在病因的治疗(例如,立即停用任何可疑药物)。
- 使用温和的润肤剂(如凡士林)来舒缓皮肤并部分恢复皮肤屏障。
- 营养支持;静脉补液。

二线治疗

- 外用糖皮质激素。
- 光疗。

三线治疗

- 环孢菌素、细胞毒性药物、抗代谢药物。

💡 注意事项

- 暴发性红皮病是一种危及生命的疾病。
- 红皮病型银屑病最好避免系统使用糖皮质激素因为停药后出现脓疱性银屑病的风险。

67. 红癣

📋 总论

定义

- 红癣是一种细菌性的皮肤感染。

病因

- 这种情况是由微小棒状杆菌(一种革兰氏阳性杆菌)引起的。

🔑 诊断要点

临床表现

- 它的特征表现为症状明显、境界清楚、伴鳞屑的棕红色斑片,分布在乳房下,腹股沟(图3.139)和股沟间。

体格检查

- 检查时屈侧部位可见境界清楚的红棕色斑块。

辅助检查

- 在伍德灯下可见珊瑚红色的荧光(图3.140)。这是由于细菌产生了粪卟啉Ⅱ。

- 皮肤活检也可以检测到角质层中的微生物。

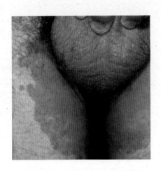

图 3.139　红癣。年轻男性患者腹股沟处无自觉症状、伴细薄鳞屑的棕红色斑片。（Fitzsimons Army Medical Center Collection）

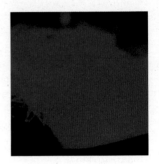

图 3.140　伍德灯检查表现为珊瑚红荧光，是细菌产生的卟啉，具有诊断意义。（Fitzsimons Army Medical Center Collection）

 鉴别诊断

- 间擦疹
- 皮肤癣菌感染
- 接触性皮炎
- 湿疹
- 玫瑰糠疹

治疗

一线治疗

- 外用乳膏（咪康唑、克霉唑、益康唑）。
- 外用克林霉素洗剂或溶液。

二线治疗

- 口服红霉素。

三线治疗

- 口服克拉霉素或四环素。

💡 注意事项

- 红癣好发于肥胖和糖尿病患者,在湿热气候地区更为常见。

68. 增殖性红斑

📋 总论

定义

- 增殖性红斑是一个用于描述发生在龟头、包皮或尿道口的原位鳞状细胞癌的术语,沿用至今。

病因

- 16、18、31、35 型人乳头状瘤病毒。

🗝 诊断要点

临床表现

- 最常见于未进行包皮环切术的中老年男性。

体格检查

- 龟头上单发或多发固定的、边界清楚、湿润天鹅绒状或光滑的红色斑块(图 3.141)。

辅助检查

- 活检

🔍 鉴别诊断

- 浆细胞性龟头炎
- 阴茎银屑病
- 乳房外佩吉特病
- 刺激性龟头炎
- 念珠菌感染

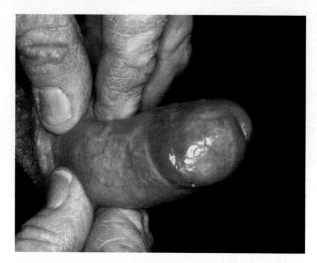

图 3. 141   增殖性红斑（原位鳞状细胞癌）表现为龟头和冠状沟上固定、界限清楚、湿润的红色斑块。（Fitzsimons Army Medical Center Collection）

 治疗

一线治疗

- 每天外用 5-FU 乳膏。
- 每天外用咪喹莫特乳膏

二线治疗

- Nd:YAG 或二氧化碳激光治疗
- 切除

三线治疗

- 放射治疗

注意事项

- 罹患阴茎鳞状细胞癌的男性的性伴可能会发生宫颈或肛门的非侵袭性或侵袭性鳞癌。

69. 毛囊炎

总论

定义

- 毛囊炎是由于感染、物理损伤或化学刺激引起的毛囊炎症。

病因

- 细菌性毛囊炎：葡萄球菌感染（图3.142）、铜绿假单胞菌（"热水浴"毛囊炎）（图3.143）、革兰氏阴性毛囊炎（克雷伯菌、肠杆菌、变形杆菌）与痤疮的抗生素治疗相关。
- 真菌性毛囊炎：皮肤癣菌、念珠菌、卵圆形糠秕孢子菌（图3.144）。
- 机械性毛囊炎：对毛囊的慢性刺激（使用可可脂或椰子油、衣物的慢性摩擦、工作场所的刺激因素）、剃须（须疮）。
- 药物诱发的毛囊炎：首次系统使用糖皮质激素治疗（类固醇痤疮）（图3.145）、异烟肼治疗、化疗。
- 炎症性毛囊炎：嗜酸性毛囊炎（HIV相关；儿童亚型）、毛囊性特应性皮炎。

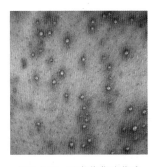

图3.142 毛囊葡萄球菌感染（毛囊性脓疱疮），毛囊中心脓疱明显，周围绕以红晕。（John Aeling Collection）

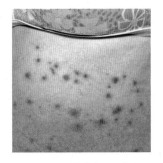

图3.143 "热水浴"毛囊炎，进行热水浴后1~4天出现，表现为由大量的红色、化脓性毛囊炎。（Fitzsimons Army Medical Center Collection）

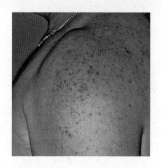

图 3.144　肩臂部糠秕孢子菌性毛囊炎。糠秕孢子菌毛囊炎最常累及躯干,其次是面部。(Walter Reed Army Medical Center Collection)

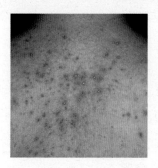

图 3.145　类固醇痤疮表现为大剂量口服泼尼松后出现躯干部位急性毛囊炎。(Fitzsimons Army Medical Center Collection)

诊断要点

临床表现

- 须疮患者最初可能出现小的毛囊丘疹或脓疱,随着剃须而增大;毛囊深部脓疱可能出现周围红斑和肿胀;上唇经常受累。
- "热水浴"毛囊炎在进行低氯热水浴后 1~4 天内发生,其特征是脓疱周围红晕,通常累及躯干、臀部和四肢。

体格检查

- 皮疹通常由疼痛的黄色脓疱组成(图 3.119),周围有红晕;脓疱中心有毛发。

辅助检查

- 革兰氏染色可用于鉴定感染性毛囊炎中的感染性微生物,并区分非感染性和感染性毛囊炎。

鉴别诊断

- 须部假性毛囊炎(内生毛)
- 寻常痤疮

- 皮肤癣菌感染
- 毛发苔藓
- 皮肤念珠菌病
- 浅表真菌感染
- 粟丘疹

治疗

一线治疗

- 避免化学或机械性皮肤刺激。
- 控制糖尿病患者的血糖。
- 对热水浴缸和水疗中心进行适当的氯化处理,以预防热水浴毛囊炎。
- 须部假性毛囊炎患者用干净的剃须刀剃须。
- 用氯己定清洗受累部位,并进行生理盐水湿敷。
- 如果受累部位较局限,针对细菌性毛囊炎外用 2% 莫匹罗星软膏(例如须部假性毛囊炎)。

二线治疗

- 口服环丙沙星治疗假单胞菌毛囊炎。
- 双氯西林 250mg,每天 4 次,连续 10 天治疗金黄色葡萄球菌毛囊炎。

三线治疗

- 慢性的鼻部或会阴金黄色葡萄球菌携带者,毛囊炎发作频繁的可使用利福平 300mg,每天 2 次,连续 5 天。
- 对于鼻腔携带者,可以在鼻腔内外用莫匹罗星,每天 2 次。

注意事项

- 葡萄球菌性毛囊炎是最常见的感染性毛囊炎;它最常见于糖尿病患者。

70. 冻伤

📑 总论

定义

- 冻伤代表严酷的环境冷暴露导致细胞冻结和血管收缩,引起组织损伤(或坏死)。

病因

- 冻伤的组织损伤有两种不同的机制:
  - 冷暴露时冰晶形成破坏细胞导致细胞死亡。
  - 复温后,炎症介质介导加重皮肤局部缺血,引发组织情况恶化和坏死。
- 环境因素包括风寒因素、温度、暴露时间、海拔和湿度。手足受累占 90%;耳垂、鼻部和男性生殖器也是好发部位。宿主因素包括年龄过大或过小、行动不便、冻伤史、皮损、精神疾病、抗精神病药和镇静药(尤其是乙醇)、动脉粥样硬化、营养不良、吸烟、周围神经病变、甲状腺功能减退、疲劳和穿着紧身衣/鞋。

🔑 诊断要点

临床表现

- 患者最初会感到麻木、刺痛和瘙痒。更严重的损伤会产生感觉异常和僵硬,复温后会有灼痛或搏动性疼痛。

体格检查

- 冻伤可按损伤程度分级,或便于临床实际分为浅表冻伤和深部冻伤。
  - 浅表冻伤累及皮肤和皮下组织。冷冻的部分呈蜡状、白色且坚实,但轻轻按压时表层下柔软而富有弹性。复温后,冻伤区域可能会出现斑点和肿胀,并在 6～24 小时内形成带有透明或乳状液体的浅表水疱(图 3.146)。最终没有组织坏死。

- 深部冻伤延伸到皮下组织,可能累及肌肉、神经、肌腱或骨骼。皮肤可能是坚硬的或木样,没有组织弹性。随后可能会出现肿胀、发绀、出血性水疱(3~7 天后)、组织坏死(图 3.147)和坏疽。受累组织预后较差,通常需要进行清创术或截肢术。

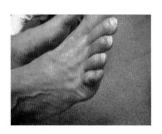

图 3.146 右足第五趾水肿性大疱形成,伴有冻伤的特征性早期坏死改变

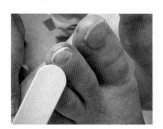

图 3.147 轻微冻伤或亚冻伤(frostnip),表现为冷暴露后第二足趾远端的红斑和轻微水肿

辅助检查

- 在较严重的患者,可能需要进行创面和血液微生物培养。
- 锝闪烁扫描、磁共振成像和磁共振血管造影是评估组织存活率最有效的方法,但需要延迟 5 天才能区分清创或截肢的程度。(一些医疗机构在 24 小时内进行血管造影,并为血流障碍的患者提供溶栓治疗。)

🔍 鉴别诊断

其他诱发的寒冷伤害包括:

- 亚冻伤(图 3.148):暂时性刺痛和麻木,无永久性组织损伤。
- 冻疮:一种自限性、冷诱导的真皮血管淋巴细胞性血管炎,伴有紫色斑块或结节,常累及手足背,发生于长时间暴露在高于冰点的低温后。
- 冷浸(战壕)足:暴露在高于冰点的低温湿冷环境中,导致四肢持续严重的血管收缩引发缺血性损伤。

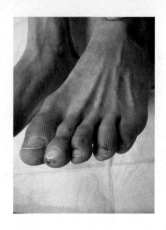

图 3.148 在零度以下的温度下长时间行走后,左足的所有脚趾出现远端红斑和点状早期坏死

 ## 治疗

一线治疗

- 脱下紧身或潮湿的衣物,并轻柔隔离、制动并抬高患处。
- 如果有重新冻结的风险,避免太快复温。
- 不要摩擦或按摩患处。
- 如果出现体温过低,在复温冻伤肢体之前,必须先稳定核心体温:吸入温暖、加湿的氧气,静脉滴注加温的盐水(45~65℃),覆盖温暖的毯子。
- 使用 40~42℃ 的循环温水浴浸泡冻伤患处 15~30 分钟,可加入温和的抗菌剂(如六氯酚或聚维酮碘)。重复上述步骤,直到毛细血管重新充盈、组织变柔软。建议在复温期间进行主动运动;不要进行按摩。
- 静脉注射麻醉剂以缓解复温过程中的疼痛。

二线治疗

- 如果皮肤创面有潜在污染,应给予破伤风疫苗和外用抗生素治疗。
- 建议在严重患者中静脉注射青霉素 48~72 小时,以预防链球菌感染。

三线治疗

- 溶栓治疗。
- 可选用右旋糖酐、血管扩张剂、高压氧、利血平和交感神经切除术，但临床获益未明确。

💡 注意事项

- 建议连续心电图监测。心电图上可看到 J（Osborn）波。

71. 疖

📄 总论

定义

- 疖是毛囊的深部感染。

病因

- 大多数感染是由金黄色葡萄球菌所致。

🔑 诊断要点

临床表现

- 疖在年轻人中更为常见，好发于面部、颈部、臀部和腋窝的皮肤。
- 脓肿的坏死核心排出后，皮损迅速愈合，但留有瘢痕。

体格检查

- 疖的特征是坚实、触痛明显、红热的结节，最初可能看不到中央角栓（图 3.149），但后期常可见中央坏死脓栓（图 3.150）。
- 皮损有触痛，直径可达 2cm。炎症并不仅局限于毛囊内，可以导致周围的红肿甚至全身症状。

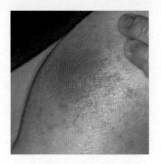

图 3.149   急性疖,表现为坚实、触痛、皮温增高的结节。（William Weston Collection）

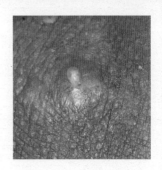

图 3.150   仔细引流一个位于大腿屈侧疼痛明显、坚实的脓肿,伴有严重的水肿和红斑。注意中央的脓疱开口。（William Weston Collection）

辅助检查

- 脓液细菌培养和药敏
- 鼻拭子检查
- 血常规

鉴别诊断

- 毛囊炎
- 假性毛囊炎
- 异物反应
- 痤疮
- 化脓性汗腺炎
- 表皮样囊肿

治疗

一线治疗

- 切开引流和口服抗生素

二线治疗

- 外用抗生素（2%莫匹罗星软膏）

- 系统使用抗生素(双氯西林,头孢氨苄,阿奇霉素)

💡 注意事项

- "痈"是多个群集的疖,通常为葡萄球菌或 A 组链球菌感染。糖尿病患者和其他免疫受损状态下可以发生严重感染,如果不经治疗,甚至可以致命。

72. 血管球瘤

📋 总论

定义

- 血管球瘤是起源于血管球体的良性病变。血管球体是一种特殊的动静脉吻合,最常见于手指和手掌,目前认为它是一种体温调节感受器。

病因

- 未知。皮损起源于神经肌肉动脉附件。

🔑 诊断要点

临床表现

- 血管球瘤典型表现为阵发性剧烈疼痛,由寒冷、压力或压迫诱发。

体格检查

- 通常瘤体较小(直径<1cm),呈红蓝色结节。
- 结节可能为肉色,但可能因出血而变为紫色(图 3.151)。

辅助检查

- 切除活检

🔍 鉴别诊断

- 施万细胞瘤(神经鞘瘤)

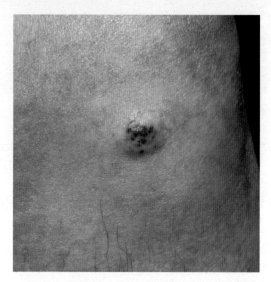

图 3.151   血管球瘤:紫罗兰色血管性肿瘤特写图。
(Fitzsimons Army Medical Center Collection)

- 局泌汗腺螺旋腺瘤
- 血管瘤
- 动静脉畸形
- 蓝痣
- 黑色素瘤
- 血管脂肪瘤

治疗

- 需要手术切除。甲下病变通常需要拔除甲板。

注意事项

- 有时结节侵蚀指骨,导致其上方指甲压力性营养不良。

73. 淋病和淋球菌血症

总论

定义

- 淋病是一种通过性传播的细菌感染。通常表现为尿道炎、宫颈炎或输卵管炎。感染可能无症状。淋球菌血症是因为菌血症导致的播散性感染。

病因

- 淋病是由淋病奈瑟菌引起的。男性和女性患者的病程、严重程度和临床表现各不相同。

诊断要点

临床表现

- 男性:感染暴露后 2~7 天,出现前尿道脓性分泌物伴排尿困难。同性恋男性也可以出现直肠感染,引发瘙痒、里急后重和分泌物,但也可能无症状表现。
- 女性:暴露后数天可能发生轻度尿道炎或宫颈炎。大约有 20% 的病例会在月经后发生子宫侵犯,出现子宫内膜炎、输卵管炎或盆腔腹膜炎的症状和体征。患者可能有脓性分泌物和斯基恩腺或巴氏腺发炎。
- 急性淋菌性盆腔炎的典型表现是发热、腹部和附件部压痛,常无脓性分泌物。如果患者没有自觉症状,体格检查可能表现正常。

体格检查

- 男性患者可见前尿道脓性分泌物(图 3.152)。女性患者可见脓性分泌物,以及斯基恩腺或巴氏腺炎症。
- 感染可能不仅限于生殖器部位。出现淋球菌血症时,掌跖部可以出现红色至紫色基底上疼痛出血性脓疱(图 3.153)。

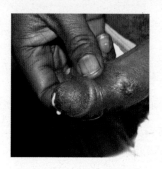

图 3. 152   急性淋病伴尿道分泌物。患者还有一个原发性梅毒硬下疳的皮损。（Fitzsimons Army Medical Center Collection）

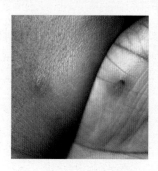

图 3. 153   淋球菌血症的女性患者手部出现紫色基底上疼痛、出血性脓疱和坏死丘疹。（Fitzsimons Army Medical Center Collection）

辅助检查

- 目前主要通过核酸扩增试验检测尿液或自行采样的阴道或尿道拭子，基本上取代了病原培养来进行诊断。
- 在 T-M 培养基上进行淋球菌培养（淋球菌对生长条件要求高，需要在有氧条件下增加二氧化碳浓度；并尽快接种）。
- 所有患者应进行梅毒血清学检测。
- 所有患者应进行衣原体检测。
- 提供 HIV 感染的咨询和检测。

🔍 鉴别诊断

- 非淋菌性尿道炎
- 非淋菌性宫颈炎
- 沙眼衣原体感染

💊 治疗

- 对于宫颈，尿道和直肠的单纯感染：
  - 头孢曲松 125mg，单剂量肌注加单剂量阿奇霉素 1g 口服。对阿奇霉素过敏的患者，可以选择多西环素 100mg，每天 2 次口服作为替代。

- 备选方案:
  - 对头孢菌素过敏的患者:阿奇霉素 2g 口服加单剂量吉米沙星 320mg 口服,或庆大霉素 240mg 肌内注射。

💡 注意事项

- 据报道,对喹诺酮类耐药的淋球菌病例有所增加。
- 不再推荐使用氟喹诺酮类药物治疗淋病。
- 性伴侣也需要进行相关检查和淋球菌培养,并接受预防性的治疗。

74. 环状肉芽肿

📋 总论

定义

- 环状肉芽肿(granuloma annulare,GA)是一种慢性、通常为自限性、真皮和/或皮下炎症,典型表现为四肢的半环状或环状斑块。

病因

- 原因未知,但可能与血管炎、创伤、单核细胞激活或迟发型超敏反应有关。

🔑 诊断要点

临床表现

- 环状肉芽肿的 4 种主要临床亚型是:局限型(75%)、泛发型(>10 个病灶)、皮下型(主要发生于 2~5 岁的儿童)和穿通型(罕见亚型,表现为中央结痂的 1~4mm 丘疹)。
- 大多数皮损数个月后会自发消退。

体格检查

- 局限型环状肉芽肿初始为一小圈有色或粉红色的真皮性丘疹。
- 病变融合并在数周内演变成环形斑块。

- 数月后斑块发生中央消退,直径增大(0.5~5cm)。
- 最常见于手(图 3.154)和足的侧面和背面。
- 泛发型 GA 典型表现为在躯干和四肢上呈对称分布的成百上千个小的、红色至棕红色到紫红色丘疹(图 3.155)。
- 深层真皮的皮损(皮下型 GA)表现为大而无痛的肤色结节,常被误认为是类风湿结节或骨性突起。

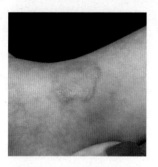

图 3.154 环状肉芽肿。踝部可见一个环状、融合、棕红色丘疹斑块,类似体癣。(William Weston Collection)

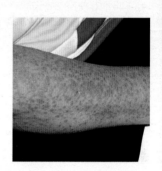

图 3.155 泛发的环状肉芽肿,表现为大量紫罗兰色的丘疹。(William Weston Collection)

辅助检查

- 缺乏诊断性实验室检查。
- 活检显示真皮中上层的胶原和弹性纤维的局灶性变性,黏蛋白沉积,以及血管周围和间质淋巴组织细胞浸润。

🔍 鉴别诊断

- 体癣
- 扁平苔藓
- 糖尿病脂质渐进性坏死
- 结节病
- 类风湿结节
- 晚二期梅毒或三期梅毒
- 蕈样肉芽肿的半环状和环状斑块
- 环状弹性纤维溶解性巨细胞肉芽肿

- 丘疹型 GA 表现可以类似昆虫叮咬、二期梅毒和黄瘤

 治疗

一线治疗

- 无须治疗，可以等待观察其自行消退。
- 外用强效糖皮质激素，可以封包或不封包使用。
- 向高起边缘进行皮损内糖皮质激素注射。
- 冷冻治疗。

二线治疗

- 光疗。
- 剥脱性激光治疗。

三线治疗

- 系统用药(如烟酰胺、羟氯喹、氯喹、环孢菌素、氨苯砜)一般仅用于重症患者。
- 最近有病例报告称，局部外用他克莫司和吡美莫司以及系统使用英夫利西单抗均有效。

注意事项

- 有报道称 GA 是对霍奇金病、非霍奇金淋巴瘤、实体器官肿瘤和蕈样肉芽肿的副肿瘤性肉芽肿反应。
- 偶有泛发型 GA 与糖尿病相关。

75. 腹股沟肉芽肿

总论

定义

- 腹股沟肉芽肿是一种以肉芽肿性溃疡为表现的感染。

病因

- 它是由一种叫克雷伯菌(既往被称为肉芽肿荚膜杆菌)的革兰氏阴性细菌引起，可能通过性传播。它也可以通过长期密切非

性接触传播。

🔑 诊断要点

临床表现

- 病变容易出血。边界清楚且无痛。
- 可继发感染。
- 腹股沟受累可导致假性横痃。
- 淋巴管阻塞可导致象皮病。

体格检查

- 原发性皮损是坚硬结节,通常无痛。
- 皮损侵蚀为肉芽肿性溃疡,进展缓慢(图 3.156)。

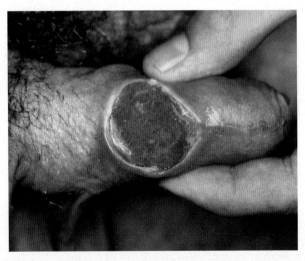

图 3.156　腹股沟肉芽肿,表现为阴茎部位巨大溃疡,基底部有肉芽组织。(Fitzsimons Army Medical Center Collection)

辅助检查

- 活检标本或组织涂片的显微镜下检查。
- 瑞氏染色:观察到杜诺凡小体(细胞内细菌);巨噬细胞内液泡中的微生物。

- 所有患者均应进行 HIV 检测。

🔍 鉴别诊断

- 肿瘤
- 二期梅毒:扁平湿疣
- 阿米巴病:坏死性溃疡
- 并发感染
- 性病淋巴肉芽肿
- 软下疳
- 生殖器疱疹

💊 治疗

- 推荐方案:
  - 阿奇霉素 500mg,每天 1 次,口服;1g,每周 1 次,口服,至少连续使用 3 周,直到皮损完全愈合。
- 替代方案:
  - 多西环素 100mg,每天 2 次,口服,至少持续使用 3 周。

💡 注意事项

- 应对性伴侣进行检查和治疗。

76. Grover 病(暂时性棘层松解性皮肤病)

📋 总论

定义

- Grover 病,也称为暂时性棘层松解性皮肤病(transient acantholytic dermatosis,TAD),典型表现为瘙痒性丘疹和水疱,转变成结痂和角化性皮损。

病因

- 未知。与特应性体质和皮肤干燥显著相关。角质形成细胞胆碱能受体障碍可能是致病机制。已有报道使用西妥昔单抗与 TAD 有关。

🔑 诊断要点

临床表现

- 其分布主要局限于胸部或肩胛带区及上腹部。男性患者占多数,好发于老年人。
- 在高温、出汗或住院期间,会起病或加重。
- 可能伴有瘙痒,但大多数患者无症状。

体格检查

- 易破的水疱,迅速变成红色痂皮和红棕色的角化糜烂和丘疹(图 3.157)。

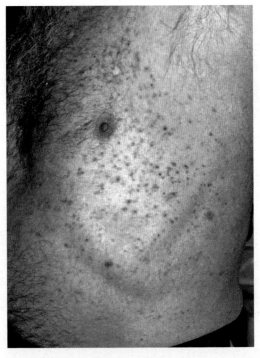

图 3.157　暂时性棘层松解性皮肤病(Grover 病),表现为老年人躯干上的浅褐色、角化过度性小丘疹。(Fitzsimons Army Medical Center Collection)

辅助检查

- 活检显示局灶性棘层松解和角化异常。

 鉴别诊断

- 毛囊炎
- 毛囊角化病
- 海绵性皮炎
- 良性家族性天疱疮
- Galli-Galli 病

治疗

一线治疗

- 控制发热、出院、避免日晒和出汗。
- 用油性润肤沐浴液或胶体燕麦粉洗浴。
- 经常短暂发作并自行缓解的患者无须治疗。

二线治疗

- 局部外用糖皮质激素
- 光疗
- 系统使用糖皮质激素

三线治疗

- 异维 A 酸或阿维 A
- 氨苯砜

注意事项

- 利妥昔单抗用于治疗淋巴瘤时，也可以清除患者的 TAD 皮损。

77. 毛舌

📋 总论

定义

- 舌头无症状性变色。

病因

- 吸烟、口腔卫生差。

🔑 诊断要点

临床表现

- 舌背表面的慢性、无症状性变色（图 3.158）。

体格检查

- 舌背丝状乳头伸长，呈棕黑色（图 3.159）。

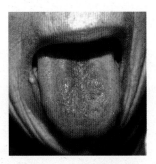

图 3.158　一近期曾服用抗生素的患者，舌背可见棕黄色、无痛性增厚。（William Weston Collection）

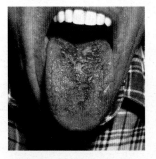

图 3.159　一重度烟瘾患者的严重黑毛舌。（Fitzsimons Army Medical Center Collection）

辅助检查

- 无。

 鉴别诊断

- 口腔毛状白斑
- 念珠菌病
- 扁平苔藓
- 口腔炎

治疗

一线治疗

- 使用牙刷或舌刀片机械清除延长的乳头。
- 祛除病因(如戒烟等)。

二线治疗

- 使用漱口水。

三线治疗

- 点干燥法和刮除术。

注意事项

- 改善口腔卫生对预防疾病复发至关重要。

78. 晕痣

总论

定义

- 晕痣又称萨顿痣、痣周白癜风或离心性后天性白斑,是一种周围有色素脱失斑的色素痣。

病因

- 为黑色素细胞和痣细胞的免疫破坏。患者产生黑色素细胞的抗体，对痣细胞产生细胞介导的免疫反应。该病可能与白癜风相关。

🔑 诊断要点

临床表现

- 好发于儿童（平均发病年龄为 15 岁）。
- 大多数皮损的好发部位是躯干，尤其以背部为主。

体格检查

- 皮损中央为色素痣，周围绕有 1~5mm 的色素减退斑或色素脱失斑（图 3.160）。

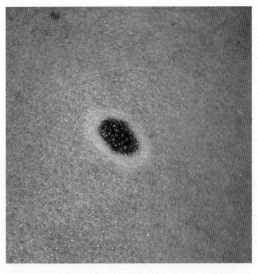

图 3.160　该图为晕痣的特写，可见一红棕色复合痣，周围绕有一层色素脱失斑。（William Weston Collection）

辅助检查

- 病理活检术:从组织学上看,晕痣的整个皮损均可见一条淋巴细胞带,与黑色素细胞紧密结合。在白斑区域,黑色素细胞可能完全消失。

 ## 鉴别诊断

- 良性黑色素细胞痣
- 假性黑色素瘤
- 不典型痣
- 黑色素瘤

治疗

一线治疗

- 观察。

二线治疗

- 手术切除。

注意事项

- 在大多数患者中,皮损可在数月~数年间出现色素恢复。

79. 手足口病

总论

定义

- 手足口病(hand- foot-mouth disease)是一种病毒性疾病,其特征是累及口腔黏膜和四肢皮肤的浅表皮损。

病因

- 柯萨奇病毒 A 组 16 型是手足口病患者中分离出的第一种也是最常见的病毒。

- 肠病毒 71 型是手足口病的第二种常见病毒。

🔑 诊断要点

临床表现

- 在经过 4~6 天潜伏期后,患者可能会出现咽痛、喉咙痛、全身不适和发热(38.3~40℃)。
- 1~2 天后出现典型的口腔病变。
- 在 75% 的病例中,除了口腔症状外,还伴有四肢皮肤病变。
- 成人病例中有 11% 可出现皮肤受累。
- 皮损出现在病程的第 1~2 天。
- 31% 的病例可累及臀部和会阴。
- 还可出现脑炎、脑膜炎、心肌炎、脊髓灰质炎样麻痹和肺水肿,但较为罕见。已有报道显示,肠病毒 71 型可引起散发急性麻痹。
- 尽管信息有限,但目前没有明确的证据表明会对受孕结果有影响。

体格检查

- 口腔病变常发生在舌头、颊黏膜、牙龈和硬腭,约 5~10 个。
- 口腔病变最初表现为 1~3mm 的红斑,后发展成红斑基础上的灰色水疱。
- 水疱出现后容易破裂,表现为浅灰色的浅表溃疡,周围绕以红晕。
- 手部(图 3.161)和足部(图 3.162)的皮损开始为椭圆形的红斑丘疹(直径 3~10mm),后逐渐发展为灰色的水疱,可有轻微疼痛。这些水疱通常会在 2 周内保持完整,直至脱皮。

辅助检查

- 除非对诊断有疑问,否则无须进行检测。
- 取咽喉分泌物或粪便进行病毒检测,结果通常需要 2~4 周。

🔍 鉴别诊断

- 口疮性口腔炎
- 单纯疱疹感染

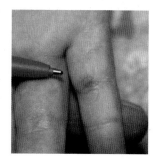

图 3.161 食指掌侧面可见无痛性水疱。(William Weston Collection)

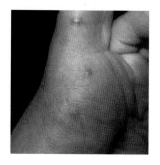

图 3.162 手足口病足部的 3 处水疱。(William Weston Collection)

- 疱疹性咽峡炎
- 白塞病
- 多形红斑
- 天疱疮
- 淋病
- 急性白血病
- 淋巴瘤
- 过敏性接触性皮炎

治疗

一线治疗

- 对于这种自限性疾病,可给予支持治疗。

二线治疗

- 有限的数据表明,阿昔洛韦可能在某些病例的治疗中起到一定作用。

注意事项

- 手足口病主要通过粪-口途径传播,具有高度传染性。尽管主要受累的是儿童,成年人也有感染风险。该病通常是良性疾病,且具有自限性。
- 勤洗手、消毒受污染的表面和清洗脏衣服有助于减少传播。

- 手足口病与牛口蹄疫没有关系。
- 甲脱落(近端指甲脱落)可能在其他皮肤症状得到缓解后数周出现。它是无害的且具有自限性。

80. 过敏性紫癜

📄 总论

定义

- 过敏性紫癜(Henoch-Schönlein purpura, HSP)是一种系统性、累及小血管、IgA 免疫复合物介导的白细胞破碎性血管炎。可触及的紫癜、腹痛和关节炎为其三大特征。它也可出现胃肠道出血、关节痛和肾脏受累。

病因

- 目前认为病因可能与抗原暴露引发抗体形成相关。
- 在皮肤、肾脏系膜和胃肠道的小动脉和毛细血管壁上可见抗原-抗体(免疫)复合物沉积。其中 IgA 沉积最为常见。
- 抗原触发可能包括药物、食物、免疫、上呼吸道及其他病毒性疾病。其中 A 组链球菌感染是儿童发病最常见的原因,可见于三分之一以上的病例。
- 血清学和病理学证据表明细小病毒 B19 和过敏性紫癜之间存在关联,这可能解释了为什么部分病例中糖皮质激素或其他免疫抑制治疗无效。
- 目前已有使用免疫抑制剂如依那西普治疗过敏性紫癜的报道。

🔑 诊断要点

临床表现

- 皮肤受累最常见。
- 70%的成年患者可出现可触及紫癜(图 3.163),而胃肠道不适更多见于儿童。
- 80%的患者会出现关节痛和关节炎表现。
- 约三分之一的患者可出现胃肠道症状,如恶心、呕吐、腹泻、痉挛、腹痛、便血和排黑便。

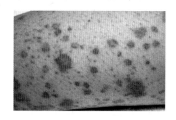

图 3.163 过敏性紫癜患儿下肢典型的可触及性紫癜

- 肾脏受累在年龄较大的儿童中高达 80%，通常发生在病程第 1 个月内。
- 其中 5% 以下的病例可进展至终末期肾衰竭，过敏性紫癜是终末期肾衰竭的一个主要发病原因。

体格检查

- 可触及的紫癜常见于特定部位，尤其是下肢和易受压部位如腰带处。
- 皮下水肿很常见。

辅助检查

- 诊断通常依靠临床。
- 皮肤活检显示白细胞破裂性血管炎。
- 直接免疫荧光检测显示 IgA（图 3.164）、C3、纤维蛋白在小血管内及周围沉积。

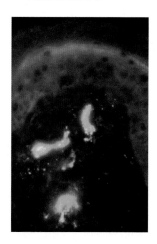

图 3.164 皮损行直接免疫荧光检测显示，3 条细小血管中有大量颗粒状 IgA 沉积，纤维蛋白和 C3 也呈阳性。（Fitzsimons Army Medical Center Collection）

- 所有患者均应监测血压和尿液分析以评估肾脏情况。

🔍 鉴别诊断

- 结节性多动脉炎
- 脑膜炎球菌血症
- 血小板减少性紫癜
- 过敏性血管炎
- 显微镜下多发性血管炎

💊 治疗

- 泼尼松可用于伴有肾脏受累或严重胃肠道不适的过敏性紫癜患者,尽管作用尚不清楚。早期使用泼尼松可以减轻腹痛和关节症状,但似乎不能阻止肾脏疾病的发展。
- 如果发生快速进行性肾小球肾炎,糖皮质激素和硫唑嘌呤可能有效。发生肾小球肾炎、肠系膜血管炎或肺受累的患者建议使用甲基泼尼松龙的冲击治疗。
- 非甾体抗炎药可用于治疗关节炎和关节痛。

💡 注意事项

- 该病预后良好,多数患者可在 4 周内自行恢复。
- 5% 的患者出现终末期肾病。慢性肾功能不全是其最常见的长期预后。
- 胃肠道并发症包括肠系膜梗死、穿孔和肠套叠。
- 睾丸扭转也有报道。
- 三分之一的患者可出现复发,尤其是初次发病后的 4~6 个月内,最常见于肾脏受累的患者。
- 症状缓解后的数月内应定期监测血压。

81. 单纯疱疹

📋 总论

定义

- 单纯疱疹是由单纯疱疹病毒(HSV)引起的病毒感染性疾病。

HSV-1 主要与口腔感染有关，而 HSV-2 主要引起生殖器感染；但是，各种类型的病毒都可以感染任何部位。

病因

- HSV-1 和 HSV-2 都是 DNA 病毒。在初次感染后，病毒进入病变部位的皮下神经末梢，随之上升至背根神经节并一直处于潜伏状态，直到被重新激活。

🔑 诊断要点

临床表现

- 原发感染：
  - 接触后 3~7 天出现症状（飞沫、直接接触）。
  - 症状包括低热、头痛、肌肉疼痛、淋巴结肿大和局部疼痛。
  - 疼痛、灼烧、瘙痒和刺痛持续数小时。
  - 成簇的小水疱，周围常绕以红晕，通常在 48 小时内形成溃疡或结痂（图 3.165）。
  - 在急性发作期间，患者会感到不适；唇部和口腔内受累可能导致患者进食不畅；生殖器区域受累可能并发尿潴留。
  - 病变通常持续 2~6 周，愈合后无瘢痕。
- 复发感染：
  - 反复感染通常是由免疫系统的改变引起的；疲劳、压力、经期、局部皮损和暴露在阳光下都是诱因。
  - 前驱症状（疲劳、灼热感和受累区域的刺痛感）持续 12~24 小时。
  - 皮损通常在 24 小时内从一个红点发展成丘疹，然后形成周围绕以红斑的小水疱（图 3.166）；水疱互相融合，随后疱壁在 4 天内破裂，暴露出覆有痂皮的糜烂面。
  - 痂皮通常在 7~10 天内脱落，暴露出淡红色表面。
  - 弥漫性皮肤单纯疱疹（疱疹性湿疹）可在某些特应性婴幼儿和成人中迅速发作。这是一种紧急情况，尤其是对年幼的婴儿，并且需要立即使用阿昔洛韦治疗。
  - 疱疹性肺炎、脑膜炎和眼部疱疹可发生于免疫缺陷的患者，偶尔也发生在正常宿主。

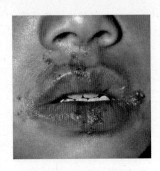

图 3.165　上唇和下唇的原发性单纯疱疹病毒感染。与通常局限的复发性 HSV 相比，原发性感染涉及区域更广，更有可能出现区域性淋巴结肿大。（John Aeling Collection）

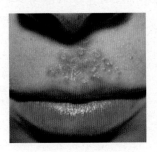

图 3.166　上唇复发性疼痛性水疱（唇疱疹）

体格检查

- 最常见的病变位置是唇周（HSV-1）、阴茎或龟头（图 3.167）和阴唇（HSV-2）、臀部（多见于女性），指尖（疱疹性瘭疽）（图 3.168），躯干（可能与带状疱疹混淆）。
- 水疱大小一致（有别于带状疱疹大小不一的水疱）。

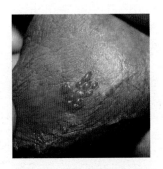

图 3.167　阴茎部位的复发性、疼痛性、簇集状小水疱。（Fitzsimons Army Medical Center Collection）

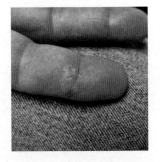

图 3.168　疱疹性瘭疽。手指部位红斑基础上的簇集状疼痛、融合的小水疱

辅助检查

- 直接免疫荧光抗体载片测试将提供快速诊断。快速聚合酶链式反应是检测 HSV 的新金标准。阳性结果报告为"HSV-1DNA 检测阳性""HSV-2DNA 检测阳性",或两者都检测阳性。结果一般可当天取得。
- 病毒培养也可用于诊断;结果一般在 1~2 天内可得;皮损取样应该在水疱期或溃疡早期;宫颈样本应该用棉签于子宫颈内取出。
- 巴氏涂片用于检测无症状女性宫颈组织中的 HSV 感染细胞。

 鉴别诊断

- 脓疱病
- 白塞综合征
- 柯萨奇病毒感染
- 梅毒
- Stevens-Johnson 综合征(史-约综合征)
- 疱疹性咽峡炎
- 口疮性口炎
- 水痘
- 带状疱疹

治疗

一线治疗

- 1% 喷昔洛韦乳霜可用于唇部和面部复发性疱疹。于清醒状态下每 2 小时使用一次,共 4 天。出现症状应尽早治疗。它的使用可减少 1 天左右的口腔疱疹愈合时间。局部 5% 阿昔洛韦乳霜也可用于唇疱疹;当在前驱期或丘疹期使用,它可缩短约 12 小时病程。
- 10% 二十二醇霜,是一种长链饱和脂肪醇,可抑制细胞膜和病毒包壳之间的融合,阻止病毒进入细胞和复制。它是非处方用药,于唇疱疹复发初期即刻使用,可缩短约 12 小时病程。
- 唇疱疹初期口服伐昔洛韦 2g,隔 12 小时服用一次,共 1 天,或泛昔洛韦 500mg,服用 3 片,顿服,可适当缩短病程。

- 使用手套或指套涂抹阿昔洛韦软膏或乳霜,隔 3~6 个小时涂抹一次(每天 6 次),持续 7 天,可能对生殖器疱疹早期有一定疗效。
- 原发生殖器疱疹可口服阿昔洛韦 200mg,每天 5 次,持续 7~10 天。伐昔洛韦也可用于生殖器疱疹的初期发作(1g,每天 2 次,持续 7~10 天)。泛昔洛韦 250mg,每天 3 次,持续 7~10 天也有疗效。静脉滴注阿昔洛韦可用于肾功能正常的严重患者,剂量为 5mg/kg,以恒定速度静滴,时间超过 1 小时,每隔 8 小时一次,持续 7 天。
- 外阴和阴茎广泛糜烂的患者可给予布洛夫溶液局部冷湿敷,每天 4~6 次,每次 15 分钟。这样可起到局部舒缓的作用(减少水肿和炎症、结痂及脓性物质的清创)。

二线治疗

- 复发性生殖器疱疹可以用阿昔洛韦治疗。短疗程疗法为口服 800mg,每天 3 次,持续 2 天。其他治疗方案包括口服 800mg,每天 2 次,持续 3~5 天,通常在前驱期或发病 2 天内开始用药;治疗肾功能正常的复发性生殖器疱疹患者,泛昔洛韦(发病时即使用,125mg,每隔 12 小时一次,持续 5 天)以及伐昔洛韦(500mg,每隔 12 小时一次,持续 3 天)均有效。
- 每年复发超过 6 次的患者可给予预防性治疗,剂量为伐昔洛韦 1g,每天一次;阿昔洛韦,400mg,每天 2 次;或泛昔洛韦 250mg 每天 2 次。

三线治疗

- 阿昔洛韦治疗无效的艾滋病患者的皮肤黏膜皮损可使用膦甲酸钠治疗(肾功能正常患者可给予 40~60mg/kg 静脉注射,每隔 8 小时一次);另有报道显示西多福韦对阿昔洛韦或膦甲酸钠治疗无效的单纯疱疹患者治疗有效。

💡 注意事项

- 使用安全套可以有效预防 HSV 感染。
- 当患者皮损未愈时应避免与免疫缺陷的人群或新生儿接触。

82. 带状疱疹

📋 总论

定义

- 带状疱疹是一种由水痘-带状疱疹病毒再激活引起的疾病。

病因

- 水痘-带状疱疹病毒(人疱疹病毒 Ⅲ 型)可在原发性感染(水痘)数年后发生再激活;病毒平时潜伏在背根神经节,当免疫系统减弱时(继发于疾病或年老)可出现再激活。
- 带状疱疹的发生率约 10%~20%。
- 免疫缺陷(艾滋病、恶性肿瘤)患者、老年人和 2 个月以下水痘患儿的带状疱疹发病率增加。

🔑 诊断要点

临床表现

- 疼痛通常于皮损发作前 3~5 天可出现,并且局限于受累节段。
- 经常伴随全身不适、发热、头痛等症状。
- 疼痛通常在发疹期和之后更为明显。
- 可继发金黄色葡萄球菌或化脓性链球菌感染。
- 局部淋巴结可肿大。
- 病毒可累及三叉神经(最常受累的为脑神经)。膝状神经节受累可引起面瘫、耳痛,以及耳郭和外耳道水疱(Ramsay Hunt 综合征。

体格检查

- 最初的皮疹由红斑、斑丘疹组成(图 3.169),通常按皮节分布(多数病例累及胸段);有些患者可能在受累皮节外出现散在的水疱。
- 最初的斑丘疹在第三天或第四天发展成水疱和脓疱(图 3.170)。

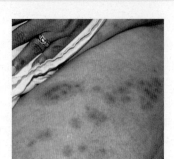

图 3.169 该患者腿部首先出现灼烧感,随后皮损发作。图中为还未形成水疱的早期病变。(John Aeling Collection)

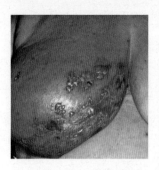

图 3.170 胸部进展期带状疱疹,可见结痂、渗出的水疱和脓疱。(Fitzsimons Army Medical Center Collection)

- 水疱基底部可见红晕,大小不一(与单纯疱疹水疱大小一致的特征相区分)。
- 水疱随后变成脐凹状,然后结痂(图 3.171),3 周内脱落;可能留下瘢痕。

辅助诊断

- Tzanck 涂片(图 3.172)

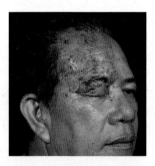

图 3.171 累及面神经眼支的带状疱疹治疗后残留痂皮。(Fitzsimons Army Medical Center Collection)

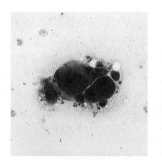

图 3.172 带状疱疹患者行 Tzanck 涂片检查可见多核、棘突细胞。尽管此检测有助于临床诊断,但它无法区分水痘和单纯疱疹病毒感染。(Fitzsimons Army Medical Center Collection)

- 病毒培养
- 血清学检查

 ## 鉴别诊断

- 单纯疱疹
- 接触性皮炎
- 水痘
- 蜂窝织炎
- 脓疱病
- 天疱疮

治疗

一线治疗

- 皮疹发作后 48 小时内开始口服抗病毒药物可以减少急性疼痛、炎症和水疱的形成。治疗方法是：
  - 伐昔洛韦 1 000mg，每天 3 次，持续 7 天
  - 泛昔洛韦 500mg，每天 3 次，持续 7 天
  - 阿昔洛韦 800mg，每天 5 次，持续 7~10 天
- 使用布洛夫溶液或冷水湿敷 15~30 分钟，每天 5~10 次，对加快水疱破裂和去除血清和痂皮有效。
- 必须采取预防继发细菌感染的措施。

二线治疗

- 如果没有禁忌证，糖皮质激素应考虑用于出现临床表现 72 小时内或仍有新发皮疹出现的老年患者。初始剂量为泼尼松 40mg/d，每天减量 5mg，直到结束。使用激素可以减少镇痛药的使用和缩短病程，但对带状疱疹后遗神经痛的发生率和持续时间无影响。
- 免疫缺陷患者应给予静脉滴注阿昔洛韦 10mg/kg，每隔 8 小时 1 次，输液时间不小于 1 小时，连续 7 天，并密切监测肾功能和充分补水；静脉滴注阿糖腺苷［10mg/（kg·d），连续输注 12 小时，持续 7 天］对免疫缺陷患者播散性带状疱疹的治疗也有效。
- 治疗带状疱疹后遗神经痛相关疼痛和睡眠干扰，可使用加巴喷丁 300~600mg，每天 1 次，或普瑞巴林 75mg，每天 2 次是有效的。

- 5%利多卡因贴剂也能有效缓解带状疱疹后遗神经痛。贴剂适用于完好的皮肤，贴于疼痛明显区域，每天最多使用 12 小时。
- 辣椒素霜对治疗带状疱疹后遗神经痛有效。通常于痂皮脱落后的几周内使用，每天 3~5 次。

三线治疗

- 艾滋病患者和移植患者可能会出现阿昔洛韦抵抗的水痘带状疱疹，这些患者可以静脉注射膦甲酸钠 40mg/kg，每隔 8 小时一次，持续至少 10 天或直到病变完全愈合。
- 对保守治疗无效的严重带状疱疹后遗神经痛患者，可使用 0.25%丁哌卡因和根切断术阻滞交感神经(星状神经节或硬膜外)。

💡 注意事项

- 带状疱疹后遗神经痛(皮疹愈合后持续 3 个月以上的疼痛)的发病率随年龄增长(40 岁时约 30%；70 岁时大于 70%)；抗病毒药物可降低带状疱疹后遗神经痛的风险。
- 在免疫缺陷的宿主中，播散性带状疱疹的发病率增加(如活动性霍奇金病患者的发病率是 15%~50%)。
- 免疫缺陷的宿主也更容易出现神经并发症(脑炎、脊髓炎，脑神经和周围神经麻痹，急性视网膜坏死)。播散性带状疱疹伴免疫功能不全的患者死亡率是 10%~20%。
- 5%的患者可出现运动神经病变；其中大于 70%的患者可以完全恢复。
- 一种减毒活疫苗("Zostavax")，可增强人体对水痘带状疱疹病毒的免疫力，降低带状疱疹发病率，减少 60 岁以上人群带状疱疹后遗神经痛的发生率。

83. 化脓性汗腺炎

📖 总论

定义

- 化脓性汗腺炎(hidradenitis suppurativa, HS)是一种慢性复发性

疾病,它发生在顶泌汗腺(腋窝、腹股沟皱襞、会阴、生殖器、乳晕周围区)的顶端滤泡上皮,由于角化物质阻塞毛囊,引起继发性顶泌汗腺炎,导致慢性感染和脓肿引流引起瘢痕。

病因

- 角化物质堵塞毛囊中的顶泌汗腺,导致毛囊周期停滞、扩张、破裂和上皮化。
- 细菌局部堆积和繁殖,导致腺体破裂,引发周围炎症和局部细菌感染。
- 随着时间推移,反复的结节和感染形成瘢痕,导致深层组织损伤和窦道形成。
- 局部取材培养可发现链球菌、葡萄球菌、大肠杆菌和肠道菌群等病原菌,但它们可能是该病的继发感染。
- 该病可能有明显的遗传因素。35%~40%的患者具有化脓性汗腺炎家族史。不同表型的化脓性汗腺炎谱表现出特征性的遗传因素,这些因素还未被很好地描述,但可能对指导将来的治疗是重要的。
- 化脓性汗腺炎与某些内分泌和自身免疫性疾病有关,如糖尿病、库欣病、肢端肥大症、克罗恩病、炎症性关节炎。
- 代谢综合征与超过50%的化脓性汗腺炎患者有关,并可能会加剧炎症反应。

🔑 诊断要点

临床表现

- 该病的诊断主要依靠典型临床表现,即特征部位出现的复发性典型皮损。化脓性汗腺炎为慢性病程,活动期与缓解期交替出现。
- 早期症状包括疼痛、瘙痒、灼热、红斑和多汗。
- 典型皮疹包括:
  - 疼痛性红色丘疹和结节,随之发展为疼痛明显的脓肿,有恶臭的分泌物流出。
  - 皮肤挛缩和绳索状隆起皮面。
  - 有顶泌汗腺分布的皮肤处可见黑头粉刺。
- 腋窝是最常累及的部位,较少见的部位包括腹股沟区、乳房、会阴或肛周皮肤。
- 经常反复发作。

- 传统抗生素的治疗通常效果欠佳,细菌性病原体仅能从皮损分泌物中分离出来。
- 该病常被误诊为单纯感染而延误治疗。
- 最近提出了3种化脓性汗腺炎的临床亚型[1]:
  - 典型的腋窝-乳腺型,占48%,累及乳房和腋窝,可出现增生性瘢痕。
  - 毛囊亚型,占26%,主要出现在有吸烟史和家族史的男性患者中,以毛囊病变为特征,包括表皮囊肿、藏毛窦、粉刺和重度痤疮。
  - 臀部亚型,占26%,多见于吸烟且体重指数较低者,以毛囊性丘疹、毛囊炎以及臀受累为特征。

体格检查

- 早期病变为青春期早期出现疖肿。
- 皮损和脓肿往往对称出现。皮损通常多发,可见条索状瘢痕和窦道形成(图3.173)。多发粉刺经常出现。

辅助检查

- 诊断主要依靠典型的临床表现。
- 应采集脓性分泌物进行细菌培养和药敏检测。

🔍 鉴别诊断

- 毛囊炎和皮肤疖肿、藏毛窦
- 腹股沟肉芽肿
- 克罗恩病(肛周和外阴表现)
- 前庭囊肿感染
- 放射菌病
- 性病淋巴肉芽肿
- 疖
- 淋巴管炎
- 猫抓病
- 兔热病

---

[1] Woodruff CM, Charlie AM, Leslie KS: Hidradenitis suppurative: a guide for the practicing physician, *Mayo Clin Proc* 90(12): 1679-1693, 2015.

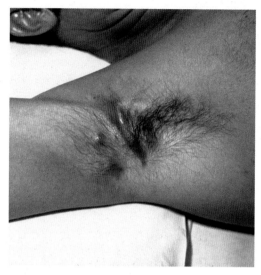

图 3.173　化脓性汗腺炎。腋窝为该病最常累及部位，可触及质软的红色脓肿和结节，伴疼痛。（Fitzsimons Army Medical Center Collection）

- 丹毒
- 溃疡性结肠炎

 治疗

一线治疗

- 尚未有证据证明系统使用抗生素有效，但它仍是主要治疗，抗生素的抗炎特性可能对治疗有利。
- 克林霉素是唯一在随机对照试验中被证明有效的局部应用抗生素，适用于疾病第一阶段。
- 第二阶段的口服治疗：首选克林霉素和利福平联合治疗。亦可选用头孢菌素、双氯西林、红霉素、米诺环素和四环素治疗。
- 反复发作的严重病例可能需要 3~6 个月的抗生素治疗。

二线治疗

- 非甾体抗炎药用于减轻炎症和疼痛。慢性疼痛管理可使用加巴喷丁、普瑞巴林或选择性 5-羟色胺再摄取抑制剂。

- 女性通过口服低雄激素活性的孕激素类避孕药（如诺孕酯、去氧孕烯、孕二烯酮）对该病的疗效不一。该疗法对需要避孕的育龄期女性患者适用。
- 异维 A 酸的疗效不一。

三线治疗

- 糖皮质激素局封治疗。
- 使用二甲双胍治疗可能与代谢综合征和高雄激素血症有关，但疗效不一。
- 轻度（1 级）患者可使用葡萄糖酸锌 75 ~ 118mg/d 治疗，疗效不一。
- 系统使用糖皮质激素和其他免疫抑制剂如环孢素、英夫利西单抗和依那西普已被用于治疗该病的第二阶段，疗效不一。
- 阿达木单抗是一种抗肿瘤坏死因子（TNF）-α 抗体药物，研究证明使用每 40mg 的剂量治疗该病第三阶段有效。英夫利西单抗也在某些研究中被证实可能有效，大部分患者在 8 周内症状有改善。

🔲 注意事项

- 考虑到复发和瘢痕形成，不建议切开引流非化脓性病变。

84. 组织胞浆菌病

📋 总论

定义

- 组织胞浆菌病是由真菌荚膜组织胞浆菌引起的肺真菌病，通常为肺部原发病灶感染，但偶有进展为慢性肺组织胞浆菌病或其他形式的播散感染。

病因

- 荚膜组织胞浆菌是一种双态性真菌，主要分布在温带和河谷地区。
- 在美国，它主要分布于东南部、大西洋中部和中部各州。

- 荚膜组织胞浆菌的假丝酵母在室温下以真菌的形式存在,常见于受鸟类或蝙蝠粪便污染的土壤。

诊断要点

临床表现

- 分生孢子被吸入后沉积于肺泡中,然后转化为酵母;它们扩散到局部淋巴结和其他器官,特别是肝脏和脾脏。
- 1~2周后,开始以散在肉芽肿的方式对包含的酵母菌产生肉芽肿性炎症反应。
- 对组织胞浆菌抗原的迟发型超敏反应发生于感染后的3~6周。
- 临床表现多样,取决于宿主的细胞免疫和接种菌的多少。

体格检查

- 典型皮损为多发小结节,可发生溃烂。
- 口腔病变常表现为糜烂和溃疡(图3.174)。

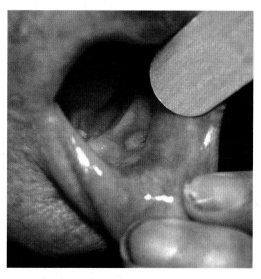

图3.174　组织胞浆菌病常累及口腔黏膜,但也会累及皮肤。(Fitzsimons Army Medical Center Collection)

辅助检查

- 从体液或组织中培养出病原体为诊断金标准。
  - 艾滋病患者需要重点排查是否感染。
  - 外周涂片行 Giemsa 染色法可见特征性的小酵母细胞和巨噬细胞。
  - 使用 GMS 染色法检测病变组织,尤其是干酪样坏死区域,可显示酵母形态。
- 血清学检测,包括补体固定抗体和免疫扩散分析。

鉴别诊断

- 急性肺组织胞浆菌病
  - 结核
  - 由支原体和衣原体引起的社区获得性肺炎
  - 其他真菌疾病,如皮炎芽生菌病和粗球孢子菌病
- 慢性空洞型肺组织胞浆菌病:结核分枝杆菌引起
- 组织胞浆瘤:真正的肿瘤

治疗

一线治疗

- 伊曲康唑

二线治疗

- 两性霉素 B 脂质体与甲泼尼龙联用

三线治疗

- 泊沙康唑

注意事项

- 进展性播散型组织胞浆菌病临床表现多样,包括肾上腺坏死、肺和纵隔纤维化,以及口咽和消化道溃疡。该病为艾滋病合并症中的特征性疾病。

85. 睑腺炎

📋 总论

定义

- 睑腺炎是一种眼睑部位的急性炎症,可分为外眼睑炎(Zeis 腺感染)和内眼睑炎(麦氏腺感染)。它通常由金黄色葡萄球菌感染引起,具有一定传染性。

病因

- 大约 75%~95% 的病例是由金黄色葡萄球菌感染引起的。
- 偶有病例是由肺炎链球菌、其他链球菌、革兰氏阴性肠道菌群或混合菌群引起。

🔑 诊断要点

临床表现

- 突然发作的眼睑红斑,伴疼痛。
- 可能与睑缘炎有关。
- 外睑腺炎:累及眼睑的皮肤侧,可能会自行排出。
- 内睑腺炎:累及眼睑的结膜侧,可能导致结膜炎症。

体格检查

- 眼睑处可见局限性、软性肿块(图 3.175)。

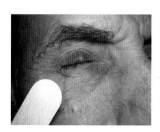

图 3.175　睑缘侧的一个柔软、红斑性皮下结节,由急性葡萄球菌感染 Zeis 腺或 Moll 腺所致

辅助检查

- 无须检查。
- 若进行切开引流,应留取标本进行细菌培养。

 鉴别诊断

- 眼睑脓肿
- 睑板腺囊肿
- 过敏或接触性皮炎伴结膜水肿
- 急性泪囊炎
- 单纯疱疹感染
- 眼睑蜂窝组织炎

治疗

一线治疗

- 热敷。
- 局部使用抗生素眼膏,每天 2~4 次,直至恢复。

二线治疗

- 切开引流。

三线治疗

- 难治性病例中,口服抗葡萄球菌药物(如双氯西林 500mg,每天 4 次)可能有用。

86. 多汗症

总论

定义

- 多汗症即出汗量增加。

病因

- 特发性(不依赖于体温调节):部位对称,局限于手掌、足底、腋窝。
- 中枢或外周神经系统损伤(如脊髓空洞、脊髓痨)。
- 内分泌疾病(如糖尿病、低血糖、甲亢、嗜铬细胞瘤、类癌综合征)。
- 新陈代谢(如酒精中毒)。
- 发热性疾病(如感染、霍奇金淋巴瘤)。
- 药物(如对乙酰氨基酚、胆碱能药物)。
- 局部发热、局部血流变化(如动静脉畸形)。
- 遗传性疾病(如蓝色橡胶痣综合征)。
- 运动。
- 情绪压力。
- 于耳颞神经分布区行腮腺手术(弗莱综合征)。

🔑 诊断要点

临床表现

- 根据病因,多汗症通常是对称的,可累及全身或局限发病,可局限于手掌、足底、腋窝或其他特定部位。
- 由于感染或恶性肿瘤如淋巴瘤所引起的发热,出汗主要发生在夜间。

体格检查

- 受累部位过于潮湿(图 3.176),有异味。

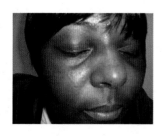

图 3.176　一名无发热的 Graves 病患者在静息状态时面部排汗增多

- 容易出现浸渍或滋生细菌、真菌。
- 表面的凹点可能带有强烈的气味。

辅助检查

- 用于病因检测(如当怀疑患者患有甲状腺功能亢进时,应检测促甲状腺激素和游离 T_4 水平)。

🔍 鉴别诊断

- 感染
- 药物诱导
- 代谢和内分泌因素
- 肿瘤
- 神经系统疾病

💊 治疗

一线治疗

- 局部外用含有 20% 氯化铝的乙醇溶液。
- 高锰酸钾浸泡汗足,防止细菌感染。

二线治疗

- 肉毒杆菌毒素注射用于治疗腋下或手掌局部多汗症。
- 用自来水或抗胆碱能药物格隆溴铵进行离子电泳治疗掌跖多汗症。
- 口服抗胆碱能药物(溴丙胺太林、溴隆溴铵)。

三线治疗

- 腋窝脂肪抽吸术和汗腺切除术。
- 交感神经阻断术。

💡 注意事项

- 为了达到效果,在外用 20% 氯化铝之前,皮肤必须完全干爽。使用吹风机冷却和干燥皮肤可能有用。

87. 寻常型鱼鳞病

总论

定义

- 寻常型鱼鳞病是一种以干燥、鱼鳞状脱屑为特征的遗传性角化性疾病。

病因

- 为常染色体显性遗传疾病。

诊断要点

临床表现

- 多于儿童期发病，表现鳞状脱屑和皮肤干燥。
- 四肢伸侧最常受累。

体格检查

- 上臂和下肢伸侧可见白色、半透明的菱形鳞屑(图 3.177)。

辅助检查

- 皮肤病理可见颗粒层变薄或消失，以及致密的嗜酸性角化过度。

鉴别诊断

- 皮肤干燥
- 获得性鱼鳞病
- X 连锁鱼鳞病

治疗

一线治疗

- 使用 12%乳酸铵乳液或乳霜。

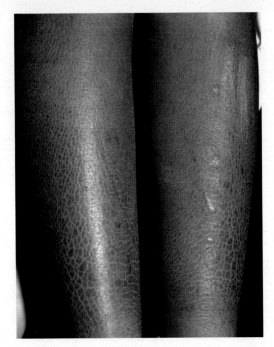

图 3.177　寻常型鱼鳞病,患者下肢伸侧大量褐色鳞屑,伴有镶嵌线。(Fitzsimons Army Medical Center Collection)

二线治疗

- 使用 20%~40%的尿素霜。
- 局部应用钙泊三醇软膏。

🔲 注意事项

- 可伴有湿疹、过敏性鼻炎和反应性气道疾病等特应性疾病。

88. 特发性点状色素减少症(对称性进行性白斑)

📋 总论

定义

- 上臂和下肢出现形状不规则、轮廓分明的白色斑点。

病因

- 未明。日晒可能是诱因之一。

🔑 诊断要点

临床表现

- 通常于 40 岁以后发病。
- 病变数量通常为 10~30 个。
- 胫前最易受累。

体格检查

- 胫前和前臂出现大量直径 2~5mm 的色素减退斑(图 3.178)。

辅助检查

- 皮肤病理可见表皮萎缩,基底层角质形成细胞的黑色素部分或完全缺失。

🔍 鉴别诊断

- 晕痣
- 贫血痣
- 白癜风

💊 治疗

一线治疗

- 冷冻疗法。

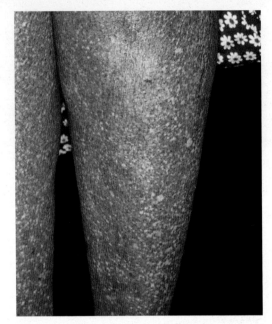

图 3.178   图中为特发性点状色素减少症的典型表现。可见患者小腿处大量无症状的色素减退斑。(Fitzsimons Army Medical Center Collection)

- 局部外用维 A 酸。

二线治疗

- 局部外用苯酚。
- 二氧化碳激光。
- 局部外用钙调神经磷酸酶抑制剂。

💡 注意事项

- 患病率最高的人群为 60 岁以上的韩国人(>80%)。

89. 脓疱病

总论

定义

- 脓疱病是一种浅表性皮肤感染,通常继发于金黄色葡萄球菌和/或链球菌的感染。

病因

- 凝固酶阳性的金黄色葡萄球菌是主要致病菌(50%~70%的病例)。
- 化脓性链球菌(Aβ-溶血性链球菌群):该菌的 M-T 血清型与急性肾炎有关。B 群链球菌与新生儿脓疱病相关。

诊断要点

临床表现

- 常见表现为大疱性脓疱病(通常继发于葡萄球菌病)和非大疱性脓疱病(继发于链球菌感染和可能的葡萄球菌感染);大疱性脓疱病是由感染部位产生的表皮溶解毒素引起的。
- 一般不伴全身症状。

体格检查

- 非大疱性脓疱病开始时是单个的红斑或丘疹,很快变成小疱。疱壁破裂后形成糜烂,其内容物干燥后形成黄色的痂。多发性皮疹常见于鼻子(图 3.179)、嘴和四肢周围的皮肤上,表现为多发的金黄色结痂和渗出性的皮损。
- 大疱性脓疱病表现为小疱迅速扩大形成浅表性的大疱,内容物可以是透明或浑浊的(图 3.180)。接下来大疱中心塌陷干涸,结黄色的痂,周围区域仍液体。当病变扩大并与其他脓疱相融合时,边界相连疱的边缘充满液体,疱周红斑围绕。

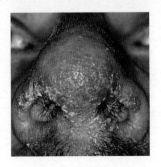

图 3.179　HIV 感染者的脓疱病：鼻部和鼻孔部黄色结痂伴渗出的皮损。（Fitzsimons Army Medical Center Collection）

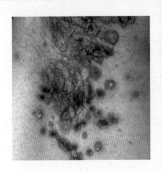

图 3.180　腋下的大疱性脓疱疮：易破、松弛的水疱和浅表糜烂。（Fitzsimons Army Medical Center Collection）

- 引流区淋巴结肿大常见于非大疱性脓疱病。

辅助检查

- 一般不需要。
- 当临床表现不典型，可进行革兰氏染色和细菌培养药敏，以明确诊断。
- 急性肾炎时的尿检显示有红细胞管型的血尿和蛋白尿（最常见于美国南部 2~4 岁的儿童）。

🔍 鉴别诊断

- 特应性皮炎
- 单纯疱疹
- 臁疮
- 毛囊炎
- 湿疹
- 昆虫叮咬
- 疥疮
- 体癣
- 寻常性天疱疮和大疱性天疱疮
- 水痘

治疗

一线治疗

- 湿敷后除去结痂(痂壳会阻碍抗菌药膏的吸收)。
- 每天 3 次 2% 的莫匹罗星软膏涂抹患处 10 天,或直到所有病灶变痊愈。
- 鼻腔中携带金黄色葡萄球菌的患者应使用莫匹罗星软膏每天两次涂抹鼻腔 5 天。
- 剪短指甲,并建议患者不要搔抓任何皮疹,避免感染扩散。

二线治疗

- 严重病例使用口服抗生素:通常治疗金黄色葡萄球菌的口服药物是双氯唑西林 250mg 每天 4 次持续 7~10 天;头孢氨苄 250mg 每天 4 次持续 7~10 天;阿奇霉素 500mg,第 1 天,在第 2~5 天,250mg,每天 1 次;阿莫西林/克拉维酸 500mg,每 8 小时一次。耐甲氧西林金黄葡菌(MRSA),使用复方磺胺甲噁唑或米诺环素。对于 A 组链球菌引起的脓疱疮,使用阿奇霉素或克拉霉素。

三线治疗

- 利福平

💡 注意事项

- 大疱性脓疱疮最常见于婴幼儿。非大疱性脓疱疮最常见于温暖的气候条件下且卫生条件差的 2~5 岁的儿童。
- 脓疱疮发生急性肾炎的总发病率在 2%~5% 之间。
- 指导患者使用抗菌肥皂,避免共用毛巾和面巾,因为脓疱病有很强的传染性。
- 如果葡萄球菌脓疱疮复发,应进行鼻孔前庭的细菌培养排除携带状态。

90. 间擦疹

📋 总论

定义

- 发生在皱褶摩擦部位皮肤的浅表性皮炎。

病因

- 皱褶部位的潮湿、摩擦和温度过高导致红斑、浸渍和继发感染。继发感染最常见的是念珠菌引起。

🔑 诊断要点

临床表现

- 最常见于湿热天气。
- 较常见于肥胖、儿童和老年人中。
- 肥胖女性的乳房下区、腹股沟、腋窝、颈部皱褶（图 3.181）、脐部是通常受影响的部位。

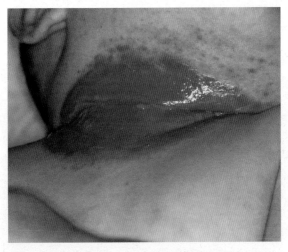

图 3.181　累及婴儿颈部皱褶的链球菌性间擦疹。（William Weston Collection）

体格检查

- 表现为红色、浸渍、半月形斑块。
- 气味难闻，没有卫星性皮损。

鉴别诊断

- 癣
- 红癣
- 反向性银屑病
- 脂溢性皮炎

治疗

一线治疗

- 用爽身粉清除皮肤的浸渍，用纱布或其他敷料(纺织物)分开对折皮肤的表面，用冷水敷。
- 局部外用弱效糖皮质激素或他克莫司。
- 抗生素。
- 杀真菌剂(疑似念珠菌的用益康唑)。

二线治疗

- A型肉毒毒素治疗易于复发的部位。
- 卡斯特兰尼涂剂(酚品红涂剂)，组成的成分包含制霉菌素粉、氢化可的松粉和氧化锌粉。

注意事项

- 间擦疹继发性链球菌感染会表现为渗出和菌血症。

91. 卡波西肉瘤

总论

定义

- 卡波西肉瘤是一种血管肿瘤，最常见于艾滋病患者。

病因

- 人类第八型疱疹病毒(HHV-8,卡波西肉瘤相关疱疹病毒)已在大多数卡波西肉瘤患者中分离出来,并被确认为病因。它可以通过性接触和非性接触的其他方式传播,如母婴传播(在非洲国家常见)。

🔑 诊断要点

临床表现

- 卡波西肉瘤可分为以下 4 个亚型:
  1. 经典型卡波西肉瘤:最常见于东欧老年人和地中海男性。最初由紫罗兰色斑点和丘疹组成,随后出现斑块(图 3.182)和红紫色结节。增长缓慢,大多数患者死于非相关的原因。
  2. 流行性或艾滋病相关的卡波西肉瘤:最常见于同性恋男性。病变通常是多灶性和泛发性的。可能与淋巴结病变相关。
  3. 地方性卡波西肉瘤:通常影响非洲儿童和成人。侵袭性的淋巴结病变特别的影响非洲儿童。
  4. 免疫抑制相关或移植相关的卡波西肉瘤:通常与慢性免疫抑制相关。

体格检查

- 与艾滋病相关的卡波西肉瘤:多灶性和广泛的溃疡性红紫色、紫罗兰色或深色斑块和/或结节(图 3.183)见于皮肤或黏膜的表面。
- 超过 50% 艾滋病相关的卡波西肉瘤患者在诊断时出现全身性淋巴结病变。这些最初的皮疹有铁锈色的外观;随后进展为红色或紫色结节或斑块。
- 最常见的受影响区域是面部、躯干、口腔和上下肢。

辅助检查

- 通常可根据临床表现进行诊断;组织活检病理明确诊断。
- HIV 血清学检验。

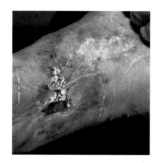

图 3.182 老年男性患者足部的卡波西肉瘤,呈紫罗兰色溃疡性的斑块,HIV 检查是阴性。(John Aeling Collection)

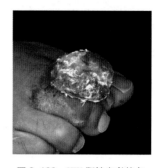

图 3.183 HIV 阳性患者的卡波西肉瘤:紫罗兰色斑块上隆起的溃疡性肿物。(Fitzsimons Army Medical Center Collection)

鉴别诊断

- 淤积性皮炎
- 化脓性肉芽肿
- 毛细血管瘤
- 肉芽组织
- 炎症后色素沉着
- 皮肤淋巴瘤
- 黑色素瘤
- 皮肤纤维瘤
- 血肿
- 结节性痒疹

治疗

一线治疗

- 对于经典型卡波西肉瘤的单发病灶和复发皮疹给予切除活检的治疗就足够了。
- 液氮冷冻治疗可导致 80% 的病变完全缓解。
- 用长春碱对直径大于 1cm 的结节性病变进行病灶内化疗是有效的。有报道认为干扰素 α-2b 的皮疹内注射也是有效的和易接受的。

- 放射治疗对非艾滋病相关的和肿瘤团块过大以致影响正常功能的卡波西肉瘤有效。
- 阿利维 A 酸凝胶(Panretin)可用于局部病变。

二线治疗

- 全身化疗(长春碱、博来霉素、阿霉素和达卡巴嗪)可用于该病的快速进展期以及经典的和非洲地方性的卡波西肉瘤。口服依托泊苷有效且骨髓抑制比长春碱少。
- 干扰素全身治疗对艾滋病相关的卡波西肉瘤也有效,常与 HIV 抗病毒药物结合使用。
- 紫杉醇对晚期卡波西肉瘤患者有效,是一种优秀的二线治疗药物。

三线治疗

- 西罗莫司是一种免疫抑制药物,能有效地抑制肾移植受者的皮肤卡波西肉瘤。

💡 注意事项

- 在很多免疫抑制相关的卡波西肉瘤患者,通常随着免疫抑制治疗的撤退、减量或调整,皮疹消退。类似的,在艾滋病患者,卡波西肉瘤随着血清 HIV-RNA 减少和 CD4 计数增加,而出现好转。
- 卡波西肉瘤会增加继发的恶性肿瘤(淋巴瘤、白血病、骨髓瘤)的发病风险。

92. 川崎综合征

📋 总论

定义

- 川崎综合征是指一种病因不明的全身性血管炎,其特征是皮肤和黏膜水肿、皮疹、淋巴结病变和多发性,并累及多个器官。川崎综合征是儿童获得性心脏病的主要病因。

病因

- 尽管有证据支持感染的病因参与免疫介导反应,但川崎综合征的病因尚不清楚。在小血管中发现纤维素样血栓和多灶性坏死。

🔑 诊断的要点

临床表现

- 川崎综合征的诊断是基于持续 5 天以上的发热和 5 个特征中的其中 4 个:
  - 双侧结膜肿胀
  - 嘴唇、舌部和咽部的炎症改变
  - 四肢皮肤改变
  - 躯干部皮疹
  - 颈部淋巴结肿大

体格检查

- 双侧结膜炎(图 3.184)

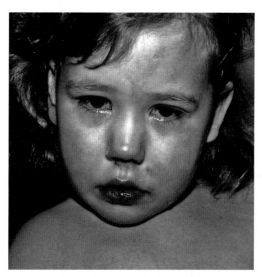

图 3.184 川崎综合征:表现为面部红斑、结膜炎和唇炎。(William weston Collection)

- 嘴唇裂开
- 咽部红斑
- 草莓舌
- 手足部红斑、水肿和脱屑
- 甲周脱屑
- 颈淋巴结肿大
- 躯干猩红热样皮疹,通常无水疱

辅助检查

- 心电图、超声心动图
- 在适当的临床环境下进行心导管和冠状动脉造影以排除典型的冠脉阻塞性疾病

🔍 鉴别诊断

- 猩红热
- 史蒂文斯-约翰逊综合征
- 药疹
- 过敏性紫癜
- 脓毒症休克综合征
- 麻疹
- 落基山斑点热
- 传染性单核细胞增多症

💊 治疗

- 应在发病后 10 天内给予静脉注射丙种球蛋白。
- 如果患者在初次静脉注射丙种球蛋白后 48 小时内无退热或发热反复,在 8~12 小时后,应考虑第二次静脉注射 2g/kg。
- 服用阿司匹林,直到患者不再发热,并且通常根据冠脉疾病的风险长期服用。
- 在特定的患者中使用吸入氧气。
- 充血性心力衰竭患者应限制食盐摄入。

💡 注意事项

- 血管介入(经皮冠状动脉腔内成形术)和外科手术(冠状动脉搭桥手术)可以在有心脏并发症的儿童中进行尝试。心脏移植是一种选择,适用于严重左心室衰竭、恶性心律失常或多支远端冠状动脉疾病。

93. 瘢痕疙瘩

总论

定义

- 瘢痕疙瘩是一种反应性病变,代表增生性瘢痕形成,并延伸到原损伤部位以外。

病因

- 尽管瘢痕疙瘩偶尔会自发出现,但学者认为它大多数是局部创伤的直接发展的结果,即使这个创伤是轻微的或未被注意到的。
- 炎症反应的结果也会形成瘢痕疙瘩,如寻常痤疮。使用异维 A 酸也与瘢痕疙瘩的发生有关。
- 具有此病的家族史并不少见,瘢痕疙瘩的形成具有家族遗传易感性。

🔑 诊断要点

临床表现

- 尽管这些损害发生在任何年龄段,但最常见于青少年和年轻人。
- 在非洲人后裔患者中的发生率是正常人的四倍,尤其好发在女性。
- 瘢痕疙瘩通常好发于头部和颈部[特别是耳朵(图 3.185)]、上胸部和手臂。

体格检查

- 特征性表现为隆起、边界清楚、相当平滑的病变,且随着时间的推移逐渐变得更加坚硬。
- 它们偶尔会感到发痒或触痛,皮损可能是多发性的。

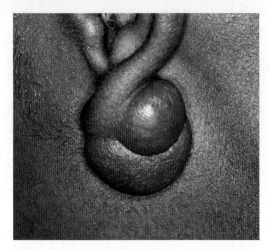

图 3.185 穿耳后出现的多叶性大的实性结节。(William Weston Collection)

辅助检查

- 无须;仅在诊断不清时才进行皮肤活检。

 鉴别诊断

- 增生性瘢痕
- 隆突性皮肤纤维肉瘤
- 结节病
- 鳞状细胞癌
- 原发肿瘤复发
- 纤维瘤病

治疗

一线治疗

- 首选推荐的方法是手术切除,然后皮损内使用糖皮质激素。当瘢痕疙瘩形成后不久即治疗,效果是最好的。单独手术治疗瘢痕疙瘩,复发率为 55%~100%。手术治疗后进行皮损内糖皮质激素治疗、放射治疗、压力疗法或应用硅胶敷贴,结果明显好于单独手术治疗。笔者推荐全切和次全切,不推荐核心切除术。并强烈建议不要使用 Z 形整形术或任何延长伤口的技术。

二线治疗

- 每 2~4 周给予一次皮损内注射糖皮质激素,即使手术后也可使用。治疗持续时间取决于治疗后的效果。在糖皮质激素注射前 10~15 分钟,使用液氮短暂冷冻注射部位 2~4 秒,有利于推注的激素散布在皮损中并减少沉积到周围正常组织。激素皮损内注射的副作用包括:色素减退、皮肤萎缩、溃疡和毛细血管扩张等。

三线治疗

- 冷冻疗法。
- 提倡使用加压装置对瘢痕疙瘩进行压迫治疗。这些加压装置包括按压纽扣、压力耳环、压力梯度服装、血管紧张素转换酶抑制剂绷带、弹性黏合绷带,以及加压包扎、氨纶或弹性绷带和支持绷带。但患者的不适感经常会降低依从性。
- 术后放疗可降低复发率。
- 5-氟尿嘧啶可单独皮损内注射,或应用于皮损手术后或与糖皮质激素联合治疗。
- 瘢痕疙瘩手术后局部使用 5% 咪喹莫特乳膏每晚外搽至少 2 个月,有一定的作用。
- 其他治疗药物包括:Cordran 胶带,博来霉素,干扰素,维生素 A,氮芥,抗组胺药,锌,他克莫司,西罗莫司,尿囊素,肉毒毒素,秋水仙碱,水杨酸,钙泊三醇,非甾体抗炎药,D-青霉胺,松弛素,槲皮素,地诺前列酮,阿霉素,阿霉素抑制剂,透明质酸酶,己酮可可碱,曲尼司特,丝裂霉素 C,他莫昔芬,磺胺嘧啶银,洋葱提取物,维生素 E,维拉帕米,等等。

💡 注意事项

- 无论采用何种治疗方法,局部复发都很常见。

94. 角化棘皮瘤

📖 总论

定义

- 角化棘皮瘤是一种生长迅速的恶性皮肤肿瘤,主要发生在光暴露部位的身体表面。
- 已识别出多种亚型。最常见的是孤立性棘皮瘤。

病因

- 它明显与过度暴露于 UVB 有关。

🗝 诊断要点

临床表现

- 损伤最常见于日晒伤部位的皮肤,尤其是面部、前臂、手腕和手背。

体格检查

- 临床上,孤立性角化棘皮瘤表现为光滑的半球状丘疹,经过几周的迅速扩大,产生直径 1~2cm 环状的圆形或椭圆形,通常呈肉色的脐形结节,中央是漏斗状的角质物填充(图 3.186)。

辅助检查

- 皮肤活检病理。

🔍 鉴别诊断

- 鳞状细胞癌
- 脂溢性角化病
- 寻常疣
- 传染性软疣
- 基底细胞癌

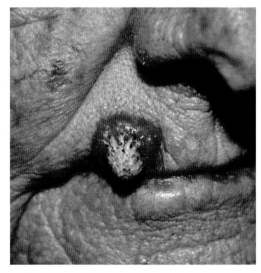

图 3.186 角化棘皮瘤,特点:在光暴露区域生长,漏斗状伴中央角化过度的皮损。（Fitzsimons Army Medical Center Collection）

治疗

一线治疗

- 外科切除术
- 电灼和刮除术

二线治疗

- 放射治疗
- 皮损内注射氟尿嘧啶或甲氨蝶呤
- 皮损内注射干扰素 α-2a

三线治疗

- 皮损内注射博来霉素
- 皮损内注射曲安奈德

💡 注意事项

- 虽然角化棘皮瘤在大多数情况下是自限性的（罕见转移性扩散），但它的生长不可预测，会造成局部破坏。

95. 剥脱性角质松解症

📋 总论

定义

- 剥脱性角质松解症是指手掌表面的剥脱性皮肤病，偶尔发生在足底。有些皮肤科医生之间交流时会把疾病用"板层出汗不良"或"复发性手掌脱屑"来表达。

病因

- 未知。有人认为这是角质层细胞的黏合功能紊乱。环境的因素可能会起到重要作用。

🔑 诊断要点

临床表现

- 夏季最常见
- 手掌和足掌多汗

体格检查

- 白色斑点逐渐向周围延伸，形成环形衣领状的附着脱屑。
- 严重病例可表现为广泛的鳞状脱屑（图 3.187）。

辅助检查

- KOH 检查以区别皮肤癣菌病。

🔍 鉴别诊断

- 皮肤癣菌病
- 手掌和脚底点状角化病

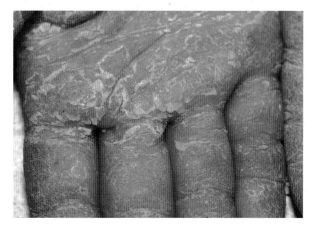

图 3.187 手部严重角质层剥脱,表现为皮肤浅层的角质层脱落

- 过敏性接触性皮炎
- 钱币状湿疹
- 角化过度湿疹

 治疗

一线治疗

- 观察:大多数病例在使用润滑剂几周后缓解
- 润肤霜
- 乳酸铵

二线治疗

- 局部外用糖皮质激素软膏

💡 注意事项

- 许多患者有遗传过敏背景和出汗不良性湿疹的皮疹。

96. 黑子

📋 总论

定义

- 单纯性黑子是一种很常见的黑色素细胞性病变,临床上要与雀斑鉴别。青少年黑子出现在幼儿期,阳光暴露不会引起皮疹的大小增加或色素变深。日光性黑子是常见的褐色斑疹,发生在阳光暴露下的皮肤。这些病变不应与恶性黑子混淆,恶性黑子是一种原位恶性黑色素瘤,典型地发生在老年人的慢性日光损伤皮肤上。

病因

- 日光性黑子与阳光暴露有关。
- 青少年雀斑也存在于一些遗传性疾病。

🔑 诊断要点

临床表现

- 单纯性黑子常在年轻时进展,女性受孕时会变得更加明显。
- 日光性黑子多数存在于面部、手背侧、前臂和肩膀上(图3.188)。

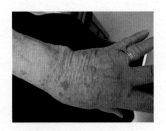

图 3.188　日光性黑子。在经常阳光暴露的老年患者皮肤上,经常可以发现手背上的良性棕色斑疹

体格检查

- 单纯性黑子大小 1~5mm,是色素均匀,棕色至黑色,境界清楚的斑疹,可发生在皮肤的任何地方。

- 日光性黑子直径为 0.1~1cm 或更大，有融合的趋势，颜色变化从浅色到深棕色。

辅助检查

- 如果需要排除恶性，需进行皮疹活检病理。

🔍 鉴别诊断

- 恶性黑子
- 雀斑
- 光化性角化病
- 扁平脂溢性角化病
- 黑色素细胞痣

💊 治疗

- 防晒霜（日光性黑子）
- 漂白剂
- 激光治疗
- 局部维 A 酸制剂
- 局部使用 5-氟尿嘧啶，冷冻术，以及用乙醇酸或三氯乙酸进行化学破坏

💡 注意事项

- 色素沉着和黑子增多是艾迪生病的特征。
- 单纯性黑子不会恶变，与雀斑不同的是，与阳光暴露无关。它们也可能与多种遗传性疾病有关，如 LEOPARD 综合征、卡尼综合征（图 3.189）和 Peutz-Jeghers 综合征。

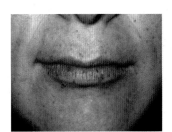

图 3.189　单纯性黑子。在卡尼综合征患者嘴唇及其周围。（Fitzsimons Army Medical Center Collection）

97. 麻风病

📋 总论

定义

- 麻风病是一种慢性感染性肉芽肿,主要影响皮肤和周围神经。

病因

- 麻风是由麻风分枝杆菌引起的,它是一种专性的细胞内抗酸杆菌。
- 主要传播方式是吸入含麻风杆菌的鼻腔喷沫而传播。美国南部的一些案例是从九带犰狳身上获得感染。
- 接触麻风病患者的大部分人群由于具有正常免疫力的是不会罹患该病的。
- 潜伏期为 3~5 年。

🔑 诊断要点

临床表现

- 麻风病表现出一个疾病谱,可以从单一的皮疹伴局部轻微的感觉丧失,到严重泛发的皮损并伴有疼痛性神经炎、肌肉萎缩和挛缩,以及多发性周围神经的损伤。

体格检查

- 皮损可以很少或多发泛发,皮疹的外观可以是色素减退的斑片、斑块、红斑块(图 3.190)和结节

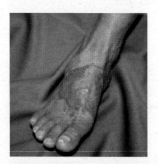

图 3.190　界线类结核样麻风在足部表现为环形斑块。(William Weston Collection)

- 感觉丧失
- 无汗症
- 神经炎性疼痛
- 可触及增粗的周围神经
- 神经损伤（最常见的受影响神经为尺神经、正中神经、腓总神经、胫后神经、手腕的桡神经、面神经和耳大神经）
- 肌肉萎缩和无力
- 垂足
- 爪形手（趾）
- 眼睑闭合不全、鼻中隔穿孔、鼻梁塌陷、眉毛缺失
- 面部弥漫性浸润性皮疹可导致"狮面"相（图 3.191）

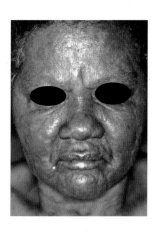

图 3.191 瘤型麻风具有狮面相和马鞍鼻畸形的麻风病。（Fitzsimons Army Medical Center Collection）

辅助检查

- 麻风病的诊断依赖于详细的病史和体格检查，并已确定通过在受影响部位的皮肤涂片或皮肤活检中显示抗酸杆菌。皮肤涂片取自活动部位，最常见的是耳垂、肘部或膝盖，并被抗酸杆菌染色。

🔍 鉴别诊断

- 结节病
- 类风湿性关节炎
- 系统性红斑狼疮
- 淋巴瘤样肉芽肿

- 腕管综合征
- 皮肤利什曼病
- 真菌感染

🩹 治疗

- 上肢和下肢畸形的患者进行物理治疗。
- 适当的足部护理和鞋类,防止溃疡形成。
- 根据临床亚型,联合氨苯砜、利福平和氯法齐明治疗。

💡 注意事项

- 麻风病患者的传播风险很低,因此对住院患者不需要采取预防感染的措施。
- 需要经常检查家庭成员和密切接触者,以防被感染。

98. 白细胞碎裂性血管炎

📖 总论

定义

- 白细胞碎裂性血管炎是指具有这种组织病理学模式的血管炎。

病因

- 白细胞碎屑性血管炎是最常见的血管炎形式。它代表了一类由于疾病导致循环免疫复合物而引起血管炎的模式。

🔑 诊断要点

临床表现

- 皮损可能与 20%~50% 的患者有关节、肾脏和胃肠系统等症状表现有关。

体格检查

- 皮疹通常是多形性的,但可触及紫癜性斑块是最常见的表现(图 3.192)。

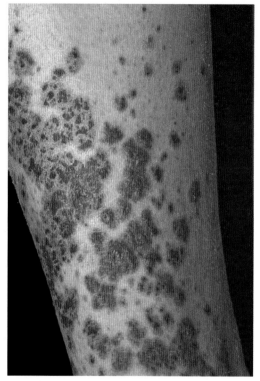

图 3.192 白细胞碎裂性血管炎引起腿部轻度触痛的可触及的紫癜性病变原因一直没有查明。（William weston Collection）

- 皮疹的形态从荨麻疹、水疱或大疱、坏死性溃疡、结节、脓疱、青斑样和环状病变可能会看到。
- 皮疹的直径从 1mm 到数厘米不等。
- 小腿最常受到影响，但其他部位也可能出现皮损。

辅助检查

- 皮损活检，行普通病理检查和直接免疫荧光检查。
- 活检新发小于 24 小时的皮损，通过免疫荧光或免疫过氧化物酶技术可检测到免疫球蛋白和补体在血管壁的沉积。
- 实验室检查应包括全血细胞计数、尿液分析、血清肌酐、谷丙转氨酶、抗核抗体、肝炎血清学，抗中性粒细胞胞浆抗体和补体水平。

- 当怀疑有感染性病因时,建议对血液进行病原体的培养。
- 所有患者均应进行胸部 X 线检查。
- 对疑似感染的行超声心动图检查。

🔍 鉴别诊断

- 韦格纳肉芽肿
- 感染性心内膜炎
- 樱桃状血管瘤
- 昆虫叮咬
- 脓毒性血管炎
- 血小板减少(特发性、血栓性)
- 慢性色素性紫癜
- 落基山斑点热

💊 治疗

一线治疗

- 清除致病因素
- 系统应用糖皮质激素

二线治疗

- 秋水仙碱
- 氨苯砜
- 硫唑嘌呤

三线治疗

- α 干扰素
- 抗组胺药
- 非甾体抗炎药

注意事项

- 皮损早期炎症的存在有助于区分微血管阻塞性疾病(后期会继发炎症改变)。

99. 黏膜白斑(口腔毛状白斑)

📋 总论

定义

- 口腔毛状白斑(oral hairy leukoplakia,OHL)是一种典型的无痛、白色、不可移除的斑块状病变位于舌头的侧面。

病因

- Epstein Barr 病毒与其病因有关,OHL 是 EBV 在上皮角化细胞内复制的结果。OHL 与大多数 EBV 相关疾病的区别在于 EBV 是裂解增长的而不是潜伏状态。

🔑 诊断要点

临床表现

- 病情通常无症状,但有些患者有口腔疼痛或烧灼感、味觉受损,或进食困难。有些患者则抱怨其难看的外观。
- 皮损可能扩散到整个舌背表面或扩散到舌腹部,呈现出扁平状。
- 很少病变出现在软腭、颊黏膜和口咽后部。
- OHL 可发展为口腔鳞状细胞癌,预后不良。

体格检查

- 形态和外观各异。
- 可以是单侧,或双侧。
- 白色斑块可以很小并在舌侧缘有细小的垂直波纹(图 3.193)。
- 不规则表面,疣状白色斑块,呈"灯芯绒样"或波纹图案在舌头的一侧。
- 可能有明显的褶皱或突起,偶尔类似毛发状。

辅助检查

- 活检病理
- HIV 相关检测

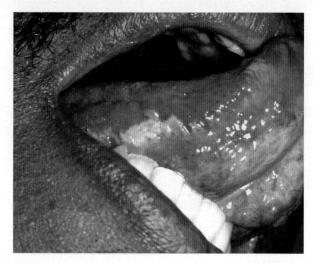

图 3.193   口腔毛状白斑在舌头的外侧面无痛,隆起的白色斑块,不能被刮掉。(Walter Reed Collection)

 鉴别诊断

- 白念珠菌
- 扁平苔藓
- 特发性白斑
- 白色海绵痣
- 局灶性上皮不典型增生
- 鳞状细胞癌

治疗

一线治疗

- OHL 通常无症状,无须特殊治疗。它可能会自愈。
- 局部使用维 A 酸(0.1%维生素 A)通过去角质和免疫调节作用可改善 OHL 的口腔表面的外观;但长期使用可能会导致治疗部位产生灼热感。

二线治疗

- 手术切除和冷冻治疗可能有帮助,但病变会复发。

三线治疗

- 使用大剂量阿昔洛韦、更昔洛韦或膦甲酸钠治疗会导致病变暂时消失。

💡 注意事项

- OHL 通常存在于 HIV 血清阳性者中,但也可能在免疫受损的患者中发现,如移植受体(尤其是肾移植受体)和服用糖皮质激素的患者。诊断 OHL 是进行评估和管理艾滋病的一个指标。

100. 扁平苔藓

📋 总论

定义

- 扁平苔藓是指皮肤表面的丘疹性,尤好发于指四肢屈侧、生殖器和口腔黏膜。

病因

- 扁平苔藓的特征是 $CD8^+$ T 细胞介导的免疫反应。这些 T 淋巴细胞诱导角质形成细胞凋亡。尽管炎症反应被认为作为自身免疫,这些效应 T 淋巴细胞靶向的抗原是未知的。

🔑 诊断要点

临床表现

- 皮肤始发通常始于肢端,它可限于局部,也可能在 1~4 个月的时间内蔓延至其他部位。
- 皮疹部位严重瘙痒。

体格检查

- 分布的部位：
  - 手腕屈侧（图 3.194）、前臂、胫前和大腿部

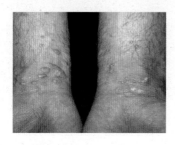

图 3.194　手腕上紫色多角形鳞屑性的瘙痒性丘疹。这是扁平苔藓的常见部位。（ William weston Collection ）

  - 颈部和背部
  - 指甲
  - 头皮（毛发扁平苔藓）
  - 口腔黏膜、颊黏膜、舌头、牙龈和嘴唇
  - 阴唇、阴茎

生殖器黏膜

- 病变形状：
  - 线性
  - 环形（更常见）
  - 口腔黏膜和生殖器区域出现明显的网状结构
- 病变形态：
  - 丘疹（扁平、光滑、有光泽）——最常见的表现
  - 肥大
  - 滤泡
  - 水疱
- 病变颜色：
  - 皮肤扁平苔藓呈深红色、蓝红色、紫色。
  - 个别皮损可见具有特征性白色线条（Wickham 纹）。
  - 在口腔和生殖器的扁平苔藓可见由白色线条组成网格，外观呈突起或环状（图 3.195）。
- 头皮损伤可能导致脱发。

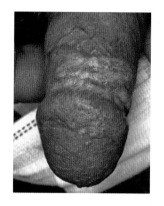

图 3.195 阴茎上的紫罗兰色,融合的丘疹,伴有瘙痒,其表面白色交错的细纹称为 Wickham 纹。(Fitzsimons Army Medical Center Collection)

辅助检查

- 临床病史和体征通常可确定扁平苔藓的诊断。
- 进行皮肤活检(最发达病变的深度的刮刀或穿孔活检)病理可以达到确诊目的。
- 乙型和丙型肝炎的血清学检查。
- 实验室检查对于诊断扁平苔藓无特异性。血脂筛查有一定的用处,因为在扁平苔藓患者中普遍血清甘油三酯升高和高密度脂蛋白胆固醇降低。

🔍 鉴别诊断

- 药疹
- 银屑病
- 鲍恩病
- 黏膜白斑
- 念珠菌病
- 红斑狼疮
- 二期梅毒
- 脂溢性皮炎
- 慢性移植物抗宿主病
- 疥疮

治疗

一线治疗

- 对于皮肤扁平苔藓：
  - 局部糖皮质激素（如 0.1% 曲安奈德，0.05% 氟轻松，0.05% 丙酸氯倍他索乳膏或软膏）封包，每天两次。
  - 避免抓伤。羟嗪 25mg 口服每 6 小时一次，可用于止痒。
  - 沐浴后使用温和润肤剂，以防止皮肤干燥。
- 口腔扁平苔藓：
  - 局部使用含有氟轻松的黏合基质，每天 6 次，持续 9 周。

二线治疗

- 系统治疗：泼尼松每天 30~60mg 作为起始剂量，逐渐减少至每天 15~20mg 维持 6 周。
- 角化过度的肥厚皮损可以皮损内注射曲安奈德 5mg/ml 治疗。
- 阿维 A 治疗 8 周，每天 20~30mg。
- 光疗：每周 2 或 3 次，共 12 次（即一个疗程）。

三线治疗

- 0.1% 维 A 酸制剂。
- 对糖皮质激素无反应的病例，可以局部外用钙调神经磷酸酶制剂。

注意事项

- 扁平苔藓发生皮疹时紫色、扁平、多角形、丘疹和斑块，伴瘙痒。
- 有同形反应（Koebner 现象）。
- 尽管有发现扁平苔藓发生皮肤癌的表现，但仍然不清楚是否存在真正的相关性。
- 超过 65% 的皮肤扁平苔藓患者在第一年内出现自行缓解。

101. 硬化性苔藓

📖 总论

定义

- 硬化性苔藓是一种慢性炎症性皮肤病,通常影响外阴、肛周区和腹股沟。

病因

- 未知。可能与自身免疫和家族遗传关联。

🗝 诊断要点

临床表现

- 外阴硬化性苔藓通常发生在绝经后,一般呈慢性病程。皮损痛苦并干扰性生活。它也可以发生在青春期前的女孩。
- 阴茎硬化性苔藓(龟头干燥闭塞症)更常见于未割包皮的男性。它影响龟头和包皮,如果侵犯尿道,会导致尿道狭窄。
- 性交不适、生殖器出血和肛门出血很常见。

体格检查

- 红斑可能是唯一的初始症状。特征性的表现是在受累区域的发现象牙白色的萎缩性病变。
- 对受影响区域进行仔细检查,在表面会发现白色至棕色的毛囊性角栓。
- 当生殖器受累及时,白色羊皮纸状皮损常围绕内肛门和肛周区(图 3.196),呈沙漏状。经常引起炎症反应、皮下出血和慢性溃疡发生。

辅助检查

- 诊断是根据仔细检查病灶是否有象牙萎缩改变及典型的发作部位来判断。
- 当有疑问时,可以使用钻孔或剃刀深度活检并进行病理检查来确诊。

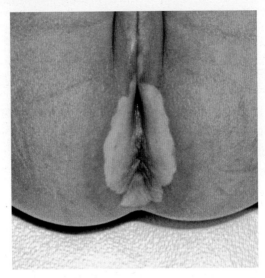

图 3.196　硬化性苔藓通常对称。女性生殖器是相对常见的部位,受累部位常环绕外阴和肛门。(Fitzsimons Army Medical Center Collection)

 鉴别诊断

- 局限性硬皮病
- 皮肤盘状红斑狼疮
- 萎缩性扁平苔藓
- 银屑病
- 鲍恩病
- 白癜风

🔖 治疗

一线治疗

- 局部应用 0.05% 丙酸氯倍他索每天两次外搽,4 周通常有效。由于该病慢性病程,有必要多疗程的外用糖皮质激素,但持续的局部使用糖皮质激素可能会导致外阴皮肤的萎缩。
- 润滑剂有助于舒缓干燥的皮肤。患者要注意卫生,清除秽物,避免用碱性过强的肥皂过度洗澡。

- 睡前服用 25mg 羟嗪可有效减少夜间瘙痒。

二线治疗

- 阿维 A
- 异维 A 酸

三线治疗

- 皮损内应用糖皮质激素。
- 外科治疗(通常为难治性病例保留)。

注意事项

- 青春期前的硬化性苔藓可能与青春期前女孩的性虐待混淆,并可能导致诬告和调查。

102. 单纯性慢性苔藓

总论

定义

- 单纯性慢性苔藓是呈神经性皮炎的改变,由于患者长时间严重的抓挠而形成的局部增厚干燥粗糙的皮肤,通常没有潜在的原发皮肤病。

病因

- 单纯性慢性苔藓可被视为神经性皮炎,原因是长期、慢性的摩擦和剧烈的搔抓,使得患处皮肤的疼痛阈值比正常的高,而且皮肤变厚和坚韧。
- 常见的诱因是皮肤过度干燥、发热、出汗和心理压力。它也可以伴发真菌感染(念珠菌病或股癣)、银屑病、硬化性苔藓、或肿瘤等其他情况。
- 其他引起的原因包括特应性皮炎和昆虫叮咬。罕见的案例提示与锂的使用、含结核菌素的染发剂及长期暴露于汽车污染有关。

🔑 诊断要点

临床表现

* 患者表现为剧烈瘙痒和局部干燥粗糙的斑块，像树皮一样（图 3.197）。

体格检查

* 患者可见局限性苔藓样斑块，病变在肤色较深的患者有可能色素沉着（图 3.198）。
* 通常累及的部位包括手和手腕、颈部背部和侧面、胫骨前部、肛门生殖区和脚踝。

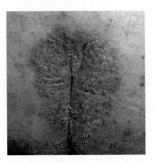

图 3.197   因为瘙痒长期搔抓导致骶骨皮肤增厚，色素沉着。患者有特应性皮炎。（Fitzsimons Army Medical Center Collection）

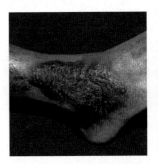

图 3.198   习惯性摩擦引起的下肢苔藓样变伴皮肤色素沉着。单纯性苔藓皮肤在肤色较深的患者中常有慢性色素沉着。（William Weston Collection）

辅助检查

* 皮肤活检显示角化过度、片状角化不全和表皮突延长。

🔍 鉴别诊断

* 扁平苔藓
* 银屑病
* 特应性皮炎

- 昆虫叮咬
- 钱币状湿疹
- 接触性皮炎
- 淤积性皮炎

 治疗

一线治疗

- 教育患者改变瘙痒-搔抓的恶性循环,积极治疗潜在的皮炎。
- 睡前服用 25mg 羟嗪可有效减少夜间瘙痒。
- 局部外搽糖皮质激素制剂。
- 皮损内注射糖皮质激素。

二线治疗

- 含氟的橡胶胶带
- 多塞平乳膏

三线治疗

- 心理治疗
- 抗焦虑药,选择性 5-羟色胺再摄取抑制剂

 注意事项

- 夜间可能会出现明显的搔抓。
- 皮损的部位始终位于患者容易触及搔抓的位置。

103. 线状 IgA 病

📖 总论

定义

- 线状 IgA 病,也称为线状 IgA 大疱性皮病、IgA 类天疱疮和线状疱疹样皮炎,是一种慢性自身免疫性大疱性疾病,其特征是以红斑基础上的糜烂和紧张性水疱。

病因

- 该疾病通常与使用药物有关（万古霉素、青霉素、头孢菌素、甲氧苄啶-磺胺甲噁唑、胺碘酮、非甾体抗炎药、血管紧张素转换酶抑制剂）。

🔑 诊断要点

临床表现

- 疾病的发生通常在服用药物后 24 小时~2 周后。
- 线状 IgA 大疱性皮病稍好发于女性，在 60~65 岁年龄段发病率最高。
- 在大约 60% 的患者中，线状 IgA 大疱性皮病可能会在数年内缓解。

体格检查

- 皮疹呈多形性，包括小水疱，紧张或松弛性大疱，红色丘疹或斑块，靶形丘疹或麻疹样皮疹。
- 水疱可能是香肠状的，也可在单个皮损边缘表现为"珍珠串"样排列（图 3.199）。

辅助检查

- 直接免疫荧光显示 IgA 在表皮基底膜带呈线状沉积（图 3.200）。

🔍 鉴别诊断

- 疱疹样皮炎
- 落叶型天疱疮
- 天疱疮
- 瘢痕性类天疱疮
- 类天疱疮
- 大疱性红斑狼疮
- 卟啉病
- 血管炎
- 儿童慢性大疱病

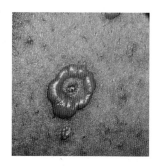

图 3.199 儿童线状 IgA 大疱性皮病也被称为慢性儿童大疱性皮病。儿童线状 IgA 大疱性皮肤病的个体中经常见到大小不等的环形水疱。(Fitzsimons Army Medical Center Collection)

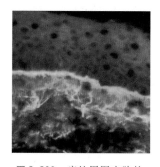

图 3.200 病灶周围皮肤的直接免疫荧光研究表明 IgA 特征性地沿基底膜带线状沉积

治疗

一线治疗

- 停止使用可疑药物
- 氨苯砜 50~200mg/d

二线治疗

- 磺胺吡啶

三线治疗

- 泼尼松和免疫抑制剂

注意事项

- 有报道称,溃疡性结肠炎、皮肌炎、克罗恩病、多发性硬化症、霍奇金病和其他 B 细胞淋巴瘤、膀胱移行细胞癌和食管癌也与线状 IgA 大疱性皮病相关。

104. 莱姆病

📋 总论

定义

- 莱姆病是由伯氏疏螺旋体的传播引起的多系统炎性疾病。

病因

- 伯氏疏螺旋体是经蜱虫叮咬传播的。一般来说,蜱虫从叮咬到传播伯氏疏螺旋体至宿主体内至少需 24 小时。

🔑 诊断要点

临床表现

- 莱姆病患者可能会出现以下几个阶段:
  - 早期局限性皮损:早期莱姆病,游走性红斑;皮疹常在蜱虫叮咬部位出现;蜱虫叮咬后 3~32 天可能出现发热、肌痛。
  - 早期播散期:几天到几周后;多器官系统受累,包括中枢神经系统、关节、心脏;与螺旋体全身播散有关。
  - 晚期持续性症状期:蜱虫叮咬后数月至数年;影响中枢和周围神经系统、心脏、关节。

体格检查

- 游走性红斑初起为红色斑丘疹,并逐渐发展成环形、扁平的红斑病变,部分中央消退(图 3.201)。
- 可能存在淋巴结肿大、咽红和肝脾肿大。

辅助检查

- ELISA 法、蛋白印迹法检测 IgM 和 IgG 抗体。
- 免疫荧光测定。
- 皮损处(游走性红斑)培养和皮肤活检组织和血液的聚合酶链式反应检测以明确诊断(仅在高等级实验室中可进行检测)。
- 继发于免疫反应迟缓的早期疾病往往很难从血清学上诊断。

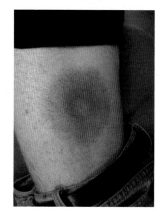

图 3.201 缓慢扩张的游走性红斑，皮疹由中央清楚、边缘隆起的圆形红肿性斑片组成

 鉴别诊断

- 急性病毒性疾病
- 巴贝虫病
- 埃里希体病
- 昆虫叮咬
- 环状肉芽肿
- 脂溢性皮炎
- 环状红斑
- 边缘性红斑

治疗

一线治疗

- 多西环素 100mg，每天 2 次（儿童/孕妇应避免使用）或阿莫西林 500mg，每天 3 次，10~14 天。

二线治疗

- 替代方案：头孢呋辛酯 500mg，每天 2 次，持续 14~21 天，阿奇霉素 500mg，口服 7~10 天（不应用作一线药物）。

三线治疗

- 早期播散和晚期持续性感染：需要 30 天的治疗；多西环素和头

孢曲松对急性播散性莱姆病有同样疗效。

- 关节炎：多西环素或阿莫西林加丙磺舒合用 30 天。
- 神经系统受累需要肠外抗生素：头孢曲松 2g/d，持续 21～28 天；替代方案：头孢噻肟 2g，每 8 小时 1 次；替代方案：青霉素 G 500 万 U，每天 4 次。
- 心脏受累：静脉注射头孢曲松或青霉素，并进行心电监护。

💡 注意事项

- 在莱姆病的流行地区，医生可根据典型的游走性红斑做出明确的诊断。

105. 性病性淋巴肉芽肿

📋 总论

定义

- 性病性淋巴肉芽肿是由沙眼衣原体引起的性传播疾病。

病因

- 沙眼衣原体，有 3 种血清型：L1、L2 和 L3。

🔑 诊断要点

临床表现

原发阶段

- 感染部位微生物繁殖引起的原发性病变。
- 潜伏期 3～21 天。
- 女性最常见的病变部位：阴道后壁、阴唇系带或外阴。
- 自愈，无瘢痕。

二期阶段

- 腹股沟综合征：典型的腹股沟淋巴结肿大。
- 早期皮损出现后 1～4 周开始。
- 综合征是该病最常见的临床症状。

- 70%患者为单侧腹股沟淋巴结肿大。
- 症状:疼痛、泛发性腺炎(腹股沟淋巴结炎)和发生在多个窦道的化脓性改变。
- "凹槽征"提示股部和腹股沟淋巴结受累(20%);最常见于男性。
- 女性髂深和腹膜后淋巴结受累可表现为盆腔肿块。

三期阶段(肛门生殖器综合征)

- 亚急性:结肠炎。
- 晚期:组织破坏或瘢痕、窦道、脓肿、瘘管、会阴狭窄(图3.202)象皮肿。

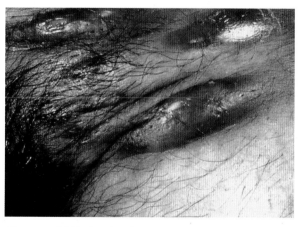

图3.202 慢性性病性淋巴肉芽肿,表现为瘢痕伴多处脓肿和窦道。(John Aeling Collection)

体格检查

- 丘疹,浅溃疡
- 接种部位的疱疹样皮损(最常见)

辅助检查

- 衣原体的细胞培养;抽吸波动性结节的阳性率最高。

🔍 鉴别诊断

- 腹股沟淋巴结炎
- 软下疳
- 梅毒
- 化脓性淋巴结炎
- 腹膜后淋巴结炎
- 直肠炎
- 猫抓病
- 血吸虫病

💊 治疗

一线治疗

- 多西环素 100mg，每天 2 次，口服 21 天
- 手术：抽吸波动性结节，脓肿切开和引流

二线治疗

- 红霉素 500mg，每天 4 次，口服 21 天

三线治疗

- 磺胺异噁唑 500mg，每天 4 次，口服 21 天

💡 注意事项

- 瘢痕形成过程一旦开始，就无法通过抗生素疗法逆转。

106. 肥大细胞增多症（色素性荨麻疹）

📋 总论

定义

- 肥大细胞增多症是肥大细胞异常增殖的疾病。它最常见的皮肤症状是色素性荨麻疹，可伴或不伴系统表现。

☞ 诊断要点

临床表现

- 皮损可在出生时或出生后第一年出现,可伴瘙痒,但通常没有症状。皮疹主要发生在躯干,并且由于黑色素增加,皮疹颜色逐渐变深。
- 颜面部、头皮、掌跖一般不受累。
- 轻度外伤后出现荨麻疹(Darier征)是本病的特征。
- 许多患者的弥漫的皮肤划痕症阳性(按压或轻刮后出现风团)。
- 在成人中,表现为小的深棕色丘疹和斑疹,主要累及躯干和四肢。

体格检查

- 皮损为红斑或红棕色(图3.203)、圆形至卵圆形的斑疹、丘疹和斑块,直径通常为2~3cm。

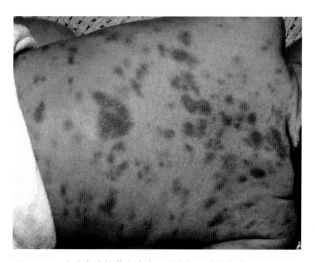

图3.203 儿童色素性荨麻疹表现为背部有许多色素沉着的斑疹和斑块。轻轻揉搓皮损通常会导致周围皮肤出现红斑(Darier征)。(William Weston Collection)

辅助检查

- 皮肤活检。
- 实验室检查：疑似系统性病变的患者行以下检查：24 小时尿液中的组胺，组胺代谢物，前列腺素代谢物，血浆蛋白酶水平，骨髓检查。

🔍 鉴别诊断

- 昆虫叮咬
- 痣和先天性色素异常
- 咖啡斑
- 环状肉芽肿
- 雀斑样痣
- 药疹
- 结节病

💊 治疗

一线治疗

- H_1 和 H_2 抗组胺药

二线治疗

- 外用糖皮质激素并塑料薄膜封包
- PUVA 光化学疗法

三线治疗

- 多塞平

💡 注意事项

- 避免诱发因素（摩擦，极端温度，过度劳累，乙醇，非甾体抗炎药）是有效治疗的重要组成部分。

107. 黑色素细胞痣

📋 总论

定义

- 黑色素细胞痣是一种皮肤损害,最早出现在儿童时期,在 10~30 岁时数量可增加。
- 它们一般在中年时退化,在老年时可能完全退化。

病因

- 先天性。
- 获得性黑色素细胞痣的发展与 20 岁之前的日晒的程度有关。间歇性强日照比慢性暴露影响更明显。

🔑 诊断要点

临床表现

- 在男性中,头部、颈部和躯干容易受累,而在女性中,上肢和下肢更常见。

体格检查

- 黑色素细胞痣根据其发展阶段表现出多种不同特征。
- 交界痣通常呈斑疹或略微凸起,直径最大为 0.5cm,颜色从浅棕色到深棕色,甚至为黑色(图 3.204)。通常表现为边界清,色素均匀,但有时中心区域颜色较深。通常可以在皮损表面上清楚地识别出皮纹线。
- 复合痣呈凸起状,有时呈圆顶状或疣状,通常有较深的色素沉着(图 3.205)。有时可见毛发从其表面穿出。
- 皮内痣通常不含色素,可能呈圆顶状结节(图 3.206)或带蒂的皮赘。恶变罕见,据估计,一颗痣发展成黑色素瘤的可能性约为 1/100 000。

辅助检查

- 仅在诊断不明确时进行活检。

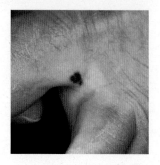

图 3.204　交界痣,略微凸起的褐色斑点,均质的褐色和略微不规则的边界。由于边界不规则,对该皮损进行了活检。(Fitzsimons Army Medical Center Collection)

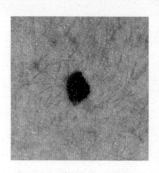

图 3.205　复合痣,深褐色,略微凸起的丘疹,边界清晰、规则

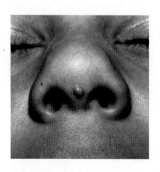

图 3.206　皮内痣,一名儿童患者鼻部肤色至略带紫红色的圆顶状丘疹。(William Weston Collection)

鉴别诊断

- 黑色素瘤
- 黑子病
- 雀斑
- 脂溢性角化病
- 色素性基底细胞癌

治疗

- 仅在诊断不明或出于美容原因时进行手术切除。

💡 注意事项

- 一个普通的高加索人一生中预期会出现 15~40 个这样的皮损。

108. 黑色素瘤

📋 总论

定义

黑色素瘤是由黑色素细胞的恶变引起的皮肤肿瘤。传统上将其细分为 4 种类型:

- 浅表扩散型黑色素瘤(70%)
- 结节型黑色素瘤(15%~20%)
- 恶性雀斑痣样黑色素瘤(5%~10%)
- 肢端雀斑样黑色素瘤(7%~10%)

病因

- 紫外线是恶性黑色素瘤的最重要病因。
- 较小的非发育不良痣转变为黑色素瘤风险轻度增加,而发育不良痣的恶变风险明显增高。
- 家族性黑色素瘤患者中,位于 9p21 的 *CDKN2A* 基因常发生突变。

🔑 诊断要点

临床表现

- 在过去的 25 年内,黑色素瘤发病率增加了 2~3 倍(每年的发病率为 13/100 000)。发病年龄的中位数为 53 岁。
- 黑色素瘤是 20~29 岁女性中最常见的癌症。
- 黑色素瘤在高加索人中(17.2/100 000 高加索男性)比非裔美国人(1/100 000 非裔美国男性)更为常见。
  可以使用 ABCDE 法评估黑色素瘤的可能性:
  A:不对称(Asymmetry)(例如,将皮损划分为两部分,两侧不对称)
  B:边界不规则(Border irregularity)(边界不光滑,参差不齐)
  C:颜色变化(Color variegation)(存在各种深浅不一的色素沉着)

D:直径扩大(Diameter enlargement)(>6mm)
E:进展(Evolution)(皮损发生变化)

体格检查

- 根据黑色素瘤的亚型,体格检查的表现是多样的:
  - 浅表扩散型黑色素瘤最常见于小腿、手臂和上背部(图 3.207)。它可以具有多种颜色,也可以是统一的棕色或黑色。
  - 结节型黑色素瘤(图 3.208)可在人体任何地方出现,但最常见于躯干的光暴露部位。它是深棕色或红棕色的,可以是圆顶形的或有蒂的。无黑色素型的皮损类似于血疱或血管瘤,因此经常被误诊。
  - 恶性雀斑痣样黑色素瘤通常见于老年人,好发于光暴露部位,常由恶性雀斑样痣(哈钦森雀斑)或原位黑色素瘤转变而来(图 3.209)。皮损可能有复杂的模式和多变的形状,颜色比浅表扩散型黑色素瘤更均匀。
  - 肢端雀斑样黑色素瘤通常发生在足底、甲下黏膜(图 3.210)和手掌(足底是最普遍的部位)。与其他类型的黑色素瘤不同,它在所有种族中的发病率接近。

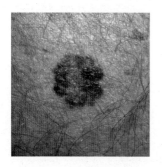

图 3.207   浅表扩散型黑色素瘤,较大的色素性皮损(>6mm),伴有中央退行性改变,边缘不规则,多种褐色和红棕色色调。这是 Breslow 水平 0.35mm 的黑色素瘤。(Fitzsimons Army Medical Center Collection)

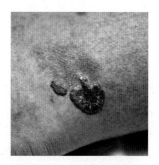

图 3.208   中年男性患者足踝部上方溃疡性黑色结节性黑色素瘤,伴有明显退化

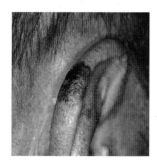

图 3.209 耳部光损伤皮肤基础上出现的恶性雀斑痣样黑色素瘤。该患者也有黑色素瘤家族史

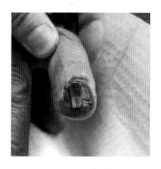

图 3.210 甲下肢端型雀斑样黑色素瘤扩散至近端指甲襞(Hutchinson 征)并蔓延至指腹

辅助检查

- 进行手术切除,术口呈梭形,切除组织包括皮损周围 1~2mm 的正常皮肤,并延伸至皮下组织;在外科手术较困难区域(如手指、鼻子)有时需要进行环钻切除活检。根据解剖部位和黑色素瘤的可能亚型,可能需要进行深削切活检。
- 对于高危黑色素瘤患者,应考虑进行前哨淋巴结活检,以最小代价了解相关患者亚临床淋巴结转移的情况。操作时使用放射淋巴造影,获得从原发性黑色素瘤部位到该区域第一个"前哨"淋巴结的淋巴引流路径。正确操作下,如果前哨淋巴结阴性,该区域中其余的淋巴结不会发生转移的概率超过 98%。原发性黑色素瘤可根据肿瘤的组织学特征和前哨淋巴结活检结果进行分期,并且提供重要的预后信息,同时已经发生淋巴结转移的患者可以通过立即切除淋巴结而延长其生存期。
- 由美国癌症联合委员会改编的黑色素瘤分期系统遵循 TNM 分类。
- 鉴定体细胞中编码丝氨酸-苏氨酸蛋白激酶(BRAF)的基因突变。近 50% 的黑色素瘤中存在 *BRAF* 突变,这一突变是使用新型药物 BRAF 抑制剂的指征。

🔍 鉴别诊断

- 发育不良痣

- 雀斑样痣
- 血管性损害
- 蓝痣
- 基底细胞癌
- 脂溢性角化
- 樱桃状血管瘤
- 角化棘皮瘤
- 化脓性肉芽肿
- 皮肤纤维瘤
- 鳞状细胞癌
- 甲下血肿

治疗

一线治疗

- 初次切除黑色素瘤,确定组织学诊断后进一步切除受累区域。切除范围取决于肿瘤的厚度、亚型和分期。
- 根据肿瘤厚度和分期决定是否进行前哨淋巴结活检和/或切除。

二线治疗

- 辅助化疗和/或 α-2b 干扰素。
- FDA 批准联合使用丝裂原激活的细胞外信号调节激酶抑制剂 cobimetinib 与 BRAF 激酶抑制剂 vemurafenib 治疗 *BRAF V600E* 或 *V600K* 突变的无法切除的或转移性黑色素瘤。

三线治疗

- 新型疗法涉及癌症疫苗以及粒细胞-巨噬细胞集落刺激因子和血管生成抑制剂的使用。
- 晚期疾病的治疗包括化学疗法、免疫疗法和放射疗法(除手术切除和淋巴结清扫术外)。

💡 注意事项

- 浅表扩散型黑色素瘤最常发生在年轻人中的光暴露部位,而肢端雀斑痣样黑色素瘤最常见于亚裔美国人和非裔美国人,并且与日晒无关。

- 大约 8%~10%的黑色素瘤发生在有家族史的人群中。
- 预后因黑色素瘤的分期而异,5 年生存率与肿瘤厚度有关。尽早发现是增加生存率的关键因素。

109. 黄褐斑

📖 总论

定义

- 通常,对称性获得性黑色素增多症的特征是不规则的浅棕色到暗褐色融合性斑片或斑点,边缘清楚,累及光暴露部位皮肤。

病因

- 确切的发病机制尚不清楚,但与雌激素和日晒有明确的病因联系。
- 组织学上,表皮全层的角质形成细胞内的黑色素含量均增加,表皮黑色素细胞的数量亦增加。
- 有报道使用化妆品、光毒性药物、异维 A 酸和抗癫痫药与发病有关。

🔑 诊断要点

临床表现

- 好发于颜面部

体格检查

- 不规则,浅至深棕色,融合性斑片或斑点,边界清,发生于光暴露部位皮肤(图 3.211)
- 对称分布;不规则的"虫蚀状"边缘

辅助检查

- 促甲状腺激素,甲状腺微粒体自身抗体

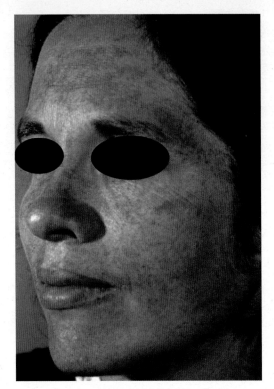

图 3.211 前额、面颊和口周的斑片状黄褐斑。(Fitzsimons Army Medical Center Collection)

鉴别诊断

- 西瓦特皮肤异色病
- 炎症后色素沉着
- 光线性苔藓样药疹

治疗

一线治疗

- 避免日晒,使用可阻挡 UVA 和 UVB 的防晒霜

二线治疗

- 含有氢醌的美白霜
- 维 A 酸

三线治疗

- 壬二酸

💡 注意事项

- 女性(尤其是西班牙裔或印度裔)比男性更容易发病。黄褐斑通常与口服避孕药和受孕有关,并可因日晒而加重。

110. 痱

📄 总论

定义

- 痱是一种丘疹水疱性发疹性皮炎,也被称为"热疹"。

病因

- 痱通常是由热和皮肤封闭共同引起,它是阻塞的局泌汗腺中的汗液发生潴留。

🔑 诊断要点

临床表现

- 当没有其他病因时,痱可能为原发皮损;也可继发于皮肤创伤或其他外伤后的皮损。
- 可伴有刺痛或刺痒感。

体格检查

- 痱有 4 种基本类型:
  1. 白痱:浅表的、小的非炎症性水疱

2. 红痱:细小红色丘疹,偶有丘疹水疱样皮损(图 3.212)

3. 脓痱:细小的丘疹性皮损,有中央顶端脓疱

4. 深痱:深的红色结节性病变(图 3.213)

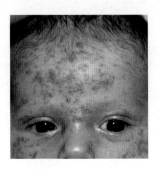

图 3.212 婴儿面部的红痱(热疹)。(William Weston Collection)

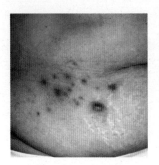

图 3.213 深痱,表现为腹部深在结节,该男子曾用塑料薄膜封包腰部减肥。(Fitzsimons Army Medical Center Collection)

- 痱最常累及颈部或躯干,任何外分泌汗腺的部位均可受累。

辅助检查

- 没有必要。
- 怀有感染者行细菌和酵母菌的微生物拭子检查。
- 对有疑问的患者,可以进行环钻活检以进行组织学检查,组织病理学表现通常有诊断意义。

🔍 鉴别诊断

- 病毒疹
- 药疹
- 念珠菌病
- 昆虫叮咬
- 粟丘疹
- 毛囊炎

治疗

一线治疗

- 加强洗浴,处于有空调的阴凉环境
- 限制活动,避免封闭性过强的衣物
- 外用杀菌剂、燕麦浴

二线治疗

- 局部外用糖皮质激素

三线治疗

- 系统性使用抗生素
- 无水羊毛脂/异维 A 酸

注意事项

- 多达50%的新生儿面部,躯干上部和四肢中均可见痱。它们通常会自行消退,儿童和成人也可能受累。

111. 传染性软疣

总论

定义

- 传染性软疣是一种病毒感染性疾病,其特征是散在的皮损,中央可见脐凹。

病因

- 由痘病毒引起的上皮细胞病毒感染。
- 传染性软疣通过自身接种,抓挠或接触而使皮损扩散。

诊断要点

临床表现

- 该病通常发生在幼儿中,在性活跃的成年人和 HIV 感染者中也很常见。

- 潜伏期在 4~8 周之间。
- 儿童的皮损常分布于面部、四肢和躯干，黏膜不受累。
- 在成年人中的分布通常为耻骨部位和外生殖器部位。
- 免疫正常的患者可在数月后自行消退。

体格检查

- 单个病变最初表现为肤色、坚实、表面光滑的丘疹，中央有脐凹。皮损常群集分布（图 3.214）。每个皮损的大小不等，通常直径 2~6mm。已经愈合的邻近丘疹会遗留色素沉着。
- 搔刮或超敏反应可能导致病变周围出现红斑和鳞屑（图 3.215）。
- 掌跖部位不会出现皮损。

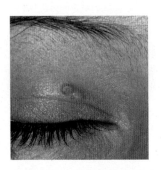

图 3.214   上眼睑传染性软疣，其中一个皮损显示出典型的中央角质核。（William Weston Collection）

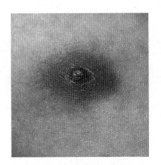

图 3.215   孤立性炎症性的传染性软疣，临床上缺乏特征性表现时很难诊断。（William Weston Collection）

辅助检查

- 诊断通常是根据皮损的临床表现来确定（分布和中央脐凹）。可以使用放大镜观察中央脐凹。如有必要，可以通过刮匙刮下典型皮损，内容物可以放在载玻片上加入氢氧化钾并缓慢加热后进行镜检以确诊。用甲苯胺蓝染色可鉴定病毒包涵体。

鉴别诊断

- 扁平疣(扁平疣):无中央脐凹,不呈圆顶状,表面不规则,可累及掌跖
- 单纯疱疹:皮损为充满疱液的水疱
- 水痘:可见大小不等的水疱
- 毛囊炎:无中央脐凹,有毛发穿出脓疱或丘疹
- 艾滋病患者的皮肤隐球菌病:对皮损进行的细胞涂片可见出芽酵母菌
- 基底细胞癌:没有多发皮损

治疗

一线治疗

- 根据皮损的数量、免疫状况以及患者的年龄和偏好,进行个体化治疗。
- 对于皮损数量少、体积小、无激惹、无扩散的患者,可以选择观察待其自行消退。所有性活跃患者均应治疗生殖器部位皮损。
- 液氮冷冻疗法可用于去除皮损。
- 如果皮损数量少,可联合外用 2.5% 的丙胺卡因和 2.5% 的利多卡因乳膏进行麻醉预处理后刮除皮损。在美容敏感区域应避免刮除术,因其可能会形成瘢痕。

二线治疗

- 单个皮损上使用 0.7% 的斑蝥素并用透明胶带封包,24 小时内会起疱并可清除皮损,而不会留下瘢痕。但应避免在面部使用这种药物。

三线治疗

- 其他治疗措施包括睡前使用咪喹莫特乳膏或 0.025% 的维 A 酸凝胶或 0.1% 的乳膏,每天睡前使用水杨酸,以及使用激光疗法。
- 每两周重复一次三氯乙酸化学剥脱,持续数周,有效适用于免疫功能低下的皮损弥漫患者。

💡 注意事项

- 儿童生殖器部位传染性软疣提示可能存在性虐待。
- 对于成年人出现迅速扩散到前胸的异常大、或多个脐凹状的传染性软疣丘疹,应高度怀疑 HIV 感染。

112. 蒙古斑(真皮黑色素细胞增多症)

📋 总论

定义

- 蒙古斑是一种真皮黑色素细胞病变,表现为相对均匀的、板岩蓝色的肤色异常区域,通常位于骶骨区域。

病因

- 蒙古斑是黑色素细胞从神经嵴到表皮经皮迁移过程受阻的表现。

🔑 诊断要点

临床表现

- 无症状

体格检查

- 病变是良性的,其特征是色素沉着的黑色素细胞,排列平行于皮肤表面,主要位于真皮的深部网状层。上皮正常,病变通常位于臀部、侧腹部和肩部(图 3.216)。

辅助检查

- 没有必要

🔍 鉴别诊断

- 伊藤痣
- 皮肤黑色素细胞错构瘤(斑状蓝痣)
- 迟发性皮肤黑变病

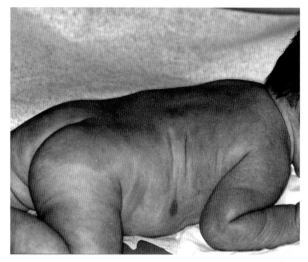

图 3.216 异常巨大的蒙古斑，除累及腰骶部的特征部位外，还包括背部、肩部和手臂。(Joanna Burch Collection)

- 创伤
- 获得性双侧太田痣样斑

治疗

- 没有必要

注意事项

- 本病在日裔和华裔以及其他有色人种中更为常见。

113. 硬斑病

总论

定义

- 硬斑病是一种结缔组织疾病，会影响皮肤和皮下组织。它是硬皮病的一种局限形式，会影响皮肤，但不会引起内脏硬化（与任何系统性疾病均无关联）。

病因

- 不明

🔑 诊断要点

临床表现

- 发病多样,但最常见的是渐进式的和无症状的。
- 最常见的表现是一个或多个局限性斑块。
- 具有多个小斑点的临床表现被称为点滴状硬斑病。
- 罕见的表现包括结节性硬斑病(病变类似于瘢痕疙瘩)和全身性或弥漫性硬斑病(涉及大部分体表面积);前额线性变异性硬斑病会影响额头和头皮,也被称为"刀砍状硬皮病",可能是半侧颜面萎缩症(Parry-Romberg 综合征)的异型。
- 皮下或深部硬斑病和大疱性硬斑病很少见。

体格检查

- 早期病变呈紫红色或淡紫色(图 3.217)。
- 边界有活跃的炎症表现。
- 可见边缘不清、非凹陷性水肿的硬化区域。
- 数月或数年后可能会出现皮肤萎缩和软化(图 3.218)。

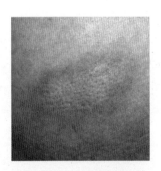

图 3.217　硬斑病早期病变表现为光滑、发亮的硬化斑块,边界不清,淡紫色边缘。(Fitzsimons Army Medical Center Collection)

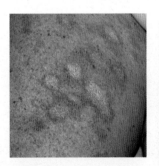

图 3.218　陈旧性硬斑病在病变中心表现出白色萎缩,类似于硬化性萎缩性苔藓,周围有色素沉着。(William Weston Collection)

- 一些病变可能表现为白色,在临床和组织学上类似于硬化性苔藓。

辅助检查

- 皮肤活检
- 抗核抗体

鉴别诊断

- 环状肉芽肿
- 硬化性苔藓
- 肥厚性瘢痕
- 硬皮病
- 嗜酸性筋膜炎
- 迟发性皮肤卟啉病
- 皮肤萎缩症
- 肾源性纤维化皮肤病
- 类脂质渐进性坏死

治疗

一线治疗

- 局部外用糖皮质激素
- 皮肤润肤剂
- 皮损内注射糖皮质激素(例如曲安西龙 5~10mg/ml)
- 卡泊三醇软膏

二线治疗

- PUVA 光浴疗法
- 低剂量 UVA 光化学疗法

三线治疗

- 甲氨蝶呤
- 甲氨蝶呤联合糖皮质激素冲击

💡 **注意事项**

- 线状硬皮病在儿童中更为常见,大约 30% 的线状硬皮病患者抗核抗体阳性。

114. 毛霉菌病

📋 **总论**

定义

- 毛霉病是一种由接合菌纲真菌引起的感染,包括毛霉属(毛霉、根霉、犁头霉、小克银汉霉、被孢霉、瓶霉、共头霉、鳞质霉和枝霉)和虫霉属(耳霉和蛙粪霉)。

病因

- 毛霉菌病的病因是由接合菌亚真菌感染(见"定义")。
- 这些普遍存在的微生物感染与潜在疾病有关,包括糖尿病、淋巴瘤、严重烧伤或外伤、术后康复时间延长、多发性骨髓瘤、肝炎、肝硬化、肾衰竭、糖皮质激素治疗、免疫缺陷状态(如艾滋病)以及使用受污染的弹力绷带。免疫功能正常的宿主也可能在热带气候下被感染。

🔑 **诊断要点**

临床表现

- 真菌最常通过呼吸道进入人体。孢子沉积在鼻甲中,可以吸入肺泡。在皮肤毛霉菌病中,孢子直接进入皮损处。

体格检查

- 皮肤毛霉菌病表现为结节性皮损(血行播散)或伤口感染。在使用未经严格消毒的封闭敷料后,原发损害累及表皮和真皮(图 3.219)。

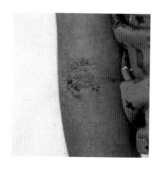

图 3.219　免疫功能障碍儿童感染根霉属的毛霉菌病，皮损发生在该患儿静脉注射的胶布下方。这种模式的毛霉菌病患者通常症状轻。（Joanna Burch Collection）

辅助检查

- 在鼻咽感染的情况下，用直接光镜检查受感染组织的活检标本，可在数分钟内明确诊断，典型的真菌表现为宽阔（直径 10~20mm）的非分隔菌丝，分支成直角，表明易于发生血管侵袭（图 3.220）。

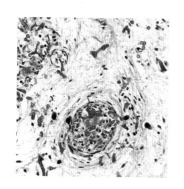

图 3.220　毛霉菌病表现为具不分隔直角分支菌丝，有侵入血管的倾向。视野可见两条血管受累。（Fitzsimons Army Medical Center Collection）

🔍 鉴别诊断

- 其他微生物［细菌（包括结核和麻风病）、病毒、真菌或原虫］感染
- 前文提到的部位发生非感染性组织坏死（例如肿瘤、血管炎，组织变性）

治疗

一线治疗

- 侵袭性毛霉菌病的标准疗法是用两性霉素 B 治疗。两性霉素 B 的脂质制剂毒性较低(即,两性霉素 B 脂质复合物,两性霉素 B 胶态分散体和两性霉素 B 脂质体)。

二线治疗

- 可能需要外科清创术或根治性切除术。

三线治疗

- 氟胞嘧啶、利福平和四环素的疗效存在争议。

注意事项

- 毛霉菌病的标志是血管侵袭和组织坏死。应密切评估黑痂及分泌物。诊断取决于是否能发现活检样本组织中微生物。

115. 蕈样肉芽肿

总论

定义

- 蕈样肉芽肿是一种 T 淋巴细胞增生性疾病,具有特征性皮损,并可能扩散到淋巴结和内脏。

病因

- 蕈样肉芽肿的具体病因尚不清楚。基于 HTLV-1 感染与罹患 T 细胞白血病存在关联,推测本病可能与感染逆转录病毒 HTLV-1 相关。

🔑 诊断要点

临床表现

- 蕈样肉芽肿典型病程可分为 3 个阶段：
  - 蕈样前期或斑片期表现为红斑鳞屑性斑片，可持续数月至数年（图 3.221）。在此阶段，只能疑诊，因为组织病理学特征对于确定蕈样肉芽肿诊断尚不充分。皮损可以无症状或有瘙痒，可出现在任何部位，但通常位于非光暴露部位。斑块型副银屑病、皮肤异色病样副银屑病、苔藓样副银屑病和斑驳状副银屑病这类皮损都需要怀疑蕈样前期的皮肤 T 细胞淋巴瘤。
  - 浸润性斑块期的特征是凸起、质硬、可触及的红斑斑块，这些斑块可伴有瘙痒并且可能伴有脱发（图 3.222）。

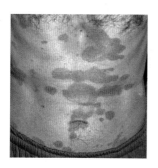

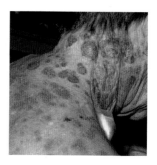

图 3.221　斑片期蕈样肉芽肿表现为是躯干多发、慢性、界限分明的斑片。（Fitzsimons Army Medical Center Collection）

图 3.222　面部、颈部和唇后部的斑块期蕈样肉芽肿。（Fitzsimons Army Medical Center Collection）

1. ⅠA 期的定义为斑片或斑块性皮肤病，累及不到 10% 的体表面积，无血液受累或血液肿瘤负荷低 [外周血中非典型 T 细胞（Sézary 细胞）<5%]。

2. ⅠB 期定义为斑片或斑块性皮肤病，累及超过 10% 的体表面积，无血液受累或血液肿瘤负荷低（Sézary 细胞 >5%）。

- 肿瘤期的特征是蕈样前期斑片、斑块或非皮损部位出现大块状结节，代表系统性浸润和扩散。肿瘤可为瘙痒性的、面积巨大的(>10cm)，并且可能发生溃疡(图3.223)。

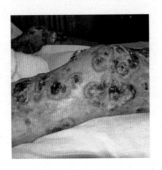

图3.223　蕈样肉芽肿肿瘤期,该老年患者小腿上有溃疡,硬结,坏死性肿瘤结节

1. ⅡA期和ⅡB期的定义为出现肿瘤,伴或不伴临床异常的外周淋巴结,无血液受累或血液肿瘤负荷低。
2. Ⅲ期定义是出现弥漫性红皮病。

- 斑块期或肿瘤期均可以出现淋巴结肿大,可以是局部区域性也可出现全身弥漫性的淋巴结肿大。
  - ⅣA期的定义是淋巴结活检显示大量聚集的非典型细胞,超过6个,或正常细胞完全被非典型细胞取代。
- 可能会发生肝、脾、肺、骨髓、肾、胃和脑的浸润。
  - ⅣB期的定义是内脏受累。

体格检查

- 根据阶段的不同,体格检查的结果会有所不同(请参阅"临床表现")。

辅助检查

- 蕈样肉芽肿的诊断是通过皮肤活检确定的。组织学的标志是表皮中大量不规则的T淋巴细胞浸润(图3.224)。在疾病的早期阶段可能很难将其与其他皮肤病变区分开(例如,蕈样前期或早期斑块性皮损),因此只能作出怀疑性诊断。

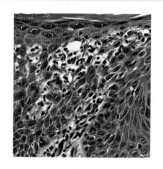

图 3.224 组织学讲,蕈样肉芽肿表现出亲表皮性、非典型性增大的淋巴细胞,这些淋巴细胞趋于形成小的聚集体,称为 Pautrier 微脓肿

🔍 鉴别诊断

- 接触性皮炎
- 特应性皮炎
- 钱币状湿疹
- 副银屑病
- 浅表真菌感染
- 药疹
- 银屑病
- 光化性皮炎
- 黏蛋白性脱发
- 淋巴瘤样丘疹病

💊 治疗

- 对于干燥、皲裂的皮肤,使用润肤剂(例如羊毛脂和凡士林),每天 2 次。
- 使用保湿乳液(例如乳酸铵),每天 2 次。
- 溃疡性肿瘤可以外用抗生素。
- Ⅰ A 期局限性斑片或斑块期患者的治疗包括:外用糖皮质激素,外用氮芥或 1,3-双-(2-氯乙基)-1-亚硝基脲(卡莫斯汀,BC-NU);1% 贝沙罗汀凝胶和 PUVA 或窄谱 UVB 光疗。
- Ⅰ B 期和 Ⅱ A 期患者的治疗与 Ⅰ A 期相似。
  - 对于斑块较厚的患者以及难治性 Ⅱ A 和 Ⅱ B 期患者,考虑采用全身皮肤电子束照射治疗。
  - Ⅰ B 或 Ⅱ A 期患者可选用干扰素 α,500 万单位皮下注射,每周使用 3 次。

- 维 A 酸与 PUVA 联合应用于难治性病例,标准剂量为异维 A 酸,1mg/(kg·d)或阿维 A,25~50mg/d。
- 全身性肿瘤和斑块的 ⅡB 期患者的治疗包括全身皮肤电子束照射治疗,剂量 3 000~3 600cGy,疗程 8~10 周,然后进行外用氮芥进行辅助治疗。
- 对于已发展为弥漫性红皮病的 Ⅲ 期患者(例如 Sézary 综合征)可进行体外光化学疗法:摄入 8-甲氧基补骨脂素后,外周血通过膜滤器进行 UVA 照射。
- 弥漫性蕈样肉芽肿,Ⅳ 期患者可以选用干扰素和其他系统性化疗药物(例如甲氨蝶呤、环磷酰胺、多柔比星、长春新碱和泼尼松)。
- 阿伦单抗可以用于 Ⅳ 期疾病。

💡 注意事项

- 在约 5% 的蕈样肉芽肿,表现为弥漫性、疼痛性、瘙痒性红皮病,外周血中有 Sézary 细胞(称为 Sézary 综合征)。

116. 脂质渐进性坏死

📖 总论

定义

- 脂质渐进性坏死是一种炎症性疾病(又称糖尿病脂性渐进坏死),通常见于糖尿病患者。其特点是胶原变性,主要表现为胫前皮肤病变。

病因

- 该疾病与糖尿病有很强的相关性。有学者认为这种病变是糖尿病微血管病变的结果。

🔑 诊断要点

临床表现

- 病变通常发生在糖尿病患者的胫前区。

体格检查

- 特征性病变为圆形或椭圆形硬皮病样斑块,边界清楚,边缘稍隆起,直径通常是几毫米到几厘米。
- 新发皮疹通常为红棕色,但随着病情进展,皮疹中央变黄,外围可能呈紫红色。
- 较大的斑块通常不规则,形状不一。表面可见鳞屑和毛细血管扩张(图 3.225)。
- 有高达 13%患者出现溃疡。

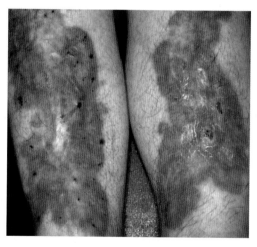

图 3.225　糖尿病脂质渐进性坏死。糖尿病患者下肢的融合性斑块,皮疹萎缩呈棕黄色,表面光滑,伴口腔溃疡。(Fitzsimons Army Medical Center Collection)

辅助检查

- 皮肤活检
- 空腹血糖、餐后 2 小时血糖

🔍 鉴别诊断

- 皮肤黄瘤

- 硬斑病
- 环状肉芽肿
- 血管炎
- 硬化性苔藓

 治疗

一线选择

- 局部糖皮质激素
- 控制血糖

二线选择

- 局部封闭糖皮质激素
- 系统使用糖皮质激素

三线选择

- 噻氯匹定、己酮可可碱、阿司匹林和潘生丁

注意事项

- 不到 5% 糖尿病患者皮疹发生渐进性坏死，但超过 50% 的发生渐进性坏死的患者有糖尿病。吸烟和外伤史可能促进糖尿病患者产生皮疹。

117. 鲜红斑痣

总论

定义

- 鲜红斑痣是皮肤浅表血管的先天性毛细血管畸形，也被称为葡萄酒样痣。

病因

- 真皮毛细血管扩张

诊断要点

临床表现

- 最初损害为浅粉色到红色的斑疹，往往片状分布。最常见于头部和项部（图3.226），但也出现在其他部位。
- 斑疹可能随时间发生颜色变化，并可发生血管瘤结节。

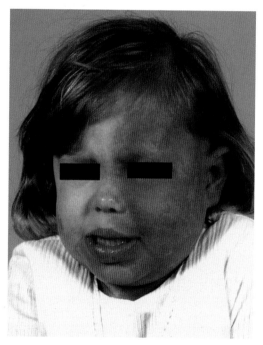

图3.226　小女孩面部见大片不规则边界的红色到紫色的葡萄酒样痣。（From Fitzpatrick J and Morelli J, *Dermatology Secrets Plus*, 5th ed. Philadelphia: Elsevier, 2016.）

体格检查

- 粉色、紫红色到红色斑疹。大小不一，从几乎看不见到严重毁容。

辅助检查

- 眼科检查
- 脑磁共振成像

 鉴别诊断

- 毛细血管瘤
- 鲑鱼斑（新生儿红斑）
- 樱桃状血管瘤
- 血管球瘤
- 皮肤淋巴细胞瘤

 治疗

一线治疗

- 婴儿期可使用脉冲染料激光治疗

二线治疗

- 强脉冲光

💡 注意事项

- 鲜红斑痣可能与眼部异常有关；当累及前额、上下眼睑和鼻子侧时，可能与斯特奇-韦伯综合征有关。

118. 太田痣和伊藤痣

📋 总论

定义

- 太田痣和伊藤痣是皮肤黑色素细胞病变，常见于面部（太田痣）或肩部和颈部（伊藤痣）。它们也被称为上腭部褐青色痣、霍利痣和眼皮肤黑色素细胞增生病。

病因

- 未知。两种病变可能是先天性的或获得性的。

🔑 诊断要点

临床表现

- 通常在出生时出现,病变在成年前可能逐渐扩大和变深。
- 北欧后裔中罕见,好发亚洲人,如日本人。

体格检查

- 单侧深蓝色色素沉着,累及颊部和眼部(太田痣)或胸部和肩部(伊藤痣)(图 3.227)。
- 眼部受累可见巩膜(图 3.228)、虹膜或结膜色素沉着。

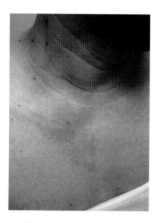

图 3.227 由于真皮黑色素细胞过度沉积导致右胸颈前区色素沉着过度

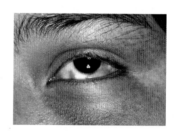

图 3.228 累及左眼巩膜和眼周皮肤的蓝黑色色素沉着,分布于三叉神经眼支,是太田痣的常见类型。(William Weston Collection)

辅助检查

- 一般无,如果怀疑黑色素瘤则进行病理活检。

🔍 鉴别诊断

- 黑色素瘤

- 蓝痣
- 黄褐斑
- 迟发性皮肤黑变病

治疗

一线治疗

- 激光治疗
- 局部漂白

💡 注意事项

- 这些病变通常是良性的；但罕见有恶变报道。

119. 诺卡菌病

📋 总论

定义

- 诺卡菌病是一种由土壤中的有氧放线菌引起的感染，其特征是肺部、软组织或中枢神经系统受累。

病因

- 导致人类感染的最常见诺卡菌种类如下：
  - 星形诺卡菌（导致80%以上的肺部奴卡菌病病例）
  - 巴西诺卡菌（菌丝体瘤的最常见原因）
  - 豚鼠耳炎诺卡菌

🔑 诊断要点

临床表现

- 吸入诺卡菌是最常见的感染方式，肺炎是最常见的表现，75%表现为发热、寒战、呼吸困难和排痰性咳嗽。
  - 表现可以是急性、亚急性或慢性。
  - 若软组织脓肿或中枢神经系统肿瘤或脓肿与肺部感染同时

　　形成,应怀疑诺卡病。

- 肺部感染可扩散至心包、纵隔和上腔静脉。

体格检查

- 皮肤病变通常是由于刺或碎片、手术(图3.229)、使用静脉导管或在下列情况下出现的动物抓伤或咬伤而直接接种机体引起的:
  - 蜂窝织炎
  - 引流穿刺伤口感染沿淋巴部位出现皮肤淋巴结节。
  - 真菌瘤(马杜拉足),一种慢性、深结节性感染,往往累及手或足,可导致皮肤破裂、瘘管形成,并沿筋膜扩散,感染周围皮肤、皮下组织和骨骼。

辅助检查

- 所有疑似诺卡病的患者都需要实验室微生物的培养、鉴定,样本获取可通过肺炎时取痰、真菌瘤或淋巴皮肤感染性皮损的培养物,或采集任何化脓性物质(如脑脓肿、肺脓肿和胸腔积液)。
- 革兰氏染色示革兰氏阳性串珠状细丝,有多个分支。
- 六胺银染色可检测到该生物体。
- 诺卡菌在抗酸染色上耐酸(图3.230)。
- 诺卡菌是生长缓慢的微生物,培养基中的菌落生长可能需要2~3周。

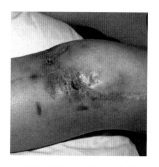

图3.229　一名年轻女性膝关节手术后慢性诺卡菌病:表现为多发性脓肿和引流窦的。(Fitzsimons Army Medical Center Collection)

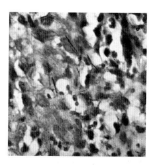

图3.230　通过抗酸染色显示的耐酸性丝状细菌。这是典型的星状诺卡菌。(Fitzsimons Army Medical Center Collection)

🔍 鉴别诊断

- 肺结核
- 肺脓肿
- 肺肿瘤
- 其他肺炎原因
- 放线菌病
- 真菌病
- 蜂窝织炎
- 球孢子菌病
- 组织胞浆菌病
- 曲霉菌病
- 卡波西肉瘤

💊 治疗

- 对于任何脓肿形成:外科引流(如皮肤、肺或脑)。
- 对于皮肤感染:甲氧苄啶磺胺甲噁唑(TMX-SMX)(每天 5mg/kg,每天两次)。
- 对于严重感染、危及生命的肺部或播散性疾病、中枢神经系统疾病或免疫功能低下的患者:两种药物治疗,TMP-SMX 每天 15mg/kg,分 4~6 次给药,每 12 小时注射一次阿米卡星 7.5mg/kg;对于中枢神经系统疾病患者,每天肌内注射头孢曲松 2g 代替阿米卡星。

💡 注意事项

- 诺卡菌病不会在人与人之间传播。
- 诺卡菌病最常见于免疫功能低下的患者(例如接受糖皮质激素或免疫抑制治疗的患者;淋巴瘤、白血病或肺癌患者;移植患者以及其他肺部感染患者)。

120. 钱币状湿疹

📋 总论

定义

- 钱币状湿疹也称为盘状湿疹或钱币状皮炎,是一种以瘙痒、硬币状病变为表现的皮炎(图 3.231)。

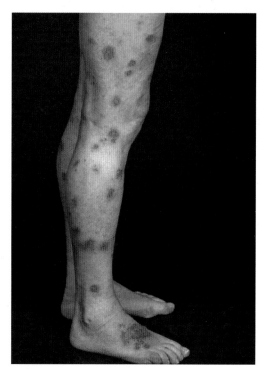

图 3.231　表现为小腿瘙痒、圆形、鳞屑红斑病变的钱币状病变。钱币状湿疹好发小腿。(Fitzsimons Army Medical Center Collection)

病因

- 未知。皮肤干燥症常发生。

🔑 诊断要点

临床表现

- 有两个发病高峰年龄:年轻女性(15~30 岁)和中年人(男女都有)。

- 早期病变表现为丘疹或水疱,可能出现渗出和结痂。

体格检查

- 患者表现为单发或多发性瘙痒、钱币状的红斑、斑块伴水疱,多累及小腿、前臂和手背。

辅助检查

- 通常不需要检查。诊断有疑问时可进行活检。近 30% 的患者斑贴试验呈阳性。

鉴别诊断

- 银屑病
- 特应性皮炎
- 接触性皮炎
- 淤积性皮炎
- 真菌感染
- 疥疮

治疗

一线治疗

- 局部糖皮质激素制剂

二线治疗

- 局部糖皮质激素制剂联合抗菌剂
- 局部糖皮质激素制剂联合抗生素制剂

三线治疗

- 系统使用糖皮质激素

注意事项

- 有无隆起的边缘可区分钱币状湿疹和癣(体癣)。
- 继发感染可能导致病情加重。病变常可培养出葡萄球菌。

121. 甲分离

📋 总论

定义

- 甲板与甲床自然发生无痛性分离。

病因

- 甲外伤、甲上使用化学品、使用化疗药物、使用系统性维 A 酸、甲状腺疾病、银屑病、细菌或酵母菌感染、疱疹感染

🔑 诊断要点

临床表现

- 甲板的分离通常从游离边缘开始向近端进行。
- 最常见于继发性甲外伤的女性。

体格检查

- 甲板分离(图 3.232)。

辅助检查

- 无。

🔍 鉴别诊断

- 甲真菌病
- 内侧甲营养不良
- 穆赫克线
- 对半甲
- 博氏线
- 甲萎缩
- 甲分裂
- 脆甲
- 点状甲

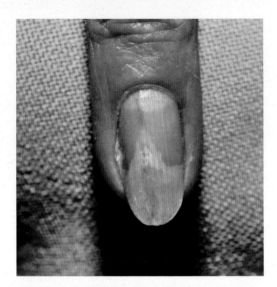

图 3.232   由于指甲过长引起的外伤性甲分离。(Fitzsimons Army Medical Center Collection)

- 软甲

 治疗

一线治疗

- 取下分离的甲板或尽可能地剪短甲板,以防止甲板进一步分离。
- 保持手指干燥,防止浸渍和感染。
- 避免外伤和化学刺激。

二线治疗

- 局部使用糖皮质激素制剂以减少炎症。
- 疑似酵母菌感染使用抗真菌药物(环吡酮洗剂、口服氟康唑)。

💡 注意事项

- 对原因不明的甲分离患者进行甲状腺疾病筛查。

122. 甲真菌病(甲癣)

总论

定义

- 甲真菌病被定义为累及指(趾)甲的持续性真菌感染。

病因

- 甲真菌病是有皮肤癣菌、酵母菌和非皮肤癣菌引起的感染。
- 约80%甲感染由皮肤癣菌红色毛癣菌引起。
- 指间毛癣菌和须癣毛癣菌是引起甲真菌病的其他常见真菌。
- 5%的甲真菌病是由白念珠菌引起。
- 虽然罕见,非皮肤真菌短帚霉和黑曲霉也可引起甲真菌病。

诊断要点

临床表现

- 甲真菌病最常见于40~60岁之间的人。
- 甲真菌病较少发生在青春期前。
- 发病率通常为2%~10%。
- 趾甲感染是指甲感染的4~6倍。
- 男性患者多于女性。
- 甲真菌病更常见于糖尿病、外周血管疾病和任何导致免疫系统抑制的患者。
- 不透气的鞋子、体育锻炼后公共淋浴和足部不完全干燥容易导致甲真菌病。
- 甲真菌病通常与足癣和体癣有关。
- 甲真菌病根据甲床受累的临床类型进行分类。主要类型如下:
  - 远端侧位甲下型真菌病(图3.233)
  - 浅表型甲真菌病(图3.234)
  - 近端甲下型甲真菌病
  - 甲板内型甲真菌病
  - 全甲毁损型甲真菌病(图3.235)

体格检查

- 甲真菌病导致甲增厚、变脆、变硬、变形和变色(黄色到棕色)。

最后,甲板可能会松动并从甲床上脱落。

辅助检查

- 疑似甲真菌病可通过特殊染色在显微镜下观察菌丝或真菌培养来确定诊断。甲板进行特殊染色组织学检查是最敏感的方法(图 3.236)。

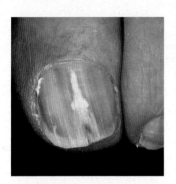

图 3.233　甲下型甲真菌病显示甲板下黄色角化过度。到目前为止,这是甲癣最常见的临床类型。(Fitzsimons Army Medical Center Collection)

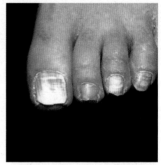

图 3.234　浅表型甲真菌病,通常称为真菌性白甲,皮肤癣菌侵犯甲板顶部。(Fitzsimons Army Medical Center Collection)

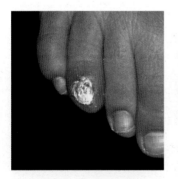

图 3.235　全甲毁损型甲真菌病涉及整个甲板,是一种罕见的感染类型。这种类型在临床上很难与银屑病甲区分。(Joanna Burch Collection)

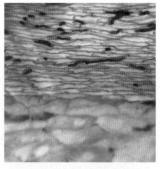

图 3.236　甲板的组织学检查比 KOH 或甲培养在诊断甲真菌病方面更敏感。有淀粉酶的 PAS 染色显示甲板内有许多分隔菌丝

鉴别诊断

- 银屑病
- 接触性皮炎
- 扁平苔藓
- 甲下角化病
- 甲沟炎
- 感染(如假单胞菌)
- 创伤
- 外周血管疾病
- 黄甲综合征

治疗

一线治疗

- 特比萘芬
  - 趾甲损害,每天口服 250mg,持续 12 周。
  - 指甲损害,每天口服 250mg,持续 6 周。
- 局部抗真菌霜用于早期浅表型甲感染。
  - 2%咪康唑乳膏涂于甲板上,每天两次。
  - 1%克霉唑乳膏,每天两次。
- 环吡酮,一种局部甲抗真菌剂,被 FDA 批准用于治疗不累及甲半月的轻中度类型的甲真菌病。
- 足部清创术。

二线治疗

- 伊曲康唑
  - 趾甲 200mg 每天 1 次,3 个月。
  - 指甲 200mg,每天 2 次,连续 7 天,然后停药 3 周,持续两个周期。
- 伊曲康唑禁止用于服用西沙比利、阿司咪唑、三唑仑、咪达唑仑和特非那定的患者以及充血性心力衰竭患者。伊曲康唑治疗期间应停用他汀类药物。伊曲康唑需要胃酸才能吸收。建议患者服用伊曲康唑时不要口服抗酸药、H_2 阻滞剂或质子泵抑制剂。

三线治疗

- 新型外用药物包括依芬康唑(朱比利)和他巴波罗(卡瑞定)。

其使用受限于价格成本。
- 激光治疗是有效的,但需要多次治疗且费用昂贵。
- 氟康唑
  - 趾甲 150~300mg,每周 1 次,直至感染消失。
  - 指甲 150~300mg,每周 1 次,直至感染消失。
- 手术切除甲板是一种治疗方法,但复发率高。

💡 注意事项

- 糖尿病患者需要足科会诊,以获得在足部护理、鞋类、甲清创或手术切除甲方面的适当指导。
- 患者可尝试通过穿着合适的鞋子、避免公共淋浴,保持指(趾)甲清洁和干燥来防止再次感染。
- 据报道,使用上述口服抗真菌药物治疗的患者中约有 25% ~ 50%病甲症状消失。

123. Osler-Rendu-Weber 综合征:遗传性出血性毛细血管扩张症

📋 总论

定义

- Osler-Rendu-Weber 综合征,又称遗传性出血性毛细血管扩张症,是一种以面部、口腔、唇部及其他区域出现多发性毛细血管扩张为特征的疾病。

病因

- 这是一种外显不完全的常染色体显性遗传病。

🔑 诊断要点

临床表现

- 由于口咽和肠道损伤而出现反复鼻出血和胃肠出血。

体格检查

- 毛细血管扩张病变可能出现在唇部（图 3.237）、舌部、鼻黏膜、视网膜、手、胸部和下肢。

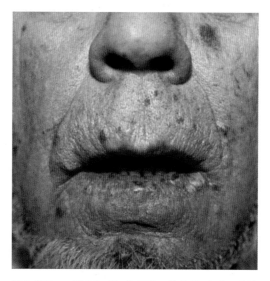

图 3.237 一例 Osler-Rendu-Weber 综合征，患者口腔及唇部周围多发毛细血管扩张性丘疹。（Fitzsimons Army Medical Center Collection）

辅助检查

- 全血细胞计数（包括血小板计数）
- 血清铁蛋白水平下降、大便隐血
- 内镜检查（上消化道和下消化道）
- 血管造影

🔍 鉴别诊断

- 全身性原发性毛细血管扩张
- 单侧痣样毛细血管扩张
- 硬皮病伴 CREST 综合征
- 玫瑰痤疮
- 光化性角化病

- 共济失调毛细血管扩张
- 静脉高压
- 库欣综合征

治疗

一线治疗

- 激光消融治疗。

二线治疗

- 鼻腔黏膜下注射贝伐单抗有助于减少鼻出血。贝伐单抗鼻喷雾剂部分研究有效。
- 在没有肺房室畸形病史的患者中,可以考虑他莫昔芬每天20mg(抗雌激素)或氨基己酸(抗纤溶)治疗。
- 严重的情况下,可以考虑使用沙利度胺或利奈度胺等药物来阻断血管内皮生长因子(高水平的血管内皮生长因子会导致血管紊乱和扭曲)。

三线治疗

- 最近的研究可能提示了 3-激酶抑制剂 BKM120 的潜在用途。

注意事项

- 血管异常可能导致门静脉高压、肺动静脉畸形伴咯血、脑血管意外(图 3.238)和血尿,此外还有消化道出血和贫血。
- 应对一级亲属进行基因筛查。

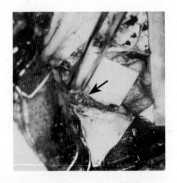

图 3.238　一名青年患者未确诊 Osler-Rendu-Weber 综合征前表现脑动静脉畸形,以癫痫发作为表现,后根据皮肤表现建立诊断并识别畸形。(Fitzsimons Army Medical Center Collection)

124. 乳房佩吉特病

总论

定义

- 乳房佩吉特病(Page disease)是乳腺导管内癌的皮肤表现。

病因

- 确切的来源不明。乳腺和乳头中原位或浸润性癌细胞的迁移可能导致皮肤佩吉特病。镜下可见典型的大的透明细胞(佩吉特细胞),胞浆淡而丰富,核浓染,核仁明显。

诊断要点

临床表现

- 起病隐匿,常与湿疹混淆。可能存在血性分泌物。

体格检查

- 乳头可见鳞屑、触痛、糜烂、出血性溃疡(图 3.239)。

辅助诊断

- 乳头病变的深部病理活检
- 乳腺钼靶 X 线摄影检查

鉴别诊断

- 慢性皮炎
- 乳头或乳头腺瘤样乳头状瘤病
- 湿疹
- 单纯苔藓
- 鲍恩病
- 间擦疹
- 黑色素瘤

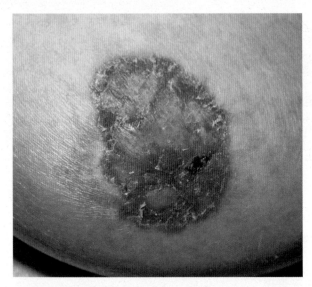

图 3.239　佩吉特病表现为单侧红色斑块,部分侵犯乳头和乳晕。
(Fitzsimons Army Medical Center Collection)

- 基底细胞癌
- 接触性皮炎
- 脂溢性皮炎

🔖 治疗

- 在一些患者中,乳房 X 线检查阴性时,唯一的发现是乳头的佩吉特病,不管有没有放射治疗,应该考虑广泛切除乳头。
- 在其他患者中,可额外发现浸润性或原位癌。改良乳房切除术或保乳治疗都是必要的。
- 在大多数患者中,乳腺癌切除标本中存在潜在的原位癌或浸润癌。在这些病例中,根据癌的浸润的程度,需要全身辅助治疗。

💡 注意事项

- 佩吉特病往往与原发性浸润性或原位乳腺癌相关。

125. 丘疹性黏蛋白病(硬化性黏液水肿)

📋 总论

定义

- 黏蛋白病是一种以产生大量黏蛋白为主的疾病。丘疹性黏蛋白沉积症(局限性)和硬化性黏液水肿(广泛性)是一种特殊类型的黏液蛋白沉积症,并伴有一种单克隆抗体病,可累及全身器官。黏蛋白也可能作为一种继发现象积聚在皮肤中,如红斑狼疮、皮肌炎、Dowling-Dego 病、环状肉芽肿和皮肤肿瘤,或在补骨脂素加长波紫外线(PUVA)或使用维 A 酸等疗法后。

病因

- 由于遗传性代谢异常而导致黏蛋白积聚的遗传性疾病称为黏多糖症。

▶── 诊断要点

临床表现

- 可能会发生近端肌无力伴发炎性肌病。
- 口腔、手和四肢的活动范围可能缩小。
- 食管受累常发生吞咽困难。胃或肠也可能受到影响。
- 限制性或阻塞性疾病引起的呼吸困难的肺部并发症也很常见。
- 关节痛或炎性关节炎经常发生。
- 10%的患者出现腕管综合征。
- 可能存在疾病特异性腺病和肾损害。

体格检查

- 弥漫性浸润发展可导致"木质样"皮肤硬化。
- 在眉间和前额,皱眉时病变的聚集导致出现"狮面相"。
- 在某些情况下,只有丘疹病变存在(图 3.240)。

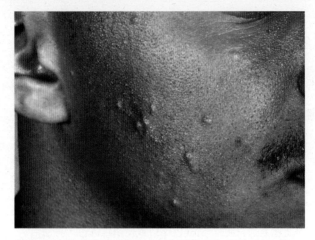

图 3.240   丘疹性黏蛋白病表现为面部皮色丘疹。(Fitzsimons Army Medical Center Collection)

辅助检查

- 纳入硬化性黏液水肿范畴的标准包括黏液沉积、成纤维细胞增殖和纤维化、甲状腺功能试验正常和存在单克隆丙种球蛋白病。
- 早期丘疹病变的皮肤活检显示成纤维细胞与黏蛋白和多发小胶原纤维增生。随着时间的推移,成纤维细胞核数量减少,胶原纤维变厚。

 鉴别诊断

- 硬皮病
- 肢端持续性丘疹性黏蛋白沉积症
- 结节性黏液水肿
- 硬肿症
- 网状红斑性黏蛋白沉积症
- 黏液样囊肿

治疗

一线选择

- 免疫抑制剂(美法仑、硼替佐米或环磷酰胺),是否使用血浆置

换,以及大剂量泼尼松

二线选择

- 大剂量美法仑联合自体干细胞移植

三线选择

- 维 A 酸、血浆置换、体外光化学疗法、射线和电子束疗法、PUVA、沙利度胺、干扰素(IFN)-α、环孢素、外用二甲基亚砜、外用和皮损内注射透明质酸酶和糖皮质激素

💡 注意事项

- 可能发生周围神经病变和中枢神经系统紊乱,包括意识混乱、头晕、构音障碍、麻痹、癫痫、晕厥和昏迷。后者这种情况被称为"皮肤神经综合征"。

126. 甲沟炎

📋 总论

定义

- 甲沟炎是指甲皱襞外侧和近端的局部浅表感染或脓肿。甲沟炎可能是急性或慢性的。

病因

- 任何破坏近端甲皱襞和甲板之间的密封环境都可能导致甲沟炎感染。
- 急性甲沟炎几乎均由细菌引起[如金黄色葡萄球菌最常见(图 3.241)、化脓性链球菌、粪肠球菌、变形杆菌、假单胞菌和厌氧菌]。
- 慢性甲沟炎通常是由白色念珠菌引起的(70%),其余 30%是细菌引起的(图 3.242)。
- 创伤、咬指甲、指甲旁长了倒刺、糖尿病和长期接触水是甲沟炎的常见易感特征。

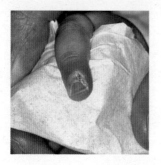

图 3.241   金黄色葡萄球菌培养阳性的急性甲沟炎。(John Aeling Collection)

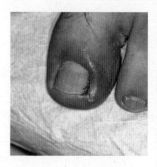

图 3.242   慢性甲沟炎表现为甲板周围红斑和水肿，甲板周围组织附着丧失。(William Weston Collection)

🔑 诊断要点

临床表现

- 急性甲沟炎发病机会男女相似。
- 慢性甲沟炎在女性比男性更常见(9:1)。
- 急性甲沟炎最常见于儿童。
- 慢性甲沟炎通常见 50 多岁或 60 多岁的人群。
- 甲沟炎是手部最常见的感染。
- 急性甲沟炎通常只涉及一个手指。
- 慢性甲沟炎可累及多个手指。
- 急性甲沟炎通常累及拇指。
- 慢性甲沟炎通常累及中指。
- 大多数急性甲沟炎经适当治疗后 7~10 天内痊愈。
- 未经治疗的慢性甲沟炎导致增厚和变色，最终导致指甲脱落。

体格检查

- 急性甲沟炎通常表现为甲皱襞突然发红、肿胀和疼痛，并形成脓肿或蜂窝织炎，常伴有化脓性液体。
- 慢性甲沟炎发病隐匿，表现为甲皱襞轻度肿胀和红斑。

辅助检查

- 甲沟炎的诊断在体格检查中是显而易见的。

🔍 鉴别诊断

- 疱疹性瘭疽
- 化脓性肉芽肿
- 病毒性疣
- 腱鞘囊肿
- 鳞状细胞癌

💊 治疗

一线治疗

- 对于无脓性急性甲沟炎,可采用热敷,每天 3 次或 4 次。如果有脓液,需要手术引流。
- 对于慢性甲沟炎,避免长期浸泡在水中或暴露在水汽中。
- 第一代头孢菌素(如头孢氨苄 250~500mg,每天 4 次)或耐青霉素酶的青霉素(如双氯唑西林 250~500mg,每天 4 次)。通常在急性期甲沟炎首选抗生素。
- 如果有化脓性分泌物,建议手术引流。
- 使用手术刀将外侧甲周和近端甲周提离甲板,便于引流。
- 如果脓液位于甲下,可以从甲床上取下甲侧缘并切除。
- 如果没有发现真菌,碘酊(2 滴,每天两次)有助于保持甲和皮肤干燥。

二线治疗

- 可供选择的抗生素包括克林霉素和阿莫西林克拉维酸钾。
- 由白色念珠菌引起的慢性甲沟炎用局部抗真菌药物治疗(例如,外用咪康唑或酮康唑,每天 3 次)。

三线选择

- 对上述治疗无反应的病例可用伊曲康唑或氟康唑治疗,但应咨询传染病专科医生。

💡 注意事项

- 女性中,胃肠道(包括口腔和肠道)和泌尿生殖道是引起慢性甲沟炎的白念珠菌的常见来源。
- 骨髓炎是甲沟炎的潜在并发症。

127. 阴茎珍珠状丘疹

总论

定义

- 位于阴茎冠状缘和沟的珍珠状白色小丘疹。

病因

- 未知。

🔑 诊断要点

临床表现

- 发病率接近 10%
- 无症状

体格检查

- 出现在阴茎冠上的珍珠白色,圆顶状或丝状突起(图 3.243),也可出现阴茎轴上。
- 皮疹可能是硬的或软的。

辅助检查

- 无。

🔍 鉴别诊断

- 尖锐湿疣
- 乳头状瘤
- 皮脂腺增生

💊 治疗

一线治疗

- 不需要治疗

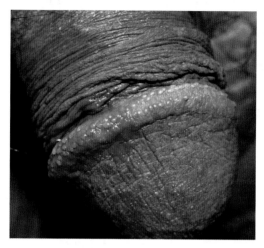

图 3.243 阴茎珍珠状丘疹。阴茎冠上细小的白色丘疹。但偶尔有男性会担心这种正常的解剖变异可能是一种性传播疾病。(Fitzsimons Army Medical Center Collection)

二线治疗

- 刮除术

三线治疗

- 激光消融

💡 注意事项

- 大多数患者在 18 到 30 岁之间,担心是尖锐湿疣。

128. 虱病

📋 总论

定义

- 虱病是虱子感染。可感染人类的 3 种虱子:头虱(图 3.244);体虱;

阴虱(阴虱、阴虱寄生病)(见图 3.245)。虱子以人血为食,将卵沉积在毛发(头虱和阴虱)和衣服接缝处(体虱)。通常在 7~10 天内孵化。虱子是人类的专性寄生虫,离开宿主存活不超过 7~10 天。

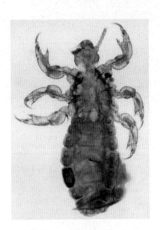

图 3.244 阴虱病的显微镜观察。头虱和体虱是同一种但不同的亚种,在形态上难以区分。(Fitzsimons Army Medical Center Collection)

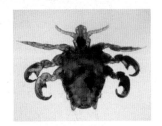

图 3.245 阴虱的显微镜下照片。(Fitzsimons Army Medical Center Collection)

病因

- 虱子是通过个人密切接触或使用受污染的物品(如梳子、衣服、床单、帽子)传播的。

诊断要点

临床表现

- 瘙痒伴抓痕可能是由虱子的唾液和排泄物所致的过敏反应及炎症反应引起。
- 头虱最常见于枕部、颈后部(图 3.246)和耳后。
- 抓挠会导致脓疱和结痂。

体格检查

- 可以通过检查发干来识别虱卵(图 3.247)。

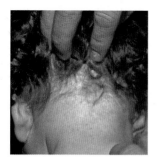

图 3.246 一名感染头虱的幼童项部出现皮炎改变。(Fitzsimons Army Medical Center Collection)

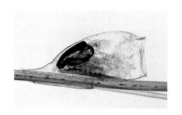

图 3.247 附着在发轴上的空头虱卵

- 衣服上的虱卵表明身上有虱子。
- 可能存在淋巴结病(头虱伴颈部淋巴结病,耻骨虱伴腹股沟淋巴结病)。

辅助检查

- 看到虱子或虱卵可确立诊断。建议用细齿梳子梳理头发,因为目视检查头发和头皮可能会漏掉50%以上的感染。
- 伍德的光检查有助于筛选大量的儿童患者:活的虱卵呈荧光,空的虱卵呈灰色荧光,未出生的虱卵呈白色荧光。

鉴别诊断

- 脂溢性皮炎
- 疥疮
- 湿疹
- 其他:毛发管型、毛结节病(打结的头发)、念珠状发

治疗

- 身上有虱子的患者应丢弃感染的衣服,改善卫生状况。
- 梳理虱卵是一种广泛推荐但未经证实的辅助治疗。
- 梳子和刷子等个人用品应在热水中浸泡15~30分钟。
- 还应检查密切接触者和家庭成员是否有虱子。

一线选择

- 有机磷杀虫剂对头虱有效，这是处方药，2岁以下儿童应避免使用。由于气味难闻、易燃、使用时间长（8~12小时），所以不常用。
- 氯菊酯可通过药店（1%氯菊酯）或处方（5%氯菊酯）获得。敷在头发和头皮上，10分钟后冲洗干净。头虱患者一般不需要重复用药。它可以用于清洁、干燥的头发，并可泡淋浴帽过夜（8~14小时）。
- 1%林旦和除虫菊酯可用作洗发水或洗剂。将其涂在患处，5分钟内冲洗干净；应在7~10天内重复处理，以破坏孵化的虱卵。我国部分地区对氯菊酯和除虫菊酯的抗药性正在迅速增强。1%林旦具有潜在的神经毒性，应避免用于婴儿和体重小于50kg的儿童。由于其低效性和神经毒性，不推荐用于头虱。
- 睫毛感染可用凡士林涂抹在睫毛上，每天3次，持续5~7天。在睫毛和眉毛上涂抹婴儿洗发水，每天3~4次，持续5天也很有效。在眼睑和睫毛上使用荧光素滴剂对虱子也有毒性。
- 5%苯甲醇洗剂和0.9%多杀菌素悬浮液头虱有效。缺点是价格贵，并且是处方药。

二线治疗

- 对于先前治疗失败或对1%氯菊酯乳膏冲洗剂有抗药性的患者，甲氧苄啶磺胺甲噁唑（TMP-SMX）每天8mg/kg，10天一个疗程是治疗头虱感染的有效方法，尤其是对睫毛感染阴虱的患者。

三线治疗

- 伊维菌素是一种抗寄生虫药，在第1天和第8天以400μg/kg体重口服给药，对其他方法治疗无效的头虱患者有效（FDA目前尚未批准其口服用于虱病）。0.5%伊维菌素洗剂被FDA批准为年龄≥6个月的患者头虱的一次性局部治疗。

💡 注意事项

- 睫毛感染最常见于儿童，提示可能发生性虐待。
- 与受感染的伴侣发生一次性接触而获得阴虱的概率大于90%

（目前传染性最强是性传播）。

- 体虱在卫生条件差的地方最常见。
- 阴虱患者应通知其性接触者。近一个月内的性伴侣应该接受治疗。
- 患者的父母和护理人员也应接受教育，头虱感染（与体虱不同）不代表卫生状况差。

129. 寻常型天疱疮

📋 总论

定义

- 天疱疮是一组少见的、可能会致命的、累及皮肤及黏膜的自身免疫性大疱性皮肤病。
- 天疱疮主要分为 4 种亚型：
  1. 寻常型天疱疮，增殖型天疱疮是一种少见的寻常型天疱疮的亚型。
  2. 落叶型天疱疮，红斑型天疱疮是落叶型天疱疮的亚型。
  3. 副肿瘤性天疱疮。
  4. IgA 型天疱疮。
- 寻常型天疱疮是最常见的类型，是自身免疫性表皮内大疱病，特点是在皮肤或黏膜上形成松弛性水疱。

病因

- 天疱疮是角质形成细胞表面抗体引起的自身免疫性疾病。寻常型天疱疮的抗体主要是针对桥粒芯糖蛋白 3，也有一些患者体内出现针对桥粒芯糖蛋白 1 的抗体。落叶型天疱疮的抗体针对桥粒芯糖蛋白 1。

🔑 诊断要点

临床表现

病史

- 通常首先发生多发性口腔黏膜损害，随后在几周或几个月内出现全身性大疱(图 3.248)。

- 水疱壁薄,容易破溃,形成痛性糜烂面,结痂,这可能是唯一的表现症状(图 3.249)。
- 口腔黏膜水疱引起的疼痛和通常导致吞咽困难和声音嘶哑。
- 天疱疮患者一般无瘙痒症状。

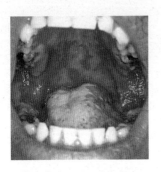

图 3.248   口腔天疱疮表现为口腔黏膜广泛糜烂。通常以口腔疾病为首发表现。(William Weston Collection)

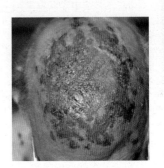

图 3.249   寻常型天疱疮头皮顶部表现为广泛糜烂面,头皮顶后部周围见少许松弛小水疱。(Fitzsimons Army Medical Center Collection)

体格检查

- 皮损解剖位置分布
  - 口腔黏膜
  - 也可累及咽喉、阴道、阴茎、肛门和眼结膜黏膜
  - 全身皮肤可受累
- 病变形态
  - 任何复层鳞状上皮均可受累
- 皮损形态
  - 松弛性大疱
  - 通常,结痂和糜烂
- 尼氏征:临床医生推压皮肤,导致皮肤表皮层和基底层分离,这一种非特异但临床上敏感的征象。

辅助检查

- 患者出现口腔黏膜损害及皮肤松弛性水疱应怀疑寻常型天

疱疮。

- 通过特定的实验室检查、皮肤活检标本的组织病理及免疫荧光（图 3.250）可以明确诊断。
- 通过间接免疫荧光法检测血清中的自身抗体。
- 组织病理显示表皮内大疱形成，也称为棘层松解（细胞间失去粘连，呈松解）。
- 病变的直接和间接免疫荧光显示 IgG 和 C3 沉积在皮肤表皮层。

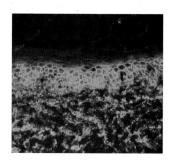

图 3.250 水疱边缘皮肤直接免疫荧光提示 IgG 呈网格状沉积于角质形成细胞之间，细胞间失去粘连

 鉴别诊断

- 大疱性类天疱疮
- 瘢痕性类天疱疮
- 白塞病
- 多形红斑
- 系统性红斑狼疮
- 阿弗他口腔炎
- 疱疹样皮炎
- 药疹

治疗

一线治疗

- 对于局限型皮损，外用糖皮质激素药物可能是有效的。
- 对于泛发型皮损，泼尼松是治疗最主要的药物，能及时有效控制病情。

- 一般,泼尼松的初始剂量为每天 1mg/kg;随着新起水疱数减少,数周后激素逐渐减量。
- 与免疫抑制剂联合应用,以尽量减少长期激素治疗的副作用。

二线治疗

- 辅助治疗如免疫抑制剂、抗炎药、化疗药物和生物制剂等能够有效控制病情,与激素联合时有效缩短病程,根据临床效果决定治疗时间和药物剂量:
  - 吗替麦考酚酯用量:2~3g/d,老年患者 1g/d
  - 硫唑嘌呤 50~100mg/d
  - 氨苯砜 50~200mg/d

三线治疗

- 免疫球蛋白
- 利妥昔单抗(抗 CD20 单抗)
- 血浆置换

🔆 注意事项

- 患有天疱疮的母亲可能会通过胎盘将 IgG 天疱疮抗体传给胎儿,引起的新生儿天疱疮在分娩数周至数月内自然消退。

130. 黑斑息肉综合征(Peutz-Jeghers 综合征)

📃 总论

定义

- Peutz-Jeghers 综合征是一种遗传性胃肠息肉病综合征,以面部色素沉着和胃肠道息肉为特征。

病因

- STK11 基因突变引起的一种常染色体显性遗传病,外显率不完全。

🔑 诊断要点

临床表现

- Peutz-Jeghers 综合征表现为胃肠道症状、小肠梗阻、肠套叠和胃肠道出血。
- Peutz-Jeghers 综合征临床特征如下：
  - 小肠和大肠固有层平滑肌错构瘤
  - 口腔周围［唇及颊黏膜（图 3.251）］、鼻、手、足、生殖器和会阴区域的黑斑
  - 卵巢肿瘤
  - 睾丸支持细胞肿瘤
  - 气道息肉
  - 胰腺癌
  - 乳腺癌
  - 尿道息肉

体格检查

- 口腔、眼睛、手和肛门周围色素斑（图 3.252）

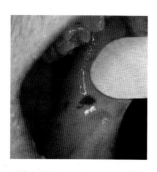

图 3.251　Peutz-Jeghers 综合征患者口腔黏膜色素沉着斑。（Fitzsimons Army Medical Center Collection）

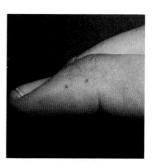

图 3.252　大肠和小肠多发性错构瘤的患者手指上的小色素斑。（Fitzsimons Army Medical Center Collection）

辅助检查

- 结肠镜检查下息肉切除术
- 乳腺癌、睾丸癌,卵巢癌的筛查

鉴别诊断

- 家族性腺瘤性息肉病
- 青少年息肉病
- 胶质瘤息肉病综合征
- Cowden 综合征

💊 治疗

一线治疗

- 胃肠道病变:结肠镜下息肉切除术
- 皮损:红宝石激光

二线治疗

- 皮损:Q 开关、Nd:YAG 激光;二氧化碳激光

三线治疗

- 皮损:冷冻手术,手术切除,磨皮术

💡 注意事项

- 终生罹患癌症风险如下:
  - 结肠癌:39%
  - 胃癌:29%
  - 小肠癌:13%
  - 胰腺癌:36%
  - 乳腺癌:54%
  - 卵巢癌:10%
  - 支持细胞瘤:9%
  - 总患癌症风险:93%

131. 毛根鞘囊肿毛发囊肿(皮脂腺囊肿)

📋 总论

定义

- 毛根鞘囊肿毛发囊肿又名皮脂腺囊肿、毛发囊肿毛鞘囊肿,在90%患者中,皮损发生在头皮部位(图3.253)。

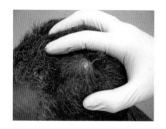

图3.253 头皮上见一圆形无痛结节,毛囊萎缩。注意:皮损中央没有开口,与表皮囊肿区分出来

病因

- 不明。

🔑 诊断要点

临床表现

- 皮损表现为圆形隆起性结节,皮色、光滑,多见于女性。

体格检查

- 一般来说,囊肿是有包膜的,对于简单皮损,很容易手术切除。

辅助检查

- 暂缺。

🔍 鉴别诊断

- 表皮样囊肿
- 脂肪瘤

- 皮脂腺囊肿
- 皮样囊肿
- 毛母质瘤

💊 治疗

- 手术切除

💡 注意事项

- 与表皮样囊肿相比,毛根鞘囊肿不开口于表皮

132. 蛲虫病

📋 总论

定义

- 蛲虫病是寄生于肠道的蛲虫引起感染。

病因

- 蛲虫病是由蛲虫引起的,它是线虫科的一种蠕虫。它是最常见的肠道线虫,在美国每年约有 30 000 例感染。它们分布遍及全世界,但最常见于温带气候。
- 蛲虫感染率在婴儿中最低,在学龄儿童(5~14 岁)中最高。
- 虫卵在产卵后 6 小时内具有感染性,也可能会持续 20 天。
- 在家庭、收容所和同性恋者中易发现聚集感染群体。

🔑 诊断要点

临床表现

- 大多数感染者无症状。
- 肛周瘙痒是最常见的临床症状,抓挠导致表皮脱落,有时继发感染。
- 少见伴随症状:失眠、易怒、厌食、消瘦。

体格检查

- 检查时见肛周抓痕。

辅助检查

- 成虫或卵的鉴定:蛲虫卵呈卵圆形,一侧扁平,大小约 $56\mu m\times$ $27\mu m$。清晨排便前将透明胶带放于肛周皮肤收集虫卵(图 3.254)(注:连续 5 次阴性检查才能排除诊断)。一次检出率达 50%;3 次检出率达 90%;5 次检出率达 99%。

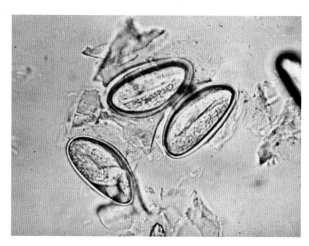

图 3.254 一个准备好的透明胶带上的蛲虫及蛲虫卵。(Fitzsimons Army Medical Center Collection)

 鉴别诊断

- 不良卫生致肛周瘙痒
- 痔疮和肛裂
- 会阴部酵母菌/真菌感染

治疗

一线治疗

- 阿苯达唑单次给药(100mg),2 周后重复给药,治愈率达

90%~100%。

二线治疗

- 单剂量阿苯达唑(400mg),2周后重复给药,也是非常有效的治疗。

三线治疗

- 双羟萘酸噻吩嘧啶(11mg/kg,最大量可达1g)可预防蛲虫感染。可作为悬浮液使用,毒性最小(轻度短暂胃肠道症状、头痛、困倦)。考虑再感染和自身感染的风险,建议2周后重复给药。

💡 注意事项

- 在大多数情况,不存在嗜酸性粒细胞增多症,因为它没有侵犯组织。
- 保持良好的手卫生习惯是最有效的预防方法。
- 勤换内衣、睡衣和床单有助于降低自身感染的风险。
- 注意个人卫生和清洁至关重要。勤剪并常洗指甲。

133. 窝状角质松解症

📋 总论

定义

- 足掌角质层紊乱的皮肤病

病因

- 反复创伤,潮湿(多汗症,反复浸泡,湿热天气)致继发细菌定植[皮肤球属(属于微球菌属),刚果嗜皮菌]。细菌产生的蛋白水解酶消化角蛋白,导致角质层剥蚀。

🔑 诊断要点

临床表现

- 皮疹发生在受压部位(足跟、足掌、趾腹)

- 一般无症状
- 皮损多有异味

体格检查

- 可见直径为 1~3mm 的浅表性圆形的侵蚀点。侵蚀点可能融合形成沟壑样皮损(图 3.255)。

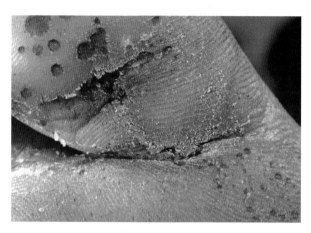

图 3.255 足底的窝状角质松解症表现角质层灶性窝状的侵蚀点和细长的浅表糜烂。(Fitzsimons Army Medical Center Collection)

辅助检查

- 通常不需要实验室检查。
- 组织病理学检查角质层侵蚀点可能含有球菌和丝状细菌。

 鉴别诊断

- 足癣
- 间擦疹

治疗

一线治疗

- 每天用清水和抑菌肥皂清洁足部

- 保持足部干燥;棉袜

二线治疗

- 外用红霉素、克林霉素或莫匹罗星
- 咪康唑或克霉唑

三线治疗

- 5%过氧化苯甲酰凝胶
- 10%~20%氯化铝溶液

💡 注意事项

- 最常见于夏季足部易出汗的男性

134. 单纯糠疹

📋 总论

定义

- 单纯糠疹是一种常见的慢性皮炎,好发于儿童面部,表现为边界模糊的色素减退性斑片。

病因

- 不明。美国的患病率为2%。

🔑 诊断要点

临床表现

- 皮损最常见于面部。
- 一般在数月或数年后自行消退。

体格检查

- 早期皮损表现为直径为 0.5~5cm 以上的圆形至椭圆形淡红斑,上覆细小鳞屑,无自觉症状或轻度瘙痒,后变成色素减退性斑片,上覆糠秕状鳞屑(图 3.256)。

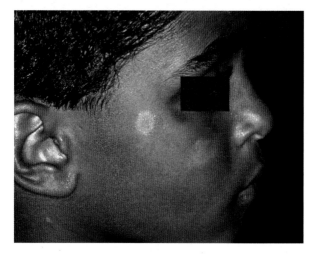

图 3.256 白色糠疹,面颊部见明显的白斑,这是个常见好发部位。(Joanna Burch Collection)

辅助检查

- 常规不需要检查。氢氧化钾制剂可以用来排除浅表真菌感染。

 鉴别诊断

- 湿疹
- 癣
- 白癜风
- 银屑病
- 化学性白皮病

治疗

一线治疗

- 观察(良性,自行消退)

二线治疗

- 外用糖皮质激素

💡 注意事项

- 经阳光照射后周围(正常)皮肤变黑后,色素减退斑可能更明显,因此,防晒霜可以作为一种有用的辅助治疗。

135. 玫瑰糠疹

📋 总论

定义

- 玫瑰糠疹是一种常见的自限性皮肤病。

病因

- 不明,可能是病毒疹。曾在患者皮损单核细胞内发现人疱疹病毒(HHV-6 和 HHV-7)。

🔑 诊断要点

临床表现

- 大多数玫瑰糠疹患者年龄在 10~35 岁间,平均 23 岁。
- 春秋季的发病率最高。
- 多数患者没有症状,瘙痒是最常见的症状。
- 约 25% 的患者近期有疲劳、头痛、喉咙痛和低热的病史。

体格检查

- 起初皮损(前驱斑)(图 3.257)大约在出疹 1~2 周前发生,通常大小为 3~6cm,呈圆形至椭圆形,最常见于躯干,一般靠近腋窝。
- 随后 2 周内皮疹增多,7~14 天后达到高峰。
- 皮损常发生于下腹部。白种人身上颜色呈淡红色(图 3.258),在美国黑人身上呈色素沉着或紫红色(图 3.259)。
- 约 5%~10% 的患者以肢端皮损为主,称为"反向型玫瑰糠疹"(图 3.260)。
- 大多数皮损直径为 4~5mm。中央呈"香烟纸"样子,边缘覆有特征性的鳞屑环(领圈)。

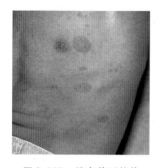

图 3.257 腋窝前面的前驱斑。前驱斑最好发在腋窝附近,最先发生的,也最先被治愈的。(William Weston Collection)

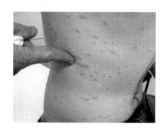

图 3.258 玫瑰糠疹最早的皮损称为前驱斑。随后躯干出现多个较小的皮疹

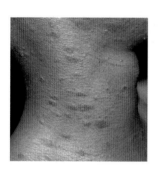

图 3.259 对于深色皮肤类型的患者,皮损可能呈紫红色,伴有不同程度的色素沉着。(Fitzsimons Army Medical Center Collection)

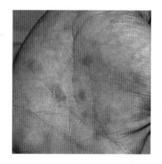

图 3.260 反向型玫瑰糠疹,掌心有椭圆形斑疹,覆细薄鳞屑。这种类型更常见于深色皮肤类型的患者。(Fitzsimons Army Medical Center Collection)

- 皮损呈对称分布,沿着躯干皮纹分布(圣诞树模式)。
- 皮损的数量几处到几百处不等。

辅助检查

- 根据先驱斑和特征性皮损即可诊断。对于非典型病例,予真菌检查直接涂片和组织病理学检查。

🔍 鉴别诊断

- 体癣(可用氢氧化钾法排除)
- 二期梅毒(无先驱斑,梅毒血清学检测阳性)
- 银屑病
- 钱币状湿疹
- 药疹:可能引起类似玫瑰糠疹的药物:可乐定、卡托普利、干扰素、铋、巴比妥类药物、金、乙肝疫苗和甲磺酸伊马替尼
- 病毒疹
- 湿疹
- 扁平苔藓
- 花斑癣(皮损颜色呈棕色,边界不像卵圆形)

💊 治疗

一线治疗

- 本病有自限性,一般不需要任何治疗干预。润肤剂可能会有帮助。
- 局部外用糖皮质激素可能有效。
- 在出疹的第一周内直接晒太阳有助于减轻疾病的严重程度。
- 对于瘙痒严重的患者可口服抗组胺药。

二线治疗

- UVB 光疗。

三线治疗

- 病情严重的患者予泼尼松治疗,2 周后逐渐减量。
- 一项小型试验显示红霉素 250mg 每天 4 次治疗 2 周后皮疹和瘙痒有改善。

💡 注意事项

- 患者皮疹完全自行消退约 4~12 周。
- 告知患者此病无传染性,病程进展是良性的。

136. 毛发红糠疹

📋 总论

定义

- 毛发红糠疹是一种少见的慢性皮肤病,其特征是毛囊角化性丘疹、散在的黄橙色鳞屑性斑片,掌跖角化过度。可分为五种类型,4 种为皮损泛发全身分布(典型成人型、非典型成人型、典型幼年型、非典型幼年型),一种为局限性皮损(幼年局限型)。还有一种与 HIV 感染相关型,表现为聚合性痤疮、棘突苔藓或化脓性汗腺炎。

病因

- 未知。可能是家族性的(不常见,典型的常染色体显性遗传)或后天性的。

🔑 诊断要点

临床表现

- 典型成人型毛发红糠疹好发于 50~60 岁,病程持续数月至数年。
- 一些患者没有或轻微瘙痒,皮疹一般是对称的。
- 典型成人型通常表现头皮部鳞屑性红斑,起初皮疹局限的,好发于躯干、颈侧和四肢伸侧,特别是第一和第二指背部。然后,当新的皮损出现时,大片状的皮损被分割成各种大小面积的境界清楚的斑块。

体格检查

- 皮损主要为红色、鳞屑性(通常为橙黄色)丘疹和斑块,皮损由上向下发展,间有正常皮肤皮岛(图 3.261)。
- 特征性的毛囊角化性丘疹常发生在手背和手指背侧,似"肉豆蔻碎粒"样外观。
- 随着疾病的发展,手掌和足底出现角化过度,似"凉鞋"样外观,是重要的临床表现(图 3.262)。

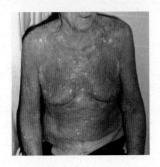

图 3.261 毛发红糠疹,表现为鳞屑性红斑,间有正常皮岛。(Fitzsimons Army Medical Center Collection)

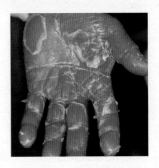

图 3.262 毛发红糠疹手掌部表现明显的红斑和鳞屑。(Fitzsimons Army Medical Center Collection)

辅助检查

- 病理活检显示颗粒层增加,棘层松解,角化多度,毛囊角栓,主要是鉴别毛发红糠疹与银屑病。
- 典型成人型毛发红糠疹好发于 50~60 岁,病程持续数月至数年。

鉴别诊断

- 银屑病
- 小斑块型副银屑病
- 玫瑰糠疹
- 蕈样肉芽肿

治疗

一线治疗

- 系统性维 A 酸[异维 A 酸 0.5~1mg/(kg·d)]
- 阿维 A
- 甲氨蝶呤
- 局部外用钙调磷酸酶抑制剂、乳酸或含尿素制剂

二线治疗

- 肿瘤坏死因子(TNF)拮抗剂(依那西普、阿达木单抗、英夫利西

单抗）

- 硫唑嘌呤
- 环孢素

三线治疗

- 系统性糖皮质激素

💡 注意事项

- Ⅰ型典型成人型预后最好,80%患者在 3 年内症状缓解。
- 局部或全身激素治疗无效有时是疾病早期的第一个临床线索。

137. 结节性多动脉炎

📋 总论

定义

- 结节性多动脉炎(PAN)是一种侵犯中小动脉的血管炎综合征,其组织学特征是动脉壁坏死性炎症和炎性细胞浸润。通常与抗中性粒细胞胞浆抗体无关。皮肤受累有两种类型,系统型 PAN 和皮肤型 PAN,皮肤型 PAN 主要局限于皮肤。

病因

- 不明。乙型肝炎病毒感染相关的 PAN 可能是一种免疫复合物介导的疾病。

🔑 诊断要点

系统型 PAN 的临床表现

- 典型表现:亚急性起病,在数周至数月内出现全身不适症状。
- 消瘦,恶心,呕吐
- 睾丸疼痛或压痛
- 肌肉酸痛、无力或下肢压痛
- 神经系统病变(多发性单神经炎),足下垂
- 餐后腹痛、呕血、便血、高血压

体格检查

- 皮肤表现包括累及血管致红斑、网状青斑（图3.263）、手指坏疽或溃疡（图3.264）。
- 不对称多关节炎（倾向于累及下肢大关节）可见；只有少数患者出现滑膜炎。
- 可能伴发热（结节性多动脉炎通常是不明原因的发热），范围从间歇性低热到高热伴寒战不等。
- 心动过速是常见的，且症状严重。

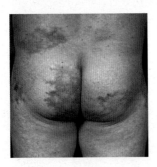

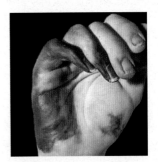

图3.263 皮肤型结节性多动脉炎，表现为明显的紫红色斑。这个患者患有克罗恩病基础病，这种情况少见，但认为是和本病有关系（Fitzsimons Army Medical Center Collection）

图3.264 系统型结节性多动脉炎，尺动脉明显受累，造成第四、五指坏疽性改变。不到20%的系统型多动脉炎患者出现皮肤改变（Fitzsimons Army Medical Center Collection）

辅助检查

- 血尿素氮或肌酐升高，乙型肝炎病毒或丙型肝炎病毒阳性，可提示PAN的诊断。
- 实验室检查、动脉造影和中、小动脉活检可明确诊断。临床表现多种多样，取决于受累的动脉和器官（如约80%的患者有肾脏病变受累）。
- 下面10项中存在任何3项都可以诊断结节性多动脉炎：
  - 敏感性为82%，特异性为86%：
  - 体重减轻超过4kg

- 网状青斑
- 睾丸疼痛或压痛
- 肌痛、无力或腿部压痛
- 神经系统病变
- 舒张压大于 90mmHg
- 血尿素氮或肌酐升高
- 乙型肝炎病毒阳性检测
- 动脉造影显示小或大动脉瘤和扩张节段性狭窄
- 中或小动脉活检标本可见白细胞

 鉴别诊断

- 冷球蛋白血症
- 系统性红斑狼疮
- 感染（如亚急性细菌性心内膜炎、旋毛虫病、立克次体）
- 淋巴瘤

治疗

一线治疗

- 泼尼松 1~2mg/（kg·d），初始剂量较大，然后逐渐减量，整个疗程平均 9 个月或更长。局限性皮肤受累的患者可仅使用激素或联合甲氨蝶呤治疗。

二线治疗

- 对于严重 PAN 伴多器官受累的患者，予环磷酰胺 1.5~2mg/（kg·d）联合糖皮质激素治疗，疗效预后良好。一旦患者病情缓解、症状稳定，就可以使用毒性较小的免疫调节疗法，如甲氨蝶呤或硫唑嘌呤，以及逐渐减少的口服泼尼松剂量维持治疗。

三线治疗

- 在该病对环磷酰胺、糖皮质激素耐药的情况下，尝试使用激素冲击数月，然后改用其他药物，如霉酚酸酯、硫唑嘌呤或甲氨蝶呤。
  - 如果发现患有乙型肝炎，则开始适当的抗病毒治疗。
  - 血浆置换在重型急性乙型肝炎相关 PAN 治疗效果有限。

💡 注意事项

- 未经治疗的系统型 PAN 患者 5 年生存率低于 20%。糖皮质激素治疗可将生存率提高到 50% 左右。糖皮质激素联合免疫抑制药物可将 5 年生存率提高至 80% 以上。严重的肾脏或胃肠受累提示预后不良。
- 未经治疗的皮肤型 PAN 患者 5 年生存率接近 100%。

138. 多形性日光疹

📋 总论

定义

- 多形性（多态性）日光疹是一种暴露在太阳紫外线下致皮肤病。

病因

- 紫外线照射。本病多发生于居住在北纬度地区的人群，好发于春夏季。

🔑 诊断要点

临床表现

- 多数患者光暴露不到 30 分钟出现临床皮损。
- 通常光暴露 18~24 小时发病。

体格检查

- 面部、胸部、上背部和四肢是最常受累部位。
- 紫外线照射后可见红斑、丘疹、水疱或斑块（图 3.265）。

辅助检查

- 若诊断不明确，可能需要做的检查包括皮肤活检，光试验，抗核抗体和狼疮抗体检查。
- 光谱中的 UVA 或 UVB 段都可能引起病变。在诊断不明的情况下，可能需要进行光试验。

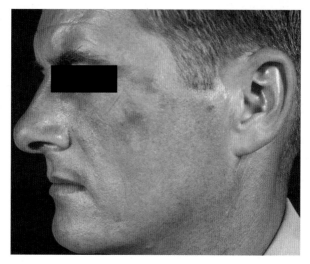

图 3.265 多形性日光疹，表现为面颊部小斑块，瘙痒症状。
（Fitzsimons Army Medical Center Collection）

🔍 鉴别诊断

- 网状红斑黏蛋白沉积症（与网状红斑黏蛋白沉积症致持续性病变不同，多形性日光疹临床上停止光暴露后皮损会消退）
- 淋巴细胞浸润症（多形性日光疹组织病理学上表现明显的乳头水肿）
- 系统性红斑狼疮（多形性日光疹的免疫荧光试验多数阴性）

💊 治疗

一线治疗

- 避免阳光照射。使用防晒霜并穿防护服

二线治疗

- 光疗

三线治疗

- 羟氯喹

- β-胡萝卜素

💡 注意事项

- 本病多发生于居住在北纬度地区的人群,好发于春夏季。

139. 迟发性皮肤卟啉病

📋 总论

定义

- 卟啉病是由肝尿卟啉原脱羧酶活性降低引起的几种相关疾病的总称。产生的过量卟啉导致皮肤光敏性。迟发性皮肤卟啉病是最常见的卟啉病类型。

病因

- 迟发性皮肤卟啉病有两种主要类型:遗传型和散发型。
- 遗传型为常染色体显性遗传,发病早于散发型。
- 本病与 *URO-D* 基因的多突变有关。80% 的患者是散发型症状。

🔑 诊断要点

临床表现

- 多见于中年,男性多于女性。
- 通常情况下,创伤或辐射造成光暴露部位出现水疱。
- 皮肤脆弱性增加。水疱愈合缓慢,留下浅表萎缩性瘢痕。多毛症、皮肤老化、慢性光化性损伤是常见的,皮肤变硬是明显症状。

体格检查

- 检查见皮肤大疱、多毛症、瘢痕、硬皮病、色素沉着和脆弱(图 3.266)。

辅助检查

- 临床上,用伍德灯对患者的尿进行筛查,如果尿中卟啉明显增多,则会出现特征性的珊瑚色荧光(图3.267)。
- 实验室检测包括血浆、尿液和粪便中卟啉水平、谷丙转氨酶、天冬氨酸转氨酶(AST)、血清铁蛋白、丙型肝炎血清学、HIV、FBS和抗核抗体。
- 活检标本的直接免疫荧光显示真皮乳头内有免疫球蛋白沉积(主要是IgG和少量IgM)。
- 检测到尿及血浆中尿卟啉和七羧酸卟啉以及粪便中异丙卟啉可明确诊断。

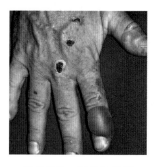

图3.266 迟发性皮肤卟啉病。手背部见紧绷的水疱和部分快愈合的结痂性皮损。(Fitzsimons Army Medical Center Collection)

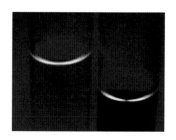

图3.267 Wood光检查显示左侧迟发性皮肤卟啉病患者的尿液中有珊瑚红荧光,而右侧正常尿液中没有珊瑚红荧光。虽然这可以实验室快速筛查的手段,但敏感性不如实验室测定尿卟啉。(Fitzsimons Army Medical Center Collection)

🔍 鉴别诊断

- 假卟啉病
- 混合型卟啉病
- 多形性日光疹
- 大疱性类天疱疮
- 大疱性狼疮

治疗

一线治疗

- 避免阳光照射和创伤
- 静脉放血实现铁耗竭
- 与丙型肝炎或艾滋病相关的迟发性皮肤卟啉病服用抗病毒药物治疗

二线治疗

- 去铁胺螯合剂
- 羟氯喹促进卟啉代谢

三线治疗

- 干扰素 α
- 血浆置换

💡 注意事项

- 迟发性皮肤卟啉病可能是由许多外源性因素引起的，包括酗酒、铁超负荷、分娩和暴晒。丙型肝炎和 HIV 感染也常常与迟发性皮肤卟啉病有关。

140. 结节性痒疹

📋 总论

定义

- 以在小腿和手臂伸侧坚实质硬结节、剧烈瘙痒为特征的皮肤病。

病因

- 结节性痒疹是一种神经炎症性皮肤病，局部反复受到创伤造成表皮和真皮增生。它本质上是结节状表现的慢性单纯性苔藓。患者可能有基础性皮肤病，或者这种情况可能只是神经精神因素引起。

🔑 诊断要点

临床表现

- 剧烈瘙痒,仅通过搔抓皮肤造成瘢痕和出血来缓解症状。

体格检查

- 见豌豆大小或更大、坚硬、红色或褐色质硬圆顶状结节(图 3.268)。

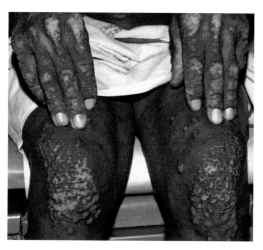

图 3.268　结节性痒疹。瘙痒性丘疹伴色素减退和色素沉着。(Fitzsimons Army Medical Center Collection)

辅助检查

- 活检显示角化过度,棘层不规则增厚,真皮血管周围单核细胞浸润。

🔍 鉴别诊断

- 结节性类天疱疮
- 虫咬皮炎

- 精神源性疾病
- 人为皮炎

 治疗

一线治疗

- 局部使用钙调磷酸酶抑制剂和糖皮质激素,激素贴(氟氢缩松贴)。

二线治疗

- 皮损内糖皮质激素注射。
- 纳曲酮 50mg/d 和辣椒素 0.075%,普瑞巴林缓解瘙痒症状。
- 沙利度胺,来那度胺,环孢素。

三线治疗

- 光疗。
- 结节切除。
- 冷冻治疗。

注意事项

- 建议治疗抑郁症和相关精神疾病。

141. 须部假性毛囊炎(倒生发,剃须)

总论

定义

- 须部假性毛囊炎是一种慢性炎症性疾病,发生在定期刮胡子的人毛发生长区域。

病因

- 毛发尖端经上皮或毛囊壁进入皮肤,产生异物炎性反应。

诊断要点

临床表现

- 须部假性毛囊炎最好发于卷发患者。在非裔美国人中最为常见。

- 这种情况最常见于面颈部以及嘴和下颌周围。

体格检查

- 观察到刮胡子部位有丘疹、脓疱和炎症后色素沉着,最典型的是胡须部位(图 3.269)。
- 头发水平生长并弯入皮肤(图 3.270)。也可能出现凹窝和肥厚性瘢痕疙瘩。没有黑头粉刺。

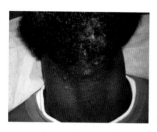

图 3.269　非裔美国男性或任何卷发男性的卷发胡须区常出现疼痛性毛囊周围丘疹、脓疱

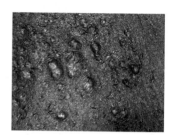

图 3.270　仔细观察毛囊周围丘疹发现弯曲的毛发再度进入皮肤。(Fitzsimons Army Medical Center Collection)

辅助检查

- 通常不需要检查。少数患者可进行皮肤活检。

 鉴别诊断

- 痤疮
- 毛囊炎
- 须癣
- 酒渣鼻

治疗

一线治疗

- 避免刮胡子。胡须的生长会减少炎症病变的数量。
- 如需剃须,须将嵌入的毛发立起,剃须前不要拔毛。

- 正确的剃须方法是沿着毛发生长的方向剃须,而不是逆着毛发生长的方向。每天应该剃须。毛发不应刮得太短或太长。
- 使用专用的电动剃须刀将毛发剪到皮肤表面以上,以防止毛发向内生长,这是有益的。使用剪发器剪发时不要太密,这样可以使头发垂直穿过毛囊。

二线治疗

- 激光脱毛是有帮助的,但可能会破坏表面色素和毛球,可能导致色减,尤深色皮肤的人。
- 化学脱毛剂可能可以用来溶解头发。

三线治疗

- 可进行手术脱毛,但副作用可能致伤口边缘坏死。
- 有时使用局部抗生素制剂(克林霉素、红霉素、过氧化苯甲酰)减少细菌定植,但目前其使用的理由被质疑。
- 维 A 酸可能有效,但会引起刺激。

💡 注意事项

- 一般应避免使用抗生素,因为炎症是由异物反应引起的,而不是脓皮病。

142. 弹性纤维假黄瘤

📄 总论

定义

- 弹性纤维假黄瘤是中层弹力纤维肿胀和断裂导致一种结缔组织病。

病因

- 本病是一种遗传病,主要是隐性遗传,也有显性基因遗传报道病例。

🔑 诊断要点

临床表现

- 本病可累及皮肤、血管和眼部。
- 患者罹患高血压和缺血性心脏病的风险增加。
- 可能出现消化道出血、脑出血、视网膜出血和子宫和泌尿生殖器出血(流产风险)。

体格检查

- 鸡皮样外观(图 3.271)是由于黄色斑块和丘疹的出现,皮肤松弛而形成。皮肤出现松弛和皱纹。
- 假黄瘤典型表现一般在颈部、腋窝和其他皱褶部位。
- 眼睛的检查可以了解视网膜的损伤,出现类似血管的棕色线状撕裂,称为"血管样条纹"。
- 黄色斑块也可出现在口腔(图 3.272)。

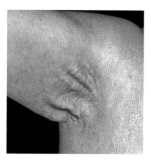

图 3.271　腋窝部位肥厚、深黄色,鹅卵石样斑块状皮损,皮肤弹性减退(类似脱了毛的鸡皮)。(Fitzsimons Army Medical Center Collection)

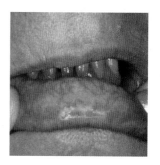

图 3.272　一例弹性纤维假黄瘤患者唇黏膜呈淡黄色变色,约 20% 的患者有此表现。(Fitzsimons Army Medical Center Collection)

辅助检查

- 典型部位皮肤环钻活检

- 脂质板,全血细胞计数
- 密切监测血压
- 眼底检查

🔍 鉴别诊断

- Ehlers-Danlos 综合征
- 光化性角化病
- 黄瘤病
- 皮肤淀粉样变
- 马方综合征

💊 治疗

一线治疗

- 控制心血管危险因素(高血压、高血脂、嗜烟),严格限制钙摄入
- 限制职业和体育运动活动,以尽量减少并发症

二线治疗

- 遗传咨询
- 皮肤松弛的外科矫正

💡 注意事项

- 一般到青少年时期确诊,典型皮损首先出现在侧颈部。

143. 银屑病

📄 总论

定义

- 银屑病是一种以角质形成细胞过度增殖为表现的慢性皮肤疾病,导致厚的鳞屑性斑块形成,瘙痒以及皮肤表皮真皮的炎症性改变。临床亚型,包括点滴状、脓疱型和关节型变异型。

病因

- 未知。但是一般认为有很强的基因成分和高遗传率。至少有 9 种银屑病遗传相关的染色体位点,这些染色体基因型被称为银屑病可疑 1 型~9 型,银屑病 1 型聚焦在组织相容性区域在 6 号染色体,35%~50%遗传现象与 6 号染色体相关,被认为是主要的可疑位点。
- 家族聚集(具有可变突变体的显性遗传传递)。
- 1/3 受累人群有一个可疑的家族史。
- 腹腔疾病在银屑病患者中有很高的发病率。

🔑 诊断要点

临床表现

- 点滴型银屑病一般与咽部链球菌感染有关,主要表现是多角形、点滴状皮损,好发四肢和躯干(图 3.273),部分患者会进展为慢性斑块状银屑病。
- 慢性斑块状银屑病常表现为对称性,边界清楚的,上覆银白色鳞屑的红色斑块,主要累及臀间皱褶、肘部、头皮、指/趾甲和膝部(图 3.274),80%的银屑病是这一类型。
- 银屑病可在任何物理损伤(日晒、抓伤)的部位出现。这被称为"同形反应"。
- 脓疱型银屑病可为泛发性或局灶性,并可伴有发热(图 3.275)。
- 患者在斑块状和脓疱型的银屑病两型中转化。
- 瘙痒常见,疼痛和出血也可发生。
- 关节受累导致骶髂关节炎和脊椎炎。
- 银屑病会影响患者的心理和社会功能,受累的人经常觉得被误解和指责。

体格检查

- 原发性银屑病的皮损是红斑丘疹,顶部是附着性鳞屑。刮屑试验可见出血点(Auspitz 征)。
- 指甲受累是常见的(顶针样表现),导致角化过度和甲营养不良(图 3.276),伴有甲分离。

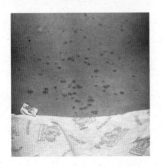

图 3.273 婴儿点滴状银屑病点滴状银屑病一般由链球菌性咽炎引起。(William Weston Collection)

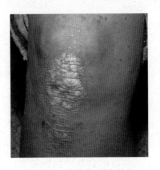

图 3.274 经典斑块状银屑病常累及肘部、膝部。(William Weston Collection)

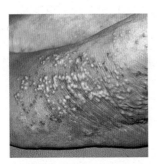

图 3.275 足部脓疱型银屑病. 急性脓疱性银屑病可能伴随发热。(Fitzsimons Army Medical Center Collection)

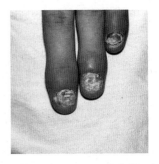

图 3.276 11 岁患者营养不良性银屑病样甲，伴有急性远端关节炎。(William Weston Collection)

辅助检查

- 诊断主要依靠临床表现。
- 几乎不需要病理活检。

 鉴别诊断

- 接触性皮炎

- 异位性皮炎
- 淤积性皮炎
- 癣
- 钱币状湿疹
- 念珠菌病
- 蕈样肉芽肿
- 皮肤型系统性红斑狼疮
- 二期梅毒和晚期梅毒
- 药疹

治疗

- 日光浴通常会带来改善。
- 消除促发因子(压力,某些药物,如锂、β 受体阻滞剂、抗疟药)。
- 银屑病患者每天在温水中洗澡,然后涂上乳霜或软膏保湿剂。经常使用润肤保湿霜可以减少皮肤水分的蒸发,让角质层自行补充水分。
- 治疗方案根据疾病的严重程度而异。大约 70%~80% 的患者可以通过局部治疗而缓解。
- 皮损局限的患者(皮损面积小于体表面积的 20%),可以按以下方案处理:
  - 局部外用糖皮质激素:缺点是持续使用会导致皮损缓解短暂,费用增加,效果减弱。药师推荐 2%~10% 水杨酸联合激素使用可减轻鳞屑的数量。
  - 卡泊三醇:一种维生素 D 类似物,对中度斑块型银屑病有效,成人应梳头发,将溶液涂抹在患处,并用力揉搓,并避免接触正常皮肤。缺点包括它的成本,潜在的烧伤和皮肤刺激,它不应该和水杨酸同时使用,因为钙泊三醇会被水杨酸的酸灭活,得肤宝软膏是钙泊三醇和二丙酸倍他米松的复合体,倍他米松是一种高效激素。得肤宝软膏耐受性好,比单独使用的任何一种药物都更有效,但也更昂贵。
  - 煤焦油产品可过夜使用,与 UVB 光(戈克曼方案)结合使用效果最佳。
  - 恩林:用于慢性斑块,可以导致染色,与中波紫外线联用效果更好。
  - 维 A 酸类:0.05%~0.1% 他扎罗汀软膏和凝胶可让皮损变

薄,但是贵而且有刺激性。

- 其他有用的治疗包括胶带和封包治疗,紫外线、润肤剂和皮损内注射激素。
- 系统治疗适用于广泛性皮损的患者(受累面积>20%体表面积),这部分患者单用外用治疗是不充分的。
  - 每周 3 次 UVB 光疗:治疗不需要口服系统性药物(与补骨脂联合 UVB 的 PVBA 治疗不同),为了更有效,这需要用角质分离剂和软膏去掉角质。
  - 口服补骨脂后照射紫外线(PUVA),每周 3 次,对泛发性疾病是有效。中波紫外线是无效时才考虑使用。但是,很多 PUVA 治疗需要经常来医院。这可能与该疗法导致光毒性有关,例如红斑、大疱和增加皮肤肿瘤的风险。
- 系统治疗包括严重的银屑病患者予以 MTX 每周 25mg,依曲替酯(一种合成的维 A 酸),对掌跖银屑病、脓疱型银屑病最有效,剂量是 0.5~1mg/kg/d。它可以引起肝酶、脂代谢异常和致畸。
- 阿普司他是一种 4 型磷酸二酯酶抑制剂,用于中度到重度斑块型银屑病。副作用包括腹泻、恶心、头痛和加重抑郁。
- 环孢素对重度银屑病也有效,但是复发很常见。
- 慢性斑块状银屑病可用阿法赛特治疗,阿法赛特是一种选择性靶向 T 淋巴细胞的重组蛋白,阿拉法特治疗 12 周,(0.025、0.075 或 0.150mg/kg,每周一次静脉注射),可显著改善。一些患者停止药物后仍有持续的临床疗效,这种药物非常昂贵(12 周的治疗可能花费超过 8 000 美元。)
- TNF 抑制剂:使用肿瘤坏死因子拮抗剂依那西普治疗 24 周也可以降低斑块银屑病的严重程度。依法利珠单抗是一种抑制 T 细胞活化的人源化单克隆抗体,也有报道称它在斑块型银屑病治疗期间有显著改善。阿达木单抗,一种全人源的抗 TNF-α 的单克隆抗体,已被报道对银屑病的关节和皮损有效。
- 用于中度到重度斑块型银屑病患者中较新的生物制剂是:乌司奴单抗(一种 IL-12 和 IL-23 的阻滞剂);布罗达单抗和苏金单抗(抗 IL-17 受体抗体);抗 p40 分子的单克隆抗体贝伐珠单抗,这种抗体由 IL-12 和 IL-23 共享,在银屑病皮损中过表达。苏金单抗是首个被 FDA 批准用于中度到重度斑块型银屑病的 IL-17A 拮抗剂。

💡 注意事项

- 重度泛发性和疗效欠佳的银屑病患者可能需要住院治疗。戈克曼(Goeckerman)疗法每天联合煤焦油和 UVB 的治疗可延长缓解期。

144. 精神性(神经质)瘙痒症

📋 总论

定义

- 自残导致的皮损,由于患者反复地挤、压、刮擦造成。

病因

- 皮肤创伤由精神疾病引起,如强迫症、躯体形式障碍和焦虑/抑郁。

🔑 诊断要点

临床表现

- 搔抓集中在容易触摸的地方。

体格检查

- 长线性的瘢痕、浅表的糜烂,再到活动性剥落,都是表现形式。典型的患者表现为白色瘢痕周围棕色的色素沉着。面部、手臂和上背部是好发部位(图 3. 277)。

辅助检查

- 无。

🔍 鉴别诊断

- 结节性痒疹
- 虫咬皮炎
- 人工皮炎

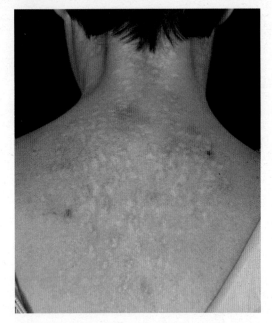

图 3.277 背部神经质搔抓,有新的抓痕和白色浅表瘢痕,与修复的外伤搔抓一致。(Fitzsimons Army Medical Center Collection)

- 寄生虫幻想症

 治疗

一线治疗

- 多塞平
- 局部激素治疗

二线治疗

- 皮损内注射曲安奈德

三线治疗

- 抗抑郁药品,一种选择性的 5-羟色胺与去甲肾上腺素再摄取抑制剂

💡 注意事项

- 精神科转诊对大多数患者来说是合适的。

145. 坏疽性脓皮病

📋 总论

定义

- 坏疽性脓皮病是很少见,非感染性中性粒细胞皮病,是一组炎症性皮肤病,典型表现是丘疹、脓疱,进展为疼痛性溃疡,紫色隆起边界和化脓性基底,与它名字相反,坏疽性脓皮病既不是感染性疾病,也不是坏疽。

病因

- 中性粒细胞渗入引起皮损,是主要的潜在发病机制。中性粒细胞的功能异常、基因变异和先天性免疫系统失调是引发坏疽性脓皮病主要因素。与多种疾病有关,尤其是炎症性肠病、关节炎和浆细胞病,有时发生在先前手术的部位。

🔑 诊断要点

- 坏疽性脓皮病是排除性诊断。确诊包括皮损活检和相关基础疾病评估,例如炎症性肠病,关节炎和恶性肿瘤。病史,特别是发病时间、皮损的进展和刺激损伤,同样重要的还有皮损的外观和发病部位。

临床表现

- 典型表现,溃疡的边界不清和红紫色的边缘被破坏。
- 他们可以是单发、多发,常发生在下肢。
- 这些溃疡是疼痛性,质软,可持续数月或数年。
- 可能导致毁容性瘢痕。

体格检查

- 典型的表现首先是炎症性丘疹,脓疱,水疱,结节,发展迅速,疼痛进展。成为一个溃疡和糜烂,伴有组织坏死和边界扩大(图3.278)。这个溃疡和糜烂周围是紫红色边界,周围红斑。基于溃疡的外观,疼痛已超出预期。发热是常见的。

- 典型的坏疽性脓皮病一般发生在四肢末端。
- 非典型的坏疽性脓皮病经常发生在四肢近端、头部和颈部。非典型坏疽性脓皮病最初的皮损是脓疱,然后变成斑块,可能布满脓疱。
- 上唇的坏疽性脓皮病与经典的脓皮病很相似。有时发生在外科造口周围,如克罗恩病。

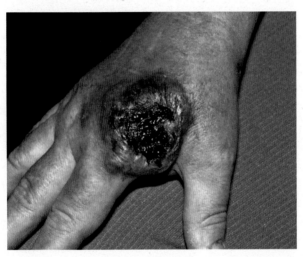

图3.278　克罗恩病患者合并坏疽性脓皮病表现大的、疼痛性、进展性扩张性溃疡

辅助检查

- 皮肤活检本身并不能诊断,因为其病理表现是非特异性的,但可能有助于排除其他疾病。组织病理学检查显示无菌性真皮中性粒细胞增多症伴或不伴混合炎症感染或淋巴细胞血管炎,或巨细胞或白细胞增生性血管炎。
- 其他适当的测试包括风湿病实验室工作,肝炎检查,或结肠镜检查以评估炎症性关节炎、肝炎、炎症性肠疾病,组织培养也应排除细菌或真菌等病因。直接免疫荧光研究显示 IgM、C3、纤维蛋白在血管壁沉积。

🔍 鉴别诊断

- 虫咬(蜘蛛)皮炎
- 血管炎
- 外伤性溃疡
- 血管功能不全
- 抗磷脂抗体综合征

💊 治疗

一线治疗

- 治疗相关疾病
- 口服激素、氯法齐明、氨苯砜

二线治疗

- 免疫抑制药物(沙利度胺、沙利度胺、硫唑嘌呤、霉酚酸酯、甲氨蝶呤、静脉注射人免疫球蛋白)

💡 注意事项

- 大多数病变倾向于自然消退;然而,可能会出现巨大瘢痕。

146. 化脓性肉芽肿

📋 总论

定义

- 化脓性肉芽肿是一种皮肤和黏膜的良性血管病变。这是毛细血管增生的结果,通常继发于创伤。
- 常见于儿童和年轻人。
- 男女发病率一样,没有种族或家庭聚集倾向。
- 可以由外伤或手术引起。
- 妊娠期牙龈部病变发生率较高。

病因

- 外伤影响局部毛细血管生长。这些病变在病原学上既不是感染性，在组织学上也不是有肉芽肿。

🔑 诊断要点

临床表现

- 常见好发部位是头、颈和四肢。
- 受孕期间常常在牙龈处发现（称为牙龈瘤）。
- 易破，容易溃烂，轻微损伤并可能大量出血。

体格检查

- <1cm、红色、圆顶状病灶（图3.279）。
- 可能在基底部鳞屑呈领圈改变。

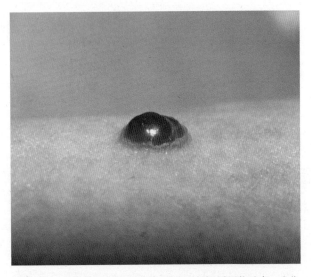

图3.279   化脓性肉芽肿，呈红色，发亮，易碎，圆顶状丘疹。这些病变的特点是创伤时大量出血。（Fitzsimons Army Medical Center Collection）

辅助检查

- 诊断基于临床病史和表现。一般开始于外伤后形成的红丘疹。皮损容易出血,几天或几周变大。

鉴别诊断

- 无黑色素黑色瘤
- 上皮样血管瘤病
- 血管球瘤
- 血管瘤
- 激惹痣
- 疣
- 卡波西肉瘤

治疗

一线治疗

- 切除:1%利多卡因局部麻醉,在边缘和底部刮刀或刮匙刮除。随后进行电灼或冷冻治疗。
- 妊娠期间有的化脓性肉芽肿,一般在孩子出生后可以自行消失。

二线治疗

- 脉冲染料激光是一个安全有效的治疗方式。
- 局部用咪喹莫特和 β 受体阻滞剂有很多不一样的结果。

注意事项

- 必须切除整个皮损,因为皮损可在原发部位残留组织中复发。
- 患者和家属应该警觉切除皮损后的复发可能。
- 在原发性化脓性肉芽肿周围偶有多个卫星灶,经常在皮损被损伤后发生。

147. 雷诺现象

📋 总论

定义

- 雷诺现象一种血管痉挛性异常，对寒冷的温度或情绪压力产生剧烈的反应。导致短暂的指端缺血。出现手指和脚趾三相变色(肢端皮肤由苍白变为青紫，而后转为潮红)。

病因

- 临床上分为原发性或继发性，大约影响 3% 的普通人群。
- 原发性雷诺现象通常发生在 15~25 岁之间。普遍发生在寒冷季节，对女性影响比男性大。
- 继发性雷诺现象倾向于 35~40 岁后开始。
- 超过 90% 的硬皮病患者和 30% 的系统性红斑狼疮和干燥综合征患者发生继发性雷诺现象。
- 有学者认为继发性雷诺现象可能与药物(尼古丁，咖啡因，麦角胺，氯乙烯)，或震动工具(如锤子)对手的创伤有关。

🔑 诊断要点

临床典型

- 表现为冷暴露的三相色反应，可伴或不伴有疼痛。
  - 血管痉挛导致手指苍白(图 3.280)。
  - 继发性不饱和静脉血的蓝色变色(发绀)。
  - 血管痉挛缓解，血流回到手指，皮肤变红，有或没有疼痛和感觉异常。

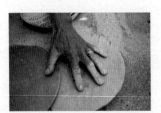

图 3.280　强烈的、界限清楚的手指发白(除了拇指)，手指近端发绀

- 最初的苍白通常需要进行诊断。
- 在办公室手部冰浴有时会引起三相色变化。
- 指尖最常见,但脚、耳朵和鼻也可能会受累
- 持续时间从几秒到几小时不等
- 反复损伤可能导致慢性皮肤改变,例如皮肤变厚,指甲变脆,溃疡发生,坏疽很少发生。

体格检查

- 颜色改变,轮廓清晰,对称,通常是双侧的,包括是手指和脚趾,示指、中指和无名指常累及。

辅助检查

- 原发性雷诺现象也被称为自发性雷诺现象、原发性雷诺综合征和雷诺病。它发生在没有任何相关疾病的情况下。
- 伴有原发性雷诺现象,另一个一级家庭成员受到影响的可能性达到25%。
- 继发性雷诺现象与潜在的病理状况或疾病有关,包括以下几种情况:
  - CREST综合征:钙质沉着,雷诺现象,食管运动障碍,硬化性指关节炎和毛细血管扩张症
  - 硬皮病
  - 混合性结缔组织疾病、多发性肌炎、皮肌炎
  - 系统性红斑狼疮
  - 类风湿性关节炎
  - 血栓闭塞性脉管炎
  - 药物诱导(β受体阻滞剂、麦角胺、甲基硫精、长春花碱、博来霉素、避孕药、尼古丁、咖啡因、氯乙烯)
  - 血液性疾病(红细胞增多症,冷球蛋白血症,冷凝集素,副蛋白血症)
  - 腕管综合征
  - 使用振动工具
  - 内分泌疾病(甲状腺功能减退、类癌综合征)
- 原发性雷诺现象的建议标准如下:
  - 对称发生
  - 无组织坏死、溃疡或坏疽

- 病史和体格检查没有继发性原因
- 正常甲襞毛细血管
- 抗核抗体阴性
- 血沉正常
- 继发性雷诺现象诊断如下：
  - 30 岁后出现症状
  - 发作期疼痛、不对称或与缺血性皮损相关
  - 结缔组织病的临床特征
  - 特异性自身抗体检测和血沉的升高
  - 甲襞毛细血管显微镜下微血管病变的证据
- 全血细胞计数、血清电解质、尿素氮、肌酐、血沉、抗核抗体、性病学试验、风湿因子、尿液分析应包含在初始评估中。
- 如果病史、体检和初步实验室检查提示可能的继发原因，特异性血清学检测（如抗心内膜炎抗体、抗 Scl 70、冷球蛋白补体检测和蛋白质电泳）可能提示。
- 无创血管检查包括手指收缩压、分段血压测量、冷恢复时间（测量手指对冷刺激血管收缩和舒张反应）、指尖热成像和激光多普勒热激发（测量皮肤血液流动与环境变暖之间的变化）。

🔍 鉴别诊断

- 神经源性胸廓出口综合征或腕管综合征
- 冻伤或寒冷天气伤害
- 药物反应（麦角胺，化疗药物）
- 动脉粥样硬化、血栓栓塞性疾病
- 血栓闭塞性脉管炎，栓塞性疾病
- 四肢发绀，手足发绀
- 网状青斑
- 重复运动损伤

💊 治疗

- 一线治疗
- 避免使用可能导致雷诺现象的药物（参见"病因"）
- 避免冷暴露，在冬季或者进入冷环境（空调房）之前使用暖和的手套、帽子和衣服，温度骤变加剧雷诺现象

- 避免紧张情绪,采用放松来预防
- 通常,雷诺现象患者对非药物治疗反应良好
- 如果有严重缺血的迹象,或者患者的生活质量受到影响,正常生活的活动和预防技术不起作用,那么雷诺现象的治疗就需要药物。
- 钙通道阻滞剂是治疗雷诺现象最有效的药物。
- 钙通道阻滞剂的不同之处在于其外周血管舒张特性,硝苯地平、氨氯地平、非洛地平、尼索地平和伊拉地平比地尔硫革、维拉帕米更有效。
- 硝苯地平需在出门前 30 分钟服用,剂量为 10~20mg,如果症状持续时间长,最大剂量是每天 30~180mg 是有效的。

二线治疗

- 不能耐受或对钙通道阻滞剂不能起效的患者,可单独或联合使用其他血管扩张药物,选择包括硝化甘油、硝普钠、肼本达嗪、罂粟碱、米诺地尔、烟酸和局部硝酸盐。
- 间接引起血管舒张的药物(选择性 5-羟色胺再摄取抑制剂、ACE 抑制剂,磷酸二酯酶抑制剂)可能有用,但目前没有令人信服的证据表明比单独使用钙通道阻滞剂更有效。
- 交感神经药物(利血平、胍乙啶)可能有助于急性反应,它们的影响往往随着时间的推移而减弱,而且它们常常有无法忍受的副作用。
- α 受体阻滞剂,如哌唑嗪或多沙唑嗪对抗去甲肾上腺素收缩血管的作用。

三线治疗

- 前列腺素,包括吸入的伊洛前列素,静脉注射的依前列醇可能对于严重的雷诺现象有希望。其他经验和对照研究都支持这个研究。
- 磷酸二酯酶抑制剂(如西洛他唑、己酮可可碱和西地那非)和血管紧张肽 II 受体拮抗剂(如氯沙坦)也已被使用,但效果有限。
- 急性缺血期可以考虑用阿司匹林和肝素抗凝,有缺血性溃疡或血栓性事件史的继发性雷诺现象患者均可考虑阿司匹林(81mg/d)治疗,但是要密切观察,因为阿司匹林理论上可以通过抑制前列环素加重血管痉挛,除非有高凝状态的证据,否则不建议长期使用肝素或华法林抗凝。
- 对于与可重建的动脉闭塞疾病相关的严重雷诺现象,可以进行搭桥手术。

- 交感神经切除术可用于不可重建的闭塞性疾病或药物治疗无效的纯血管痉挛疾病。

🔅 注意事项

- 体格检查还应包括自身免疫性疾病相关症状的检查,如发热、皮疹、关节炎、眼干、口干、肌痛或心肺异常。

148. Reiter 综合征(反应性关节炎)

📖 总论

定义

- Reiter 综合征是一种血清阴性的脊椎关节病,之所以这样称呼是因为在这些形式的炎症性关节炎中不存在血清类风湿因子。国际上一致认为反应性关节炎应该取代 Reiter 综合征来描述这一系列的症状和体征,因为描述这种疾病的 Hans Reiter 是一位臭名昭著的医生,他因为在布痕瓦尔德集中营的囚犯身上做医学实验而被判犯有战争罪。不幸的是,最初的名字仍然与综合征有关。Reiter 综合征是一种不对称的多发性关节炎,主要影响下肢,与下列一种或多种疾病有关:
  - 尿道炎
  - 子宫颈炎
  - 痢疾
  - 炎性眼病
  - 皮肤黏膜损伤

病因

- 痢疾暴发后的流行性反应性关节炎。
- 基因敏感的 HLA-B27 个体感染某些病原体后,有发展 Reiter 的危险,例如:
  - 沙门菌
  - 志贺菌属
  - 小肠结肠炎耶尔森菌
  - 沙眼衣原体

- 猜测分子拟态机制。
- 症状复杂与反应性关节炎难以区分,与 HIV 感染有关。

🔑 诊断要点

临床表现

- 多发性关节炎
- 影响膝盖和脚踝
- 一般不对称
- 脚跟痛和跟腱炎,特别是在跟腱附着点
- 足底筋膜炎
- 大量渗出
- 手指炎或香肠趾
- 尿道炎
- 葡萄膜炎或结膜炎;葡萄膜炎不经治疗可发展为失明
- 主动脉反流与强直性脊柱炎相似

体格检查

- 溢脓性皮肤角化病、环状龟头炎。
  - 脚掌,足趾(图 3.281),龟头(环状龟头炎)(图 3.282),手的角化过度性皮损。
  - 银屑病类似症状。

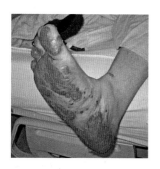

图 3.281 反应性关节炎,也称为 Reiter 综合征,表现为红斑、鳞屑,足部表面出血。这种临床模式叫作脓溢性皮肤角化病

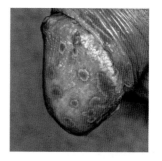

图 3.282 环状龟头炎,男性反应性关节炎的常见临床表现。(Fitzsimons Army Medical Center Collection)

辅助检查

- 血沉,抗核抗体,HLA-B27,衣原体血清学,尿和粪便细菌培养,HIV。

🔍 鉴别诊断

- 痢疾爆发后的流行性反应性关节炎。
- 感染某些病原体后,基因敏感型 HLA-B27 个体有发展为 Reiter 的危险:
  - 沙门菌
  - 志贺菌属
  - 耶尔辛肠炎菌
  - 沙眼衣原体
  - 分子模拟可疑的机制。
- 症状复杂,很难从 HIV 相关感染的反应性关节炎中鉴别出来。

💊 治疗

一线治疗

- 皮肤表现:应局部外用糖皮质激素、钙泊三醇、他扎罗汀。
- 系统表现:活跃期应使用消炎痛(吲哚美辛片每天 25~50mg,每天 3 次)等非甾体抗炎药治疗。
- 肠道或尿道感染应使用适当的抗生素治疗。
- 葡萄膜炎应与眼科医生协商,用糖皮质激素滴眼液治疗。
- 跟腱炎和足底筋膜炎应注射甲泼尼龙治疗。

二线治疗

- 皮肤表现:可通过全身性维 A 酸或光疗进行治疗。
- 全身表现:柳氮磺吡啶(2~3g,每天口服)可能有效。

三线治疗

- 皮肤表现:三线治疗包括甲氨蝶呤、环孢素
- 系统表现:持续性和不可控制的疾病应同风湿科医生协商是否加以细胞毒药物控制(甲氨蝶呤、硫唑嘌呤)

💡 注意事项

- Reiter 综合征与 HLA-B27 密切相关(63%～96%)。

149. 漆树皮炎(毒常春藤、毒橡树和毒漆树)

📋 总论

定义

- 漆树皮炎是由于接触毒常春藤(图 3.283)、毒橡树或毒漆树引起的急性皮肤炎症。

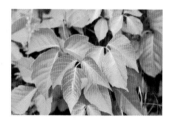

图 3.283　三片叶是毒常春藤叶子的特征。这种植物是在科罗拉多州丹佛郊外的山麓拍摄的

病因

- 漆树皮炎接触毒常春藤、毒橡树或毒漆树而引起。

🔑 诊断要点

临床表现

- 病变不对称,常累及四肢;可能出现瘙痒、烧灼感和针刺感。早期病变可出现强烈红斑(图 3.284)。

体格检查

- 毒常春藤皮炎可出现小水疱和水疱;线性病变(图 3.285)(搔抓皮肤将树脂拖到表面导致)是典型的表现。
- 受累部位有红斑,触感发热,肿胀,容易与蜂窝组织炎混淆。

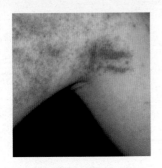

图 3.284   早期漆树皮炎表现为腿部明显的瘙痒性红斑,一些病变的线性改变是诊断接触性皮炎线索

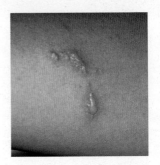

图 3.285   毒橡树致敏性接触性皮炎病变中出现线状水疱。(Fitzsimons Army Medical Center Collection)

辅助检查

- 通常不需要。

 鉴别诊断

- 脓疱病
- 致敏性接触性皮炎,其他原因
- 特异性皮炎
- 钱币状湿疹
- 脂溢性皮炎
- 银屑病
- 疥疮

治疗

- 接触毒常春藤、毒橡树或毒漆树后,用清水或温和肥皂清洗皮肤 15 分钟以去除刺激性物质。
- 急性水疱期,在最初 72 小时,用冰水或冷水每天敷 5~6 次,每次 20~30 分钟是有效的。
- 口服抗组胺药可以控制瘙痒,尤其是在晚上。炉甘石洗剂也可用于瘙痒。但是也会导致皮肤过分干燥。
- 胶体燕麦浴也可以缓解症状。
- 轻度到中度红斑的患者可能对外用糖皮质激素凝胶和软膏

有效。

二线治疗

- 口服糖皮质激素通常用于严重的、泛发性皮损。
- 有严重反应的住院患者,不能耐受口服激素,需要使用肌内注射糖皮质激素。

150. 落基山斑疹热

📋 总论

定义

- 落基山斑疹热是由立克次氏体感染引起的一种危及生命的、由蜱传播的发热性疾病。当蜱虫的唾液腺里的立克次氏体被传播到真皮,在内皮细胞的细胞质复制和扩散,引起终末器官损伤。

病因

- 传染源:立克次体(一种细胞内细菌)。
- 媒介:狗蜱和木头蜱(垂直传播存在于蜱类中)但涉及啮齿动物的水平传播是该媒介的重要宿主。在美国,立克次体主要由美国犬蜱传播和落基山木蜱传播。

🔑 诊断要点

临床表现

- 潜伏期:3~12天。
- 首发症状:发热、头痛、不适和肌肉疼痛。

体格检查

- 最初3天50%患者有皮损,第5天80%患者有皮损。10%患者没有皮损。
- 初期表现是手腕和脚踝上的鲜红斑,然后播散到躯干、手掌和脚掌。

- 病变可能演变成丘疹,并最终变为非烫伤性红斑(淤点或可触及的紫癜)(图 3.286)。

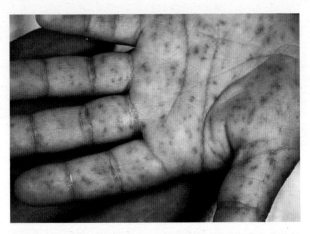

图 3.286 落基山斑疹热表现为远端紫癜性病变。皮肤检查没有特异性,需要结合临床和实验室检查。(Fitzsimons Army Medical Center Collection)

辅助检查

- 立克次体抗体滴度(间接荧光抗体试验)。落基山斑疹热的诊断需要在两周内增加 4 倍,因此尽管有敏感性和特异性将近 100%,但是对于患者并没有帮助。
- 唯一能及时诊断的方法是对活检标本进行免疫组织化学检查。

🔍 鉴别诊断

- 甲型流感病毒
- 肠道病毒感染
- 伤寒热
- 钩端螺旋体病
- 传染性单核细胞增多症
- 病毒性肝炎、败血症
- 埃立克体病
- 胃肠炎

- 急腹症
- 支气管炎
- 肺炎
- 脑膜炎球菌血症
- 播散性淋巴菌感染
- 二期梅毒
- 细菌性心内膜炎
- 脓毒症休克综合征
- 猩红热
- 风湿热
- 麻疹
- 风疹
- 斑疹伤寒
- 立克次体痘
- 莱姆病
- 药物过敏反应
- 特发性血小板减少性紫癜
- 川崎综合征
- 免疫复合血管炎
- 结缔组织病

 治疗

一线治疗

- 多西环素,成人:100mg,每天两次口服,连续3天。
- 多西环素,儿童:45kg以下儿童,2.2mg/kg,每天两次口服,连续3天。

二线治疗

- 氯霉素,每天50~75mg/kg,分4次服用,退热后继续治疗至少2天。

注意事项

- 致死率是1%~4%(如果在病后第5天开始治疗,这些患者没有皮疹,也不在季节性蜱虫活动期间更有可能往往没有及时诊断,死亡率增加5倍,)严重落基山斑疹热患者出现的长期后遗症包括截瘫;听力损失;周围神经病变;膀胱和肠失禁,小脑、前庭和运动功能障碍;语言障碍;截肢。

151. 玫瑰痤疮

📋 总论

定义

- 玫瑰痤疮是一种以丘疹和脓疱为特征的慢性面部皮肤病。常伴有面部潮红和红斑。
- 玫瑰痤疮可分为 4 个主要亚型:
  - 红斑毛细血管扩张型:面部中央红斑,毛细血管扩张、发红。
  - 丘疹脓疱型:除了面部红斑、发红、血管扩张,还有圆顶状红丘疹和小脓疱。
  - 鼻赘期:皮肤增厚,毛孔突出可能会影响鼻部(鼻瘤)、下颌、前额(额头)、眼睑(眼睑)和耳朵(耳郭)。
  - 眼型:结膜注射,眼内异物感,毛细血管扩张,眼睑边缘红斑、鳞屑。

病因

- 未知的。热饮、乙醇和暴晒会加重皮肤的血管扩张的红斑。
- 发作也可能是药物(辛伐他汀,血管紧张素转换酶抑制剂,血管扩张剂,含氟糖皮质激素)、压力、极热或极冷、辛辣的饮料和月经周期所致。

🔑 诊断要点

临床表现

- 玫瑰痤疮发生在 1/20 的美国人。
- 发病年龄通常在 30~50 岁之间。
- 玫瑰痤疮在凯尔特人中更常见。这种疾病在非白种人中可能被忽视,因为皮肤色素沉着会导致非典型改变。
- 男女比例 1:3。
- 酒渣鼻的进展是可变的。典型的阶段包括:
  - 脸潮红

- 红斑（图 3.287）和或水肿、眼部症状
- 丘疹和脓疱（图 3.288）
- 鼻赘

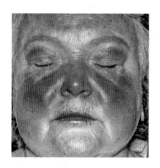

图 3.287 无痤疮样表现的严重毛细血管扩张性玫瑰痤疮。许多脸色"红润"的人都有这种类型的玫瑰痤疮

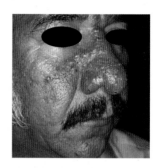

图 3.288 严重玫瑰痤疮表现为毛细血管扩张、毛囊性丘疹、脓疱和鼻赘。（Fitzsimons Army Medical Center Collection）

体格检查

- 面部红斑、丘疹、脓疱和毛细血管扩张常见。
- 过度面部发热和发红是最典型的主诉。
- 一般不痒。
- 没有粉刺（不像痤疮）。
- 女性更容易在下颌和脸颊出现症状，男性鼻部容易受累。
- 50%患者有眼部表现（轻度干燥、眼睑炎、结膜注射、灼烧、刺痛、流泪、眼睑发炎、肿胀和发红）。

辅助检查

- 诊断依靠临床。鉴别痤疮和玫瑰痤疮的要点是玫瑰痤疮有毛细血管扩张和深部弥漫性红斑，玫瑰痤疮没有粉刺。

🔍 鉴别诊断

- 药疹
- 寻常痤疮

- 接触性皮炎
- 系统性红斑狼疮
- 类癌潮红
- 特发性面部潮红
- 脂溢性皮炎
- 面部肉样瘤病
- 光敏性皮炎
- 肥大细胞增多症

治疗

- 有几种药物被用于治疗酒渣鼻,包括甲硝唑家族、四环素类、伊维菌素乳膏和壬二酸。

- 血管性酒渣鼻:甲硝唑水凝胶(甲硝唑凝胶)外用治疗,每天两次,对轻度患者有效。一种新的形式的 1% 甲硝唑软膏(耐瑞),每天 1 次,可提高患者依从性。克林霉素溶液(克林霉素)、乙酰磺胺或 2% 红霉素溶液有效。溴莫尼定(敏立舒凝胶)和 1% 氧化咪唑啉软膏(Rhofade 霜)是一种选择性 α_2 肾上腺素能受体激动剂,是 FDA 批准的用于成人酒渣鼻持续性红斑局部治疗的凝胶。

- 脓疱和眼型玫瑰痤疮:全身抗生素(多西环素,100mg,每天 1 次;四环素,250mg,每天 4 次直到症状消退,逐渐减少)。米诺环素 50~100mg,每天一次,只在耐药的情况下使用,因为这种药很贵。口服甲硝唑(每天一次到两次,每次 200mg)4~6 周也是有效的。抗寄生虫药 1% 伊维菌素(舒利达)对丘疹脓疱性酒渣鼻有效,副作用小。3 个月治疗后,它将 80% 中重度患者将达到红斑的清除。其作用机制未知,可能是由于对蠕形螨的抗炎和抗寄生虫作用,可以缓解酒渣鼻的症状。成本可能是一个限制因素(一支 30g 超过 300 美元)。

- 异维 A 酸每天 0.5~1mg/kg,分开两次服用,连续 15~20 周,治疗难治性丘疹和脓疱玫瑰痤疮,然而,使用维 A 酸类药物会加重红斑和毛细血管扩张。

- 小剂量可乐定(0.05mg,每天两次)可控制红斑和潮红。

- 肉芽肿性酒渣鼻的治疗:口服四环素、异维 A 酸、烧蚀/脉冲染料激光治疗,电子外科学。

- 眼型玫瑰痤疮:局部或口服四环素类药物,人工泪液和/或眼睑清洁保证眼卫生。

💡 注意事项

- 酒渣鼻会导致情感和社会的耻辱,尤其是因为很多人把玫瑰痤疮和鼻赘与嗜酒联系在一起。
- 如果怀疑眼部受累,建议患者尽早咨询眼科医生。

152. 玫瑰疹

📋 总论

定义

- 身上出现玫瑰疹(第六种疾病,幼儿急疹)是一种良性病毒性疾病。多发生在婴儿。典型表现高热,随后出现皮损。

病因

- 玫瑰疹多由人类疱疹病毒 6 型(HHV-6)引起。其他原因包括 HHV-7、肠道病毒、腺病毒和副流感病毒-1 型。

🗝 诊断要点

临床表现

- 玫瑰疹在人与人之间传播。潜伏期在 5~15 天。

体格检查

- 通常,孩子会发高热,经常到达 40℃,持续 3~5 天。
- 持续发热可能流鼻涕、易怒和疲劳。
- 皮疹在退热后 48 小时内出现,主要出现在面部、颈部、躯干、手臂和腿部(图 3.289)。它是一种淡粉色的斑丘疹,触诊时会发白,通常 48 小时内消失。
- 厌食症、癫痫和宫颈腺病也可以看到。

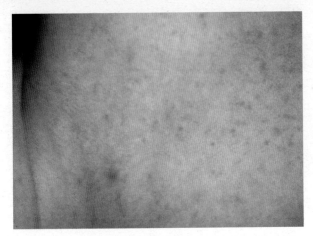

图 3.289   当退烧时,会出现多个淡粉色、1~5mm 的斑疹和丘疹,
持续时间仅为数小时至数天。(William Weston Collection)

辅助检查

- 没必要。

鉴别诊断

- 麻疹
- 风疹
- 第五疾病
- 药疹
- 传染性单核细胞增多症
- 所有引起发热的疾病(中耳炎、肺炎和尿路感染)
- 脑膜炎

治疗

一线治疗

- 提供支持性护理。
- 通过饮用清澈的水来保持水分:水,果汁,柠檬水,等等。
- 如果发热,用温水擦洗。

- 发热可以对乙酰氨基酚 10~15mg/kg,每隔 4 小时一次。
- 布洛芬 510mg/kg,6 小时一次(最大剂量 600mg)。

💡 注意事项

- 有发热和皮疹的孩子不应该日托。
- 人类疱疹病毒 6 是继单纯疱疹病毒 1(HSV-1)、HSV-2、巨细胞病毒(CMV)、EB 病毒、水痘带状疱疹病毒之后发现的第六种疱疹病毒,因此得名。

153. 风疹

📋 总论

定义

- 风疹,也被称为德国麻疹,是一种由风疹引起的轻微疾病。感染病毒的妊娠妇女通过胎盘传给胎儿导致严重的先天性问题。
- 由于大规模疫苗接种开始(即 1980 年以后),大多数病例发生在未接种疫苗的人群中,患病率低于 1/100 000(先天性和获得性)。
- 目前,10%~20% 的育龄妇女易受感染。

病因

获得性感染

- 病毒的入口是上呼吸道。
- 病毒复制发生在淋巴结,然后是血行播散至多个脏器,包括胎盘。
- 免疫复合物可能是皮疹和关节炎的病因。

先天性感染

- 母体感染时胎儿通过胎盘感染。
- 胎儿的细胞损伤是由胎儿细胞溶解引起的。主要通过胎儿血管炎以及由免疫介导的炎症和损伤。

🔑 诊断要点

临床表现

获得性感染

- 潜伏期:14~21 天
- 前驱症状:1~5 天;低热、头痛、乏力、食欲减退、轻度结膜炎,鼻炎,咽炎,咳嗽,颈部、枕下和耳后淋巴结病
- 偶尔脾大和肝炎(皮疹期间)
- 并发症:关节炎(15%,大多数是女性)、血小板减少、心肌炎、视神经炎、脑炎(所有的少于 0.1%)

先天性感染

- 耳聋:85%
- 胎儿宫内发育迟缓:70%
- 白内障:35%
- 视网膜病:35%
- 动脉导管未闭:30%
- 肺动脉发育不全:25%
- 宫内死亡:20%
- 精神发育迟缓:10%~20%
- 脑膜脑炎:10%~20%
- 行为异常:10%~20%
- 肝脾大:10%~20%
- 骨透射性:10%~20%
- 1 型糖尿病:10%~20%
- 其他先天性心脏:2%~5%

体格检查

- 皮损:1~5 天
- 黏膜疹:腭斑
- 皮疹:面部和颈部开始出现斑点,然后播散至躯干和四肢(图3.290)

辅助检查

获得性感染

- 血清学试验(血凝抑制、中和试验、复合物)补体固定试验,被动

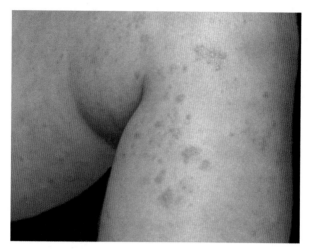

图 3.290 风疹(德国麻疹)。风疹的皮疹可能很轻。在开始时,与麻疹相似,面部开始出现斑丘疹性红斑,然后播散到躯干。风疹也伴有颈枕淋巴结肿大。(William Weston Collection)

凝集,酶免疫分析

- IgM 抗体(EIA 法)早期检测:第 2~4 周
- IgG 抗体(ELISA 法)可作为急性期(皮疹后 7 天)检测和恢复期(14 天后)

先天性感染

- 病毒培养(来自鼻咽)
- 血清学研究:选择 EIA 法检测 IgM 抗风疹病毒(出生后 5 个月)

🔍 鉴别诊断

获得性感染

- 肠道病毒、腺病毒、人类细小病毒 B-19 等其他病毒感染引起的
- 猩红热
- 过敏反应
- 川崎病

先天性感染

- 先天梅毒,弓形体病,单纯疱疹、巨细胞病毒、肠(道)病毒

🔖 治疗

- 没有有效抗病毒的药物。
- 特殊先天性问题应该得到合适的干预。

💡 注意事项

- 在妊娠前 3 个月感染,先天性感染会导致长期并发症的高风险性。在妊娠中期,先天性感染风险和长期并发症会下降,在妊娠晚期,虽然先天性感染的可能性增加,但此时不存在长期并发症的风险。

154. 麻疹

📋 总论

定义

- 麻疹是一种儿童发疹性疾病,由一种叫作麻疹病毒的 RNA 病毒所致,该病毒属于副粘病毒科。

病因

- 麻疹病毒主要经飞沫呼吸道传播。
- 它首先侵犯了呼吸道表皮,在前驱期,患者出现了病毒血症,然后病毒侵犯至皮肤,呼吸道和其他器官。
- 病毒的清除通过细胞免疫得以实现。

🔑 诊断要点

临床症状

- 潜伏期:10~14 天(成人可长达 3 周)
- 前驱期:2~4 天,不适,高热,流涕,结膜炎,咳嗽
- 发疹期:7~10 天
- 发热加重,峰值高达 40~40.5℃,同时伴随有皮疹,持续 5 或 6 天,超过 24 小时后患者体温下降

体格检查

- 皮疹:开始于耳后的红斑及斑丘疹,逐渐发展至前额和颈部,然后依次扩散至面部(图 3.291),躯干,上肢,臀部及下肢。3 天后皮损以相同的顺序逐渐消退,颜色变成铜褐色并脱屑。

- 黏膜疹:Koplik 斑是红斑基础上出现直径为 1~2mm 大小的白色丘疹(图 3.292)。它们首先在皮疹出现的两天前出现在第二白齿对面的颊黏膜上,超过 24 小时后逐渐累及大部分的颊黏膜及下唇黏膜。3 天后慢慢消失。

- 其他的症状和体征:不适,食欲缺乏,呕吐,腹泻,腹痛,咽炎,淋巴结病和偶发的巨脾。

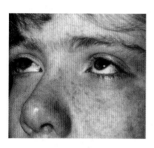

图 3.291　麻疹通常其典型表现为红斑、扁平丘疹,始于颈部和头部,当发展至躯干及上肢时皮疹开始弥漫成片。同时需注意患者会出现结膜炎和其他常见的临床症状。(William Weston Collection)

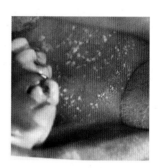

图 3.292　麻疹病毒感染者颊及唇黏膜表面的 Koplik 斑。(Fitzsimons Army Medical Center Collection)

辅助检查

- ELISA 法检测麻疹病毒抗体,该抗体出现在出疹后不久,且 3~4 周后达到高峰。

🔍 鉴别诊断

- 肠道病毒、腺病毒、人细小病毒 19、风疹等其他的病毒感染

- 猩红热
- 过敏反应
- 川崎病

治疗

一线治疗

- 支持治疗
- 维生素 A
- 利巴韦林用于治疗重症麻疹肺炎

注意事项

- 被动免疫：暴露于麻疹病毒后 6 天内肌内注射人免疫球蛋白 0.25ml/kg，免疫低下的人群剂量加倍。

155. 结节病

总论

定义

- 结节病是以无干酪样坏死的肉芽肿为特征的系统性疾病，通常（并非不变的）累及多器官系统。

病因

- 未知。结节病的基本特征是 $CD4^+$ T 细胞与抗原提呈细胞相互作用，从而引发肉芽肿的形成并维持。多方面证据提示结节病可能由环境暴露或者感染与多个基因相互作用所致。

诊断要点

临床特征

- 20%～25%的系统性结节病患者出现皮肤病变，分为非特异性（红斑结节型）和特异性（肉芽肿型）亚型。

- 皮肤肉瘤样肉芽肿的出现与预后较差和肺纤维化和眼葡萄膜炎发病率增加有相关性。
- 红斑结节在结节病中较常见(发病率为 11%～30%)。它表现为红斑,疼痛性的皮下结节,通常出现在胫骨前区。
- 一种常见的类型是发展为广泛传播的,通常无症状的斑丘疹皮损。个别皮损直径为 3～6mm,红斑或紫罗兰色,这类皮损最常见于面部。

体格检查

- 结节病最典型的皮肤表现是冻疮样狼疮。这些慢性的紫罗兰色的斑块最常累及鼻部、面颊部和耳朵。它特别地引起局部毁损性变形,并导致明显的瘢痕形成。冻疮样狼疮通常与上呼吸道病变有关,可继发鼻部堵塞和中隔穿孔。
- 最常见的皮肤发现是丘疹(图 3.293)或者斑块(图 3.294),表现为红色、肤色、褐色、色素沉着或者色素减退。

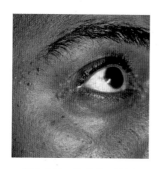

图 3.293　结节病,眼周聚集的红褐色丘疹。(Fitzsimons Army Medical Center Collection)

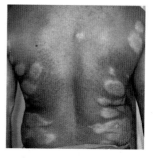

图 3.294　背部结节病的巨大的色素减退的斑块,皮肤结节病也可以表现为色素沉着

辅助检查

- 应在怀疑肉瘤样病变的可触及组织(结膜、皮肤、淋巴结)进行病理活检;在不易触及的部位,可选择支气管镜下经支气管活检(图 3.295)。

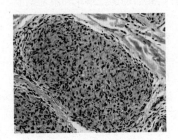

图 3.295 皮肤结节病肉芽肿,由边界清楚的巨噬细胞聚集组成,周边仅仅散在少许淋巴细胞。病理学家指这些是"裸结节"。尽管这支持结节病的诊断,但该组织学模式并无特异性

🔍 鉴别诊断

- 结核
- 淋病瘤
- 霍奇金病
- 转移瘤
- 尘肺
- 肺动脉巨大
- 传染性单核细胞增生症
- 癌性淋病管炎
- 特发性的血铁质
- 肺泡细胞癌
- 肺嗜酸性粒细胞浸润症
- 过敏性肺炎
- 纤维性肺泡炎
- 胶原病
- 寄生虫感染

治疗

一线治疗

- 许多结节病患者不需要治疗。通常情况下,当器官功能受到影响时,则应该进行治疗。当需要治疗时,糖皮质激素仍是治疗的最重要手段(例如,每天 40mg 的泼尼松,持续 8~12 周,并在 8~12 个月内逐步减少剂量至隔日 10mg);有严重症状(例如呼吸困难和胸痛)、高钙血症、眼部、中枢神经系统或心脏受累以

及进展性肺部疾病的患者应考虑使用糖皮质激素治疗。有间质性肺疾病的患者需口服糖皮质激素治疗 6~24 个月。

- 羟氯喹对慢性残毁性的皮损、高钙血症和神经损害有效。
- 非甾体抗炎药对肌肉骨骼症状和结节性红斑有效。

二线治疗

- 对糖皮质激素治疗无效的进行性疾病患者可以用每周给予 7.5~15mg 的甲氨蝶呤治疗。

三线治疗

- 硫唑嘌呤,UVA,手术切除,激光。

📖 注意事项

- 将近 15%~20% 的肺部受累的患者可发展为不可逆的肺部损害(支气管扩张,空泡化,进展性的纤维化,气胸和呼衰)。5%~7% 的结节病患者出现了肺部衰竭所致的死亡。

156. 疥疮

📋 总论

定义

- 疥疮是由疥螨引起的接触性传染性疾病。它通常是由于与感染个体睡觉或是睡了患者床铺感染所致。疥疮的发生通常与居住条件差有关,在医院和养老院高发。

病因

- 人疥疮是由人型疥螨所致(图 3.296)。

🔑 诊断要点

临床症状

- 原发皮疹是由雌性疥螨在角质层挖掘所致,在其留下的隧道内产卵,钻洞(线性或条状),形成小丘疹或水疱(图 3.297)。

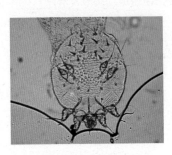

图 3.296 皮肤刮屑证实了疥螨。成年疥螨有四对短腿,而幼螨只有 3 对。(Fitzsimons Army Medical Center Collection)

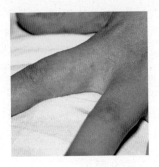

图 3.297 指缝间出现显著的瘙痒性丘疹,是疥螨感染的一个典型的部位。(William Weston Collection)

- 原发皮疹最常发现于手部、手腕、臀部、阴囊、阴茎、乳房、腋窝和膝部的皱褶部位。
- 小的瘙痒性的红斑丘疹也常出现在皱褶附近薄的皮肤上,在数量上也远超过隧道(图 3.298)。
- 继发皮损由搔抓或者继发感染所致。
- 剧烈瘙痒,尤其夜间瘙痒很常见;是由于对螨虫及其粪便的过敏所致,常在初次感染后 1~4 周出现。
- 泛发及结痂性性皮疹(挪威疥或者结痂型疥疮)可以在老年人或者免疫低下的患者中出现。

体格检查

- 皮肤检查可以发现隧道,微小水疱,抓痕和免炎性丘疹。
- 男性生殖器常见大的丘疹和结节(疥疮结节)(图 3.299)。

辅助检查

- 显微镜下可见有虫体、粪便或者虫卵:在病灶消退前,可以滴一滴矿物油于可疑患处,刮取碎屑于玻片上,加入一滴氢氧化钾然后盖上盖玻片。
- 病理活检极少用于疥疮的诊断。

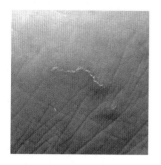

图 3.298 疥疮所致的线性隧道为特征性改变。尽管雌性和虫卵疥螨所致的线性隧道是具有诊断性的，但由幼年疥螨和成年雄性疥螨所致的皮肤表面的红斑丘疹最常见。(Fitzsimons Army Medical Center Collection)

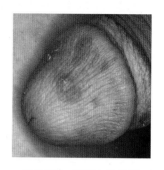

图 3.299 阴茎上的疥疮结节，是这一反应最常见的部位。疥疮结节可在感染清除后尚能持续数周。(William Weston Collection)

 鉴别诊断

- 虱病
- 特应性皮炎
- 跳蚤叮咬
- 脂溢性皮炎
- 疱疹样皮炎
- 接触性皮炎
- 钱币状湿疹
- 梅毒
- 其他昆虫感染

治疗

一线治疗

- 5%的二氯苯醚菊酯是一种有效的治疗手段；从头到脚涂抹于皮肤，同时要覆盖指甲和趾甲下方（最好在晚上涂药，最大暴露范围地保留整晚）；随后 8~14 小时后洗掉。重复 1~2 周。二氯苯醚菊酯对 2 个月以上儿童是安全的。

二线治疗

- 单独剂量(150~200μg/kg,6mg 的片剂)依维菌素,是一种抗螨虫剂,对疥疮治疗也有效。对泛发结痂型疥螨是最好的治疗方法,对于治疗结痂性疥疮,第 1、2、8、9、15、22 和 28 天需要使用 3~7 倍剂量的依维菌素。

💡 注意事项

- 林旦是一种潜在的神经毒性药物,不能用于婴儿和孕妇(在这些情况下苄氯菊酯安全且有效)。
- 性伴侣应该被注意到并治疗。
- 治疗前 48 小时内使用的衣服,内衣和裤子必须清洗。
- 热水澡或淋浴后,将林旦软膏涂抹于颈部以下的皮肤表面(如果面部也累及也可以使用);在使用 8~12 小时后必须清洗掉,一周后重复使用,通常可完全清除感染。
- 一般治疗 24~48 小时后瘙痒减轻,但是瘙痒可能会持续 2 周,口服抗组胺药可有效减轻疥螨感染后瘙痒。
- 外用糖皮质激素软膏能加速继发性的湿疹样皮炎的消退。
- 如果患者是扩充护理机构的人员,则必须教育患者、职工、家人和频繁到访者关于疥疮和在治疗中需充分配合的知识。不管有无症状,所有患者和频繁到访者均需使用消除疥螨的药物;有症状的工作人员家属和到访者也应该接受治疗。

157. 猩红热

📋 总论

定义

- 猩红热是一种累及皮肤和舌部的皮疹,包括 A 组链球菌性咽炎。

病因

- 猩红热由 A 组乙型溶血性链球菌感染所致,该菌可产生 3 种红细胞毒素之一。(注:有些链球菌可以导致猩红热和风湿热。)

🔑 诊断要点

临床症状

- 皮疹持续约一周,然后脱屑。
- 2~4 天的潜伏期后开始出现发热伴有头痛、乏力、食欲缺乏和咽炎。
- 猩红热皮疹开始于咽炎出现 1~2 天后。

体格检查

- 弥漫性的红斑开始于面部,扩展至颈部、背部、胸部(图 3.300)、躯干其他部位和四肢,在手臂和大腿内侧最严重。
- 红斑变苍白,但是未变苍白瘀斑可能由止血带压迫所致。
- 可见草莓或者山莓舌(图 3.301)。

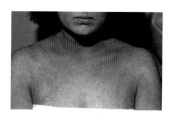

图 3.300 猩红热患者的融合性黄红斑。(Fitzsimons Army Medical Center Collection)

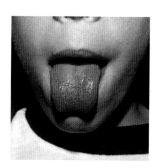

图 3.301 猩红热常见的鲜红的舌头(草莓舌头)。(Fitzsimons Army Medical Center Collection)

辅助诊断

- 咽拭子培养鉴定可见 A 组链球菌。
- 抗链球菌素 O 抗体滴度。

🔍 鉴别诊断

- 病毒疹

- 川崎病
- 脓毒症休克综合征
- 药疹

💊 治疗

- 对青霉素敏感的患者,青霉素 250mg 或红霉素 250mg,每天 4 次口服,共 10 天,24~48 小时可见临床疗效。
- 对于不能吞服药丸的患者,可给予苄星青霉素 100 万~200 万单位,单次给药。

💡 注意事项

- 有抗毒素抗体的患者可不出现皮疹,但是仍会出现其他感染症状(如喉咙痛)。

158. Schamberg 病(进行性紫癜性皮病)

📋 总论

定义

- Schamberg 病是一组最常见的皮肤病,称为进行性色素性紫癜性皮病(pigmented purpuric eruption,PPE),皮肤瘀点、紫癜和黄棕色色素沉着为其特征。

病因

- 尚不明确

🔑 诊断要点

临床症状

- 无症状或轻度瘙痒
- 男性比女性受影响更大
- 损害可能持续数年

体格检查

- 不规则形状的红棕色斑片伴瘀点("辣椒粉样斑点");主要位于下肢(图3.302)

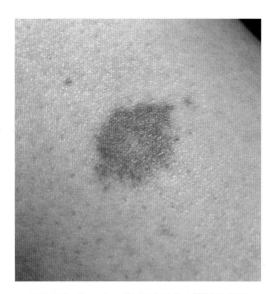

图3.302 Schamberg病,又称毛细血管扩张性环状紫癜和进行性色素性紫癜性皮病,表现为年轻女性腿部无症状局部出血。(William Weston Collection)

辅助检查

- 病理活检显示血管无纤维素样坏死的炎症和出血。

🔍 鉴别诊断

- 金黄色苔藓
- 马约基病(Majocchi 病)
- 杜卡斯和卡佩塔纳克斯湿疹样紫癜
- 着色性紫癜性苔藓性皮炎
- 淤积性皮炎
- 过敏性血管炎

治疗

一线治疗

- 祛除诱发因素
- 局部应用糖皮质激素制剂

二线治疗

- 口服芸香苷(50mg,每天两次)和抗坏血酸(500mg,每天两次)

三线治疗

- 口服己酮可可碱
- 补骨脂素加紫外线 A(PUVA)和窄谱 UVB

💡 注意事项

- 与 Schamberg 病和 PPE 相关的疾病包括乙型和丙型肝炎感染、药物反应、毛细血管脆性和细胞介导的免疫反应。

159. 硬皮病

📖 总论

定义

- 硬皮病是皮肤硬化和纤维化的结缔组织病,累及多内脏器官的多种严重损害。

病因

- 病因未明。针对血小板源性的生长因子的刺激性自身抗体是硬皮病的特异性标志。它们对成纤维细胞的生物学活性表明在其在疾病的发病机制中的因果关系。

🔑 诊断要点

临床症状

- 雷诺现象(图 3.303):70%患者初期表现(注:一般人群中雷诺现象发病率为 5%~10%;大多数不会发展为硬皮病)。

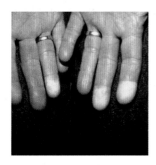

图 3.303　雷诺现象,是进展性系统性硬皮病常见的症状。(Fitzsimons Army Medical Center Collection)

- 手指或手部肿胀,有时与腕管综合征有关。
- 关节痛或关节炎。
- 内脏器官受累。

体格检查

皮肤

- 硬皮病开始于手部(图 3.304),然后扩展至面部;皮肤发亮,紧绷,有时发红,伴有皱纹和头发的减少。同样的进展过程出现于下肢,产生"烟囱管腿"(图 3.305)。

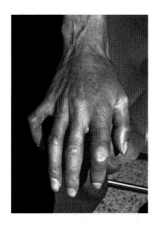

图 3.304　进展性系统性硬皮病伴有局灶性溃疡的严重硬化。(Fitzsimons Army Medical Center Collection)

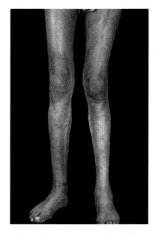

图 3.305　腿部标志性的硬化改变(烟囱管腿)一晚期进行性系统性硬化症男性患者的腿部标志性硬化性改变("烟囱管腿")。(Fitzsimons Army Medical Center Collection)

- 随后皮肤绷紧会限制行动。进展性的手部水肿和疼痛性的多发性的溃疡出现在硬皮病的早期。
- 色素性改变的出现。
- 皮肤萎缩在晚期出现。
- 面部、手部、黏膜和躯干可见毛细血管扩张。
- 皮下钙质沉着。

辅助检查

- 抗核抗体(均质型、斑点型或核仁型)。
- 在少于 10% 的系统性硬皮病患者和 50%~90% 局限性硬皮病患者存在抗着丝点抗体(例如,如果阳性预后较好)。
- 皮肤活检。

鉴别诊断

- 硬肿病
- 肾源性系统性纤维化
- 蕈样肉芽肿
- 淀粉样变性
- 迟发性皮肤卟啉病
- 嗜酸性筋膜炎
- 反射性交感神经营养不良综合征

治疗

一线治疗

- 针对雷诺现象的钙通道抑制剂(硝苯地平和氨氯地平)

二线治疗

- 免疫调节药物(甲氨蝶呤,氯酚酸酯,环磷酰胺)
- 光疗和光化学治疗,尤其是使用 UVA 出现了一些疗效

三线治疗

- 波生坦,曲前列环素,依前列醇
- 系统使用糖皮质激素,利妥昔单抗,格列卫

💡 注意事项

- CREST 综合征是钙质沉着,雷诺现象,食管运动障碍,硬化症和毛细血管扩张(在 CREST 中,硬皮病仅限于四肢远端)。

160. 脂溢性皮炎

📋 总论

定义

- 脂溢性皮炎是一种发生于皮脂腺丰富部位的伴有鳞屑和红斑的炎性皮肤病,其程度可轻度至或重度不等。

病因

- 马拉色菌感染与脂溢性皮炎的发生有关,皮肤的改变被认为是马拉色菌的炎性反应所导致。免疫功能的该病可能参与疾病的发生。脂溢性皮炎的患者可能出现上调 α 干扰素表达,同时表达白介素 6、白介素 1β 和白介素 4。

🔑 诊断要点

临床症状

- 乳痂是脂溢性皮炎最早的表现。它是由于母体激素所致皮脂产生增多,导致了马拉色菌过度生长(图 3.306)。

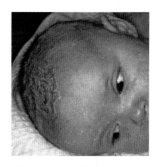

图 3.306　累及头皮(乳痂),眉毛,耳部耳碗的婴儿脂溢性皮炎。(Fitzsimons Army Medical Center Collection)

- 新生儿和青春期后的成人的脂溢性皮炎都主要影响皮脂腺数目较多的区域[头皮和前额(图 3.307)、眉毛、眼睑(图 3.308)、耳部、面颊部和胸前和肩胛间区域]。
- 早期皮损常容易与银屑病混淆,尤其是头皮部位的。
- 头屑是慢性脂溢性皮炎的俗称。

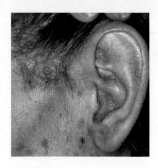

图 3.307 耳内和头皮的红斑，鳞屑性斑块。（Fitzsimons Army Medical Center Collection）

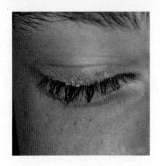

图 3.308 脂溢性眼睑缘炎，脂溢性皮炎另一常见部位。（Fitzsimons Army Medical Center Collection）

体格检查

- 皮损边界清晰，暗红色或淡黄色，并覆盖有油腻的鳞屑。

辅助检查

- HIV 检测。
- 皮肤刮屑的真菌培养以排除头癣。

鉴别诊断

- 银屑病
- 头癣
- 接触性皮炎
- 特应性皮炎
- 酒渣鼻
- 红癣
- 乏脂性湿疹
- 念珠菌病

治疗

一线治疗

- 一般推荐：规则清洗皮肤，软化和去除痂皮，清洗后使用保湿润肤剂。痂皮的清除能通过使用矿物油或者橄榄油完成，1 小时后使用梳子或刷子清除。

- 局部应用糖皮质激素:可以是洗发水剂或和软膏。这些药物可单独使用,也可以与抗真菌药物共同使用于重度脂溢性皮炎。

二线治疗

- 抗真菌制剂[如酮康唑、二硫化硒、酮康唑(最多证据显示其在抗真菌剂中的有效性)、环吡酮胺、氟康唑]。对泛发性或者对局部治疗无效的脂溢性皮炎患者可给予口服抗真菌治疗。一种方案是每天200mg伊曲康唑,连续7天。

三线治疗

- 钙调磷酸酶抑制剂(如他克莫司软膏、吡美莫斯乳膏):对面部和耳部受累时较好。
- 角质溶解剂(如焦油、水杨酸、吡啶硫酮锌)
- 难以控制的顽固性脂溢性皮炎:局部唑类药物联合地奈德制剂(限用2周)。口服抗生素治疗继发性细菌感染。

💡 注意事项

- 脂溢性皮炎是艾滋病最常见皮肤表现之一。该病与压力和神经紊乱有关,包括帕金森病。

161. 脂溢性角化

📄 总论

定义

- 脂溢性角化是一种常见于中老年人的疾病,可表现为外生型、轻度色素沉着和疣状增生性皮损。

病因

- 未明。

🔑 诊断要点

临床症状

- 尽管它们能被发现于身体的任何部位(除了手掌和足底),在面部、胸部和背部的生长尤为常见。

体格检查

- 脂溢性角化表现为轮廓清晰的、圆形或椭圆形,肉色至棕褐色(图 3.309)、浅棕色(图 3.310 和图 3.311)至黑色(图 3.312)的疣状丘疹和斑块,质地相对油腻。

辅助检查

- 皮肤活检

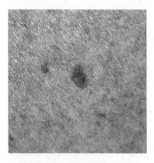

图 3.309 两块棕褐色、黏着性、局限性的脂溢性角化。(Fitzsimons Army Medical Center Collection)

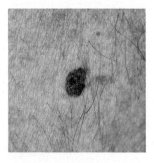

图 3.310 脂溢性角化。一个椭圆形、深棕色、疣状、黏着性脂溢性角化皮疹的特写

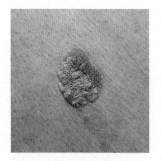

图 3.311 呈褐色和灰色的巨大的脂溢性角化皮疹,脂溢性角化在刮擦时易碎。(Fitzsimons Army Medical Center Collection)

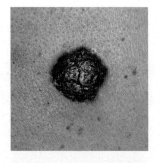

图 3.312 黑色的黏着性脂溢性角化皮疹,在临床上很难与黑色素瘤明确区分,当存在怀疑时,应对这种类型的皮损行活检,并通过组织学进行确诊

鉴别诊断

- 日光性角化病
- 黑色素瘤
- 疣
- 雀斑
- 皮赘

治疗

一线治疗

- 切除或电灼

二线治疗

- 冷冻疗法
- 化学剥脱,激光

三线治疗

- 5-氟尿嘧啶

注意事项

- 突发性的多发性脂溢性角化(Leser-Trelat 征)被报道与体内恶性肿瘤有关,常见于胃腺癌。这种现象在化疗后也有描述。

162. 干燥综合征

总论

定义

- 干燥综合征是一种自身免疫性疾病,该病以淋病细胞和浆细胞浸润、唾液和泪液腺损坏所导致的唾液和泪液腺分泌减少为特征表现。
  - 原发性:口腔干燥和眼部干涩(干眼)发展为独立的疾病。
  - 继发:与其他疾病有关。

病因

- 自身免疫紊乱:是 3 种最常见的系统性自身免疫性疾病之一(在美国人群中发病率为 0.05%~4.8%)。

🔑 诊断要点

- 相关疾病的证据(如类风湿关节炎,或其他结缔组织病、淋病瘤、甲状腺功能减退、慢性阻塞性肺病、三叉神经病变、慢性肝病,多发肌病)。

体格检查

- 口腔干燥(图 3.313)伴有嘴唇干燥(唇裂)、舌和其他黏膜表面红斑、龋齿。
- 干眼症(结膜充血、光泽减少和角膜光反射不规则)
- 唾液腺可能增大(图 3.314)和功能障碍,随后出现咀嚼和吞咽食物困难,并其如果没有频繁地摄入水分时出现讲话困难等症状。

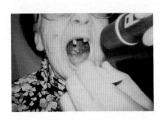

图 3.313　干燥综合征和潜在淋病瘤患者口腔干燥,口腔黏膜充血,牙列不良

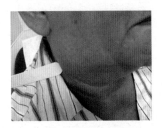

图 3.314　干燥综合征患者继发于自身免疫损右侧腮腺肿大

- 可能伴有紫癜(非血小板减少、高球蛋白血症、血管炎)。

辅助检查

- 眼球干涩的症状和客观体征:
  - Schirmer 检测:每 5 分钟湿润湿润滤纸长度都少于 8mm。
  - 角膜和结膜玫瑰红或荧光素染色阳性来证实干燥性角膜结膜炎。
- 口腔干燥的症状和客观体征:

- 使用拉什利杯或者其他方法测得腮腺分泌减少。
- 少数唾液腺的活检结果异常（基于平均 4 个可评估小叶内焦点分数大于 2）。
- 系统性自身免疫紊乱的证据：
  - 类风湿因子滴度升高超过了 1：320。
  - 抗核抗体滴度升高超过了 1：320。
  - 抗 SSA（Ro）和 SSB（La）抗体的存在。
- 次要的：
  - 干燥综合征的典型症状和体征。
  - 临床特征足以确诊类风湿关节炎、系统性红斑狼疮、多发性肌炎或者硬皮病。

鉴别诊断

- 药物相关的干燥症状（例如抗胆碱能药物）
- 年龄相关的外分泌腺功能减退
- 用嘴呼吸
- 焦虑
- 其他：结节病，原发性唾液腺功能障碍，放射性损伤，淀粉样变

治疗

一线治疗

- 必须充足地补充体液。
- 沐浴后轻轻吸干，留下少量水分，然后使用保湿剂，以改善皮肤干燥状态。
- 保证口腔清洁以减少龋齿的发病率。
- 经常使用人工泪液。
- 毛果芸香碱 5mg，每天 4 次口服有助于改善干燥症状。0.05% 环孢菌素眼用乳剂对干眼症也有用，推荐剂量为双眼使用，每次一滴，每天两次。

二线治疗

- 毛果芸香碱 5mg，每天 4 次口服对改善干燥有用。0.05% 环孢菌素眼用乳剂也可能对眼干燥有用。推荐剂量是双眼每天两次，一次一滴。
- 西维美林是一种具有毒蕈碱激动剂活性的胆碱能药物，对治疗

干燥综合征患者嘴唇干燥有效。

三线治疗

- 硫酸羟氯喹可能对治疗关节痛和缓解疲劳有用。
- 利妥昔单抗可能对治疗严重的炎症表现有效。
- 环磷酰胺、硫唑嘌呤和吗替麦考酚酯一般用于治疗危及生命的腺外症状。

💡 注意事项

- 定期进行牙科和眼科评估,对并发症筛查是必须的。

163. 蜘蛛痣

📋 总论

定义

- 蜘蛛痣的蜘蛛状血管瘤是一个皮肤病变,仅由扩张的真皮小动脉组成,与极度扩张的浅表毛细血管网相通。

病因

- 未知。

🔑 诊断要点

临床症状

- 这些皮疹极为常见,临床意义不大。

体格检查

- 这些皮疹表现为针头大小深红色斑点,细小曲折的血管向周围伸展(图 3.315)。
- 随着施予压力的释放,出现皮肤变白,然后再次充盈(图 3.316)。

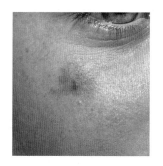

图 3.315　扩张的红色毛细血管，像蜘蛛细长的腿，从儿童的中心供血小动脉发出。这种无痛性皮损直接压迫容易被压缩

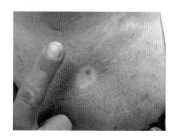

图 3.316　随着施加压力的释放，蜘蛛痣中央的再充血

辅助诊断

- 不必要

🔍 鉴别诊断

- 草莓状血管瘤
- 毛细血管扩张症
- 昆虫咬伤

🔖 治疗

一线治疗

- 电干燥法

二线治疗

- 激光消融

💡 注意事项

- 这些皮损在慢性肝病、甲状腺功能亢进和妊娠等疾病中发病率的增加。

164. Spitz 痣

📋 总论

定义

- Spitz 痣是良性黑色素细胞痣的亚型，有特征性和非典型的组织学表现，主要发生在儿童。由于其组织学特征，以前被称为"良性少年黑色素瘤"。

病因

- 不明。

🔑 诊断要点

临床症状

- 通常发现于面部和颈部(37%)(图 3. 317)和下肢(28%)。

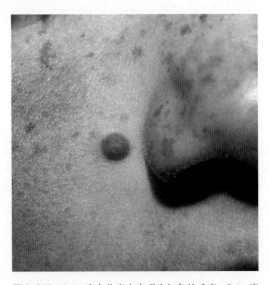

图 3. 317　Spitz 痣在儿童中表现为红色的丘疹。Spitz 痣在临床上容易和血管瘤混淆。(Fitzsimons Army Medical Center Collection)

- 大多数常在 20 岁前体检中被诊断。

体格检查

- 粉红或是红棕色,突起,表面光滑,圆形,坚实的丘疹。
- 无毛发,通常单发,直径通常介于 0.6 到 1cm 之间,但可延伸至数厘米。

辅助检查

- 完全切除活检。
- 分子学研究,包括荧光原位杂交(FISH)和使用染色体位点探针的基于阵列的比较基因组杂交(aCGH)能用来区分黑色素瘤皮损和预测非典型 Spitz 样肿瘤的生物学行为。

 鉴别诊断

- 黑色素瘤
- 晕痣
- 表皮痣

治疗

一线治疗

- 完全的切除。

二线治疗

- 对于临床表现典型的 Spitz 痣延伸至深部边缘的病例应考虑随访观察,在这些病例中切除可能导致严重毁容。

注意事项

- 切除后局部复发的病例可高达 5%。

165. 孢子丝菌病

总论

定义

- 孢子丝菌病是由申克孢子丝菌引起的肉芽肿性疾病。

病因

- 申克孢子丝菌。
- 全球性分布。
- 通常可以从土壤、植物和植物产品中分离出来。
- 大多数病例报告来自美洲热带和亚热带地区。

🔑 诊断要点

临床表现

- 感染部位通常位于肢端,有鳞状、硬结的丘疹或结节,可溃烂。
- 继发性病变是红色丘疹或沿浅表淋巴结分布的结节。

体格检查

- 皮肤表现。
- 接种感染处表现:最初的病变通常位于肢体远端,尽管任何区域包括面部都可能受到影响。
- 潜伏期大约为 3 周。
- 肉芽肿反应。
- 病变变为丘疹结节,红斑,有弹性,大小不一。
- 随后,结节开始发生变化,发生中心坏死、破溃、排出黏液性脓液,且可从中分离出真菌。
- 无痛性溃疡,边缘隆起,呈红斑或紫罗兰色。
- 继发性病变:
  - 沿浅层淋巴管扩散(图 3.318)。
  - 与原发性病变相同,随后出现炎症、硬结和化脓性改变。
- 固定性斑块:
  - 疣状红色斑块、溃疡性或硬结状病变。
  - 不局部扩散。
  - 不累及淋巴管。

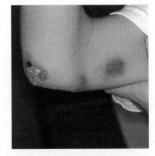

图 3.318　孢子丝菌病是孢子丝菌样变异体引起的肘部溃疡斑块以及沿着淋巴管感染的红斑结节。(William Weston Collection)

- 很少自愈。
- 常持续数年,没有全身症状,且多项检查都正常。

诊断试验

- 诊断应该包括个人职业史暴露于土壤、腐烂的植物及带刺植物等,若有慢性不愈合溃疡,伴或不伴关节炎或肺损伤症状的病变,应当考虑该病。
- 应进行皮肤活检。如果发现雪茄状、圆形、椭圆形或芽状酵母,则有诊断意义(图3.319)。

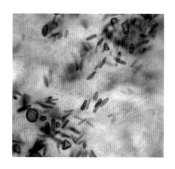

图 3.319 Gomori-methenamine 银染(GMS)显示薄壁圆形酵母和大量雪茄状酵母,这是申克孢子丝菌的特征。(Fitzsimons Army Medical Center Collection)

- 尽管有特殊的染色,酵母可能仍然难以检测,除非多个切片检查。
- 从任何地方分离出真菌都是感染的诊断要点。

鉴别诊断

- 固定式或菌斑型孢子丝菌病
- 细菌性脓皮病
- 异物肉芽肿
- 土拉热病
- 炭疽
- 其他真菌病:芽生菌病,着色性芽生菌病

治疗

一线治疗

- 首选药物是伊曲康唑。剂量为200mg/d,且在病变消退后的

2~4 周内,应继续给药。

二线治疗

- 替代治疗:饭后服用饱和碘化钾溶液,每天 3 次,每次 5~10 滴或每天 3 次,每次 1.5ml,逐渐增加到每天 3 次,每次 40~50 滴或每天 3 次,每次 3ml。

三线治疗

- 注射用两性霉素 B。

💡 注意事项

- 有潜在免疫抑制的患者(如血液系统恶性肿瘤或感染 HIV 的患者),初期感染可发展为多发性皮外孢子丝菌病。
- 在这些患者中,皮损伴随着血行扩散到肺、骨、黏膜和中枢神经系统。

166. 鳞状细胞癌

📖 总论

定义

- 鳞状细胞癌是一种发生于皮肤上皮的恶性肿瘤。

病因

- 诱因包括紫外线 B 辐射、免疫抑制(肾移植受者患病率显著增加)、砷接触、HPV 感染、药物(硫唑嘌呤、索拉非尼、肿瘤坏死因子抑制剂)、盘状红斑狼疮、糜烂性扁平苔藓、慢性溃疡、之前的辐射暴露和烟草滥用等。

🔑 诊断要点

临床表现

- 鳞状细胞癌常始于光化性角化病部位,通常累及头皮、颈部、手背、耳郭上表面和嘴唇。在下唇,鳞状细胞癌常由光化性唇炎发展而来。吸烟史是一个重要的易感因素(图 3.320)。

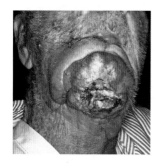

图 3.320 一名皮肤严重晒伤的男子的下颌上的大结节状鳞状细胞癌伴中央角化过度和坏死。(Fitzsimons Army Medical Center Collection)

- 病变可能为鳞屑性红色斑块或肿物。
- 毛细血管扩张,中央可能有溃疡存在(图 3.321)。溃疡可能是浅表的,被一层痂皮所遮盖。去除痂皮可能显现一个清晰的乳头基底层。
- 尽管大多数鳞状细胞癌生长相对缓慢且不具侵袭性,但有些(2%~5%)可表现出快速生长和转移(图 3.322)。侵袭性肿瘤在免疫功能低下的患者中,或者是由瘢痕、烧伤或先前的损伤(Marjolin 溃疡)引起的肿瘤中更为常见。耳、唇或尺寸大于 2cm 的鳞状细胞癌是鳞状细胞癌的高危特征。

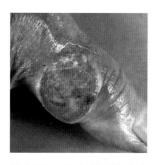

图 3.321 严重晒伤的拇指皮肤上的溃疡性鳞状细胞癌。这个临床表现不具诊断性,鉴别诊断包括许多不同的恶性肿瘤,甚至是感染。(Fitzsimons Army Medical Center Collection)

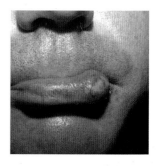

图 3.322 发生于一名快 30 岁的男人的嘴唇上的鳞状细胞癌。皮肤黏膜交界处的鳞状细胞癌更具侵袭性,这个患者的癌细胞已发生转移,已经在颈部淋巴结发现了鳞状细胞癌。(Fitzsimons Army Medical Center Collection)

- 大多数的鳞状细胞癌表现为外生性病变,生长时间长达数月。

体格检查

- 病变可能有鳞状红斑或斑块。
- 毛细血管扩张和中央溃疡也可能存在。

诊断试验

- 诊断采用全层皮肤活检(切开或切除)。

 鉴别诊断

- 角化棘皮瘤
- 光化性角化病
- 基底细胞癌
- 良性肿瘤
- 创伤愈合
- 梭形细胞瘤
- 疣

治疗

一线治疗

- 对于小的鳞状细胞癌(直径小于 2cm)、浅表肿瘤以及四肢和躯干的病变,可以进行电干燥和刮除。
- 小于 4mm 的肿瘤可以通过简单的局部切除来治疗。
- 厚度在 4~8mm 之间或有深部皮肤侵犯的病灶应切除。
- 穿透真皮的肿瘤可以通过多种方式治疗,包括切除和 Mohs 手术、放射治疗和化疗。
- 转移性鳞状细胞癌可采用冷冻疗法和联合应用 13-顺维 A 酸和干扰素 α-2A 的化疗。

二线治疗

- 皮损内注射 5-氟尿嘧啶和干扰素 α。

三线治疗

- 光动力疗法,系统性维 A 酸,系统性 α-干扰素 α。

💡 注意事项

- 生存率与病灶的大小、位置、分化程度、患者的免疫状态、浸润深度和转移灶的存在有关。
- 转移的危险因素包括唇或耳的病变、病变深度增加和细胞分化不良。
- 肿瘤穿透真皮或厚度超过 8mm 的患者有肿瘤复发的危险。
- 最常见的转移部位是区域淋巴结、肝脏和肺。
- 头皮、前额、耳朵、鼻子和嘴唇上的肿瘤也有较高的风险。
- 10% 到 20% 来源于唇和耳郭的鳞状细胞癌患者有转移。

167. 葡萄球菌烫伤样皮肤综合征

📋 总论

定义

- 葡萄球菌烫伤样皮肤综合征是一种疱性皮肤病,通常与葡萄球菌感染有关。

病因

- 葡萄球菌烫伤样皮肤综合征是由于某些金黄色葡萄球菌菌株的外毒素引起的。

🔑 诊断要点

临床表现

- 它常表现为发热、易激惹和皮肤触痛等。
- 该病通常出现在新生儿和幼儿身上,首先表现为猩红热样疹。通常从脸上、腋窝和腹股沟等部位开始发疹,并扩散至大面积皮肤表面。
- 常出现结膜炎。
- 黏膜不受影响。

体格检查

- 在完整皮肤上给予压力可诱发大疱形成(尼氏征)。同时,皮肤变得水肿,表面脆弱,可以像剥湿墙纸一样剥掉薄薄一层,留下一个光亮的红色表面;儿童会生病发热(图 3. 323)。

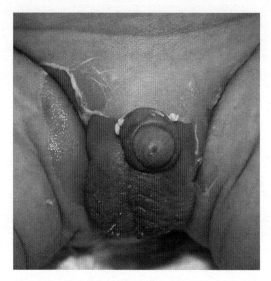

图 3. 323　婴儿葡萄球菌烫伤样皮肤综合征。注意水疱是非常浅层的。(William Weston Collection)

诊断试验

- 全血细胞计数
- 血液培养,鼻和咽拭子
- 疱顶冰冻切片的组织学检查
- 皮肤活检

🔍 鉴别诊断

- 多形红斑
- 猩红热
- 川崎综合征

- 中毒性表皮坏死松解症
- 移植物抗宿主病

💊 治疗

一线治疗

- 静脉注射萘夫西林或苯唑西林

二线治疗

- 静脉注射万古霉素

三线治疗

- 静脉注射利奈唑酮

💡 注意事项

- 成人葡萄球菌烫伤样皮肤综合征往往发生在免疫功能低下和虚弱的患者中,因此预后更差。

168. 淤积性皮炎

📋 总论

定义

- 淤积性皮炎是一种下肢炎性皮肤病,常见于慢性静脉功能不全患者。

病因

- 淤积性皮炎被认为是下肢静脉系统受到任何损伤或损伤导致静脉功能不全的直接结果,包括:
  - 深静脉血栓形成
  - 创伤
  - 受孕
  - 静脉剥离
  - 冠状动脉旁路移植术患者的静脉采血

- 静脉功能不全随后导致静脉高压,引起皮肤炎症和上述的生理表现和临床表现。

🔑 诊断要点

临床表现

- 淤积性皮炎多见于老年人。
- 此病很少在 50 岁以前出现,据估计,在 50 岁以上的患者中,发病率高达 6%~7%。
- 女性比男性更易发病,可能与妊娠期间会加重下肢静脉损害有关。
- 发病较隐秘
- 有瘙痒
- 皮肤组织内红细胞外渗和含铁血黄素沉积可导致进行性色素改变。

体格检查

- 慢性水肿通常被描述为"粗壮"水肿,因为在病理学上淤积性皮炎与真皮纤维化有关。
- 红斑
- 鳞屑
- 湿疹样斑片(图 3. 324)
- 通常位于内踝上方

诊断试验

- 淤积性皮炎的诊断主要是通过详细的病史和体检

🔍 鉴别诊断

- 接触性皮炎
- 特应性皮炎
- 蜂窝织炎
- 皮肤癣菌感染
- 胫前黏液水肿
- 钱币状湿疹
- 慢性单纯性苔藓病

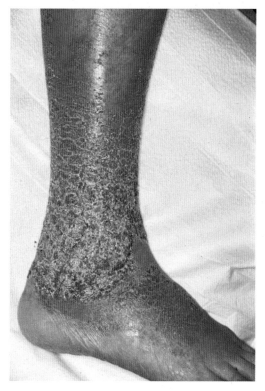

图 3.324　慢性静脉淤滞伴严重湿疹样皮炎。需要注意的是,高比例的静脉淤血患者也对许多外用药物过敏。(Fitzsimons Army Medical Center Collection)

- 干燥症
- 干性湿疹
- 深静脉血栓

 治疗

一线治疗

- 将腿抬高到心脏以上,保持 30 分钟,每天 3~4 次(避免动脉闭塞性疾病)。
- 使用压力至少为 30~40mmHg 的弹力袜。对于肥胖患者,推荐使用间歇式气动压缩泵。

- 对于渗出性皮损，先湿后干的敷药有益于皮疹恢复。
- 治疗淤积性皮炎的主要方法是控制腿部水肿，防止静脉淤积性溃疡的发生。
- 对于急性淤积性皮炎患者，可以使用加压靴。
- 外用糖皮质激素软膏或油膏（如 0.1% 曲安奈德）常被用来减轻炎症和瘙痒。
- 继发感染应使用适当的抗生素治疗。大多数继发感染是葡萄球菌或链球菌引起的。
- 利尿剂可能有助于控制水肿。
- 阿司匹林（300~325mg）可促进慢性静脉溃疡的愈合。

二线治疗

- 慢性淤积性皮炎患者可使用局部润肤剂（例如白色凡士林、羊毛脂、优塞林）治疗。

三线治疗

- 外科治疗
  - 静脉剥离
  - 浅、深穿支静脉结扎术
  - 静脉内支架置入术

💡 注意事项

- 淤积性皮炎引起的炎症性皮肤改变被认为是由于下肢皮肤组织供氧不良所致。

169. 类固醇痤疮

📋 总论

定义

- 服用中、高剂量的糖皮质激素后发疹。

病因

- 被认为是糖皮质激素引起的毛囊角化过度所致。

🔑 诊断要点

临床表现

- 发疹通常出现在开始口服糖皮质激素 1~5 周后。
- 躯干和上臂最常见(见图 3.145)。

体格检查

- 单发的炎性丘疹和脓疱,直径 1~3mm,粉红色至红色或肉色。

诊断试验

- 不需要

🔍 鉴别诊断

- 寻常痤疮
- 剥脱性痤疮
- 革兰氏阴性痤疮
- 职业性痤疮
- 美容痤疮
- 机械性痤疮

💊 治疗

一线治疗

- 0.05% 维 A 酸乳膏,每天两次

二线治疗

- 过氧化苯甲酰和磺胺嘧啶洗液
- 口服抗生素(如米诺环素)

💡 注意事项

- 类固醇痤疮皮损不同于寻常痤疮皮损,大小均匀,对称分布。

170. 史蒂文斯-约翰逊综合征

📖 总论

定义

- 史蒂文斯-约翰逊综合征(Stevens-Johnson syndrome, SJS)是一种罕见的、严重的、影响皮肤、口腔、眼睛和生殖器的疱性皮肤病。SJS定义为累及体表面积(BSA)小于10%;当累及面积10%~30%时,称为SJS-中毒性表皮坏死松解症(toxic epidermal necrolysis, TEN)重叠综合征;当累及面积超过30%称TEN。

病因

- 药物(如苯妥英钠、青霉素、苯巴比妥、磺胺)是最常见的病因。
- 上呼吸道感染(如肺炎支原体)和单纯疱疹病毒感染也与SJS有关。

🔑 诊断要点

临床表现

- 发疹前的第1~14天通常出现低热,疲劳等非特异性症状。经常会出现咳嗽,在活动期可能发高热。
- 角膜溃疡可导致失明。
- 溃疡性口炎导致出血性结痂(图3.325)。
- 口腔损伤引起的疼痛可能会影响液体的摄入并导致脱水。
- 浓痰、黏液脓性痰和口腔病变可能会影响呼吸。

体格检查

- 大疱通常发生在结膜、口腔黏膜、鼻腔和生殖器区域。
- 扁平、不典型的靶形皮损或紫色斑片可能分布于躯干或广泛分布。

诊断试验

- 诊断通常基于病变的临床表现和特征性外观。

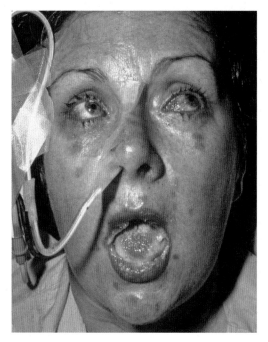

图 3.325 由肺炎支原体引起的史蒂文斯-约翰逊综合征,表现为结膜炎、口腔糜烂性黏膜炎和红色丘疹。(Fitzsimons Army Medical Center Collection)

- 当无明显典型皮损病变及诊断不确定,通常需要皮肤活检。

🔍 鉴别诊断

- 中毒性红斑(药物或感染)
- 天疱疮
- 类天疱疮
- 荨麻疹
- 出血热
- 血清病
- 葡萄球菌烫伤皮肤综合征
- 白塞综合征

🔖 治疗

一线治疗

- 停止使用潜在可疑的药物制剂。
- 精心护理皮肤,防止继发感染。
- 治疗相关疾病(例如,阿昔洛韦治疗单纯疱疹病毒感染,红霉素治疗支原体感染)
- 抗组胺药对瘙痒有帮助。
- 皮肤水疱可采用纱布冷湿敷治疗。
- 通过频繁使用利多卡因(黏性利多卡因)漱口来缓解口腔症状。
- 流质或半流质饮食以确保体内水分。
- 用抗生素治疗继发感染。
- 局部外用糖皮质激素可用于治疗丘疹和斑块,但不应应用于有破损的区域。
- 维生素 A 可用于泪腺分泌不足。

二线治疗

- 糖皮质激素的使用仍有争议;使用时,可以每次使用泼尼松 20~30mg,每天两次,直到新的病变不再出现,然后迅速减量。

三线治疗

- 环孢素,环磷酰胺,血浆置换。

💡 注意事项

- 预后因疾病的严重程度而不同。一般来说,较轻的患者预后比较好;但是,重症患者的死亡率可能接近 10%。
- 口腔病变可能会持续几个月。
- 20%的患者可能出现瘢痕和角膜异常。
- SJS 复发的风险为 30%~40%。

171. 萎缩纹

📑 总论

定义

- 由真皮胶原的变化引起的皮肤条状皮损。

病因

- 青春期快速成长（图 3.326）
- 受孕
- 库欣综合征，长期使用糖皮质激素（图 3.327）

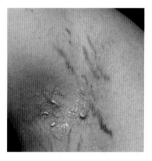

图 3.326 体重增加的青少年腋下出现的红色萎缩纹。（William Weston Collection）

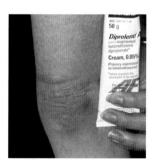

图 3.327 特应性皮炎患者因长期、潜在的局部外用糖皮质激素（丙酸倍他米松）引起的肘窝部白色和紫色萎缩纹。（William Weston Collection）

- 过量局部外用糖皮质激素
- 体重增长较快
- 运动，合成代谢糖皮质激素的使用

🗝 诊断要点

临床表现

- 萎缩纹多发于腹部、胸部、腰骶部、大腿、臀部以及手臂和肩膀的交界处。

体格检查

- 可见粉红色或紫色线形皮损,最终变为萎缩的银白色外观。

试验诊断

- 通常没有必要
- 夜间地塞米松抑制试验在疑似库欣综合征中的应用

🔍 鉴别诊断

- 库欣病
- 线性局灶性弹力纤维病
- 创伤
- 皮肤松弛
- 皮肤松弛症
- 灶性皮肤发育不全

🗨 治疗

一线治疗

- 脉冲染料激光

二线治疗

- 外用维 A 酸(避免在受孕期间应用)

三线治疗

- 他克莫司软膏

💡 注意事项

- 由于生长过快,青少年腰骶部的水平纹可能与虐待儿童的症状混淆。

172. 梅毒

📋 总论

定义

- 梅毒是一种梅毒螺旋体所致的性传播性疾病,急性或慢性表现,具有特征性的原发性皮损和继发性皮肤黏膜改变,潜伏期长,晚期皮肤、骨骼、内脏、中枢神经系统和心血管系统晚期病变等均可受累。

病因

- 梅毒是由螺旋体梅毒螺旋体引起的,通过性交传播或宫内母婴传播。

🔑 诊断要点

临床表现

- 早期梅毒:特征性病变是生殖器(图 3.328)、口腔(图 3.329)或肛门上的无痛性硬下疳;可能出现非典型原发性病变。病变通常在接触病原体后 3 周后出现,并可能自然消退。

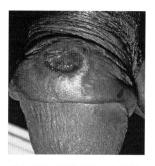

图 3.328　原发性梅毒患者阴茎无痛"硬"下疳(就像皮肤下的一枚硬币)与非特异性局部淋巴结病变有关。(Fitzsimons Army Medical Center Collection)

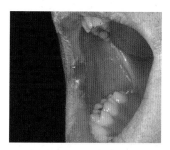

图 3.329　梅毒性下疳累及唇部及口腔黏膜。(Fitzsimons Army Medical Center Collection)

- 二期梅毒:可见局限性或弥漫性皮肤黏膜病变和全身淋巴结病变。常伴有流感样症状。症状可能在原发性病变出现后4~6周开始。表现可能在1周到12个月内消退。

- 大约60%~80%的患者在手掌和脚掌上有斑丘疹病变(图3.330)。

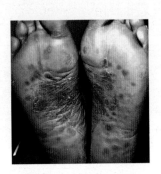

图3.330　二期梅毒足底呈现丘疹鳞屑性皮疹。(William Weston Collection)

- 在摩擦和潮湿的部位,如外阴,形成扁平湿疣状皮疹。

- 大约21%~58%有黏膜或黏膜病变(咽炎、扁桃体炎、口腔黏膜和生殖器黏膜的黏膜斑)。

- 早期潜伏梅毒(<1年)一般无症状。

- 晚期潜伏梅毒(>1年)的特征是牙龈瘤(结节性、溃疡性病变),可累及皮肤、黏膜、骨骼系统和内脏。

- 心血管梅毒的表现包括主动脉炎、动脉瘤或主动脉瓣反流。

- 神经梅毒可能无症状或有症状。可能出现运动性共济失调、脑膜血管梅毒、全身麻痹或精神错乱。虹膜炎、脉络膜视网膜炎和白斑也可能发生。

体格检查

- 早期梅毒:特征性病变是生殖器、口腔或肛门上的无痛性硬下疳。
- 二期梅毒:局限性或弥漫性皮肤黏膜病变和全身淋巴结病变。

诊断试验

- 暗视野显微镜检查,病灶组织液中寻找梅毒螺旋体是早期梅毒的确诊方法。
- 经特殊染色(例如,改良的斯坦纳染色,Waln-Stuly 染色)(图3.331)或抗螺旋体免疫过氧化物酶抗体染色的活检组织中也可发现螺旋体。
- 血清学检测及非梅毒螺旋体(性病研究实验室试验,快速血浆反应素试验)和梅毒螺旋体(荧光密螺旋体抗体吸收试验,梅毒螺旋体抗体微量血凝试验）抗体检测。

- 许多实验室采用自动化的非梅毒螺旋体抗体免疫分析筛选梅毒患者，然后用螺旋体试验确认阳性结果。仅使用一种血清学检查结果则不足以诊断，因为每种检查都有其局限性，包括非梅毒患者可出现假阳性检测结果。而假阳性结果可能与梅毒无关，与各种疾病包括自身免疫条件、老龄和注射用药

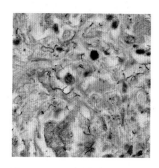

图 3.331　一例致命的先天梅毒患者的肝脏可见大量的梅毒螺旋体（采用改良 Steiner 染色）。(Fitzsimons Army Medical Center Collection)

等有关；因此，对于非梅毒螺旋体检查阳性的人应该接受梅毒螺旋体检查，以确证梅毒的诊断。若梅毒螺旋体和非螺旋体检测结果均为阳性，则表明是未经治疗的新梅毒病例。当非螺旋体试验为阴性时，还是需要进行梅毒螺旋体检测进行确诊。试验表明，两个阳性的梅毒螺旋体筛查有助于确定患者是前驱感染还是现症感染，这有助于制订合理的治疗方案。
- 在神经梅毒患者中，治疗反应的血清学标准是在 6~12 个月内性病研究实验室试验滴度下降 4 倍或更大。
- 对潜伏梅毒患者进行腰椎穿刺脑脊液性病研究实验室试验：当脑脊液没有实质性血液污染的情况下发生反应时，被认为是神经梅毒的诊断。疾病控制和预防中心对腰椎穿刺所定指征是神经症状、治疗失败、任何波及眼睛或耳朵的症状，及活动性梅毒（大动脉炎、牙龈炎、虹膜炎）的症状。
- 所有患者都需要进行 HIV 检测。

鉴别诊断

- 疱疹
- 软下疳
- 性病淋巴肉芽肿
- 腹股沟肉芽肿

治疗

- 早期（原发和继发）：苄星青霉素 G 240 万 U，肌内注射。婴儿

和儿童的推荐方案是苄星青霉素 G 50 000U/kg,肌内注射,成人一次剂量可达 240 万 U。对于非妊娠且青霉素过敏患者,多西环素(100mg,每天 2 次,共 14 天)可能有效。阿奇霉素(2g,口服 1 天)不宜作为梅毒一线治疗,应谨慎使用,仅在青霉素或多西环素治疗不合适的情况下使用。阿奇霉素不应用于男男性接触者、HIV 感染者或孕妇。必须对接受任何替代疗法的人进行详细的临床和血清学随访。对于青霉素过敏者,若无法保证其治疗依从性或者不能保证随访时,应脱敏并用苄星青霉素治疗。

- 成人早期潜伏梅毒:单次注射青霉素 G 240 万 U。
- 成人迟发潜伏梅毒或潜伏期不明时:青霉素 G 苄星 240 万 U,肌内注射,每周 1 次,持续 3 周。多西环素 100mg,每天两次口服,持续 4 周治疗,对青霉素过敏的非妊娠患者是一个可接受的选择。
- 三期梅毒(指牙龈瘤和心血管梅毒,但不指神经梅毒):苄星青霉素 G 240 万 U 肌内注射,每周 1 次,持续 3 周(总剂量 720 万 U)。
- 神经梅毒:水剂青霉素 G 1 800 万~2 400 万 U/d,静脉滴注 300 万~400 万 U/4h,连续输注 10~14 天。另一种方案是每天肌内注射普鲁卡因青霉素 240 万 U,加口服丙磺舒 500mg,每天 4 次,两种方案均持续 10~14 天。
- 先天梅毒:水剂青霉素 G 50 000U/kg,静脉注射,每 12 小时 1 次,前 7 天,之后每 8 小时 1 次,共 10 天,或普鲁卡因青霉素 G 50 000U/kg,肌内注射,共 10 天。
- HIV 感染者中的原发性和继发性梅毒:单次注射苄星青霉素 G 240 万 U。
- HIV 感染者早期潜伏梅毒:单次注射苄星青霉素 G 240 万 U。
- HIV 感染者中晚期潜伏梅毒:苄星青霉素 G 240 万 U,每周 1 次,连续 3 周。

💡 注意事项

- 治疗后 24 小时内可能出现吉海反应(发热、肌痛、心动过速、低血压)。
- 1/3 未经治疗的患者出现中枢神经系统和/或心血管后遗症。
- 在晚期接受治疗的患者中,高达 80% 的人血清抗体呈持久阳性。

- 即使经过正规的治疗,螺旋体检查仍然呈阳性。
- 男性包皮环切术可显著降低梅毒的发病率。

173. 系统性红斑狼疮

📋 总论

定义

- 系统性红斑狼疮是一种慢性多系统性疾病,其特点是自身抗体的产生和临床表现的多样化。

病因

- 狼疮可能在个体遗传易感性,由内源性和外源性因素触发。系统性红斑狼疮易感性涉及 MHC Ⅱ类多态性,通常与 HLA-DR-2、DR3、DR4 和 DR8 相关。系统性红斑狼疮还与 C1q、C2、C4a 等遗传缺陷有关。单卵双生子有 25%～50% 的风险,双卵双生子有 5% 的风险。紫外线、EB 病毒感染和吸烟等环境因素可能具有触发作用。自身抗体的产生是系统性红斑狼疮病情发展和诊断的标志。有证据支持细胞死亡过程中核蛋白和核酸的不当处理与该病的发病有关。中性粒细胞死亡时经历一个被称为 NETosis(核细胞外陷阱)的过程,其引起的损害会导致核碎片的积累。这反过来又会导致浆细胞样树突状细胞呈现自核物质,浆细胞样树突状细胞通过一种Ⅰ型干扰素依赖机制来生成抗体和免疫复合物。

🔑 诊断要点

临床表现

- 蝴蝶红斑
- 盘状皮疹
- 光敏性(特别是腿部溃疡)
- 口腔溃疡
- 关节炎

- 浆膜炎(胸膜炎,心包炎)
- 神经系统疾病(癫痫、精神病、无违禁药物或代谢紊乱)

体格检查

- 皮肤:颧部隆起处的红斑(图 3.332),通常不伴有鼻唇沟(蝴蝶疹);脱发;隆起的水肿性红斑斑块(图 3.333)和附着性鳞片(盘状狼疮);腿、鼻或口咽溃疡;网状斑;苍白(贫血);瘀点(血小板减少)。

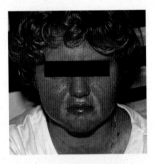

图 3.332   系统性红斑狼疮。颧骨重度蝶形红斑,伴轻度鳞屑。值得注意的是唇沟及颈部以下部位未被累及。(William Weston Collection)

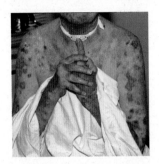

图 3.333   一名系统性红斑狼疮患者手、臂和躯干见鳞状红斑性斑块。(John Aeling Collection)

诊断试验

- 抗核抗体:抗 DNA(存在异常滴度的抗 DNA 抗体),抗 Sm(存在抗 Sm 抗原抗体)
- 全血细胞计数(溶血性贫血伴网织红细胞增多、白细胞减少、淋巴细胞减少、血小板减少)
- 尿液分析(持续性蛋白尿>0.5g/d,如果不进行定量,多次蛋白尿大于 3+,细胞管型)
- 损伤处皮肤活检显示呈淋巴细胞介导的界面皮炎,真皮浅层黏蛋白增多。损伤组织或其周围皮肤的直接免疫荧光显示颗粒状免疫反应物(IgG、IgA、IgM、C3、C1q、纤维蛋白)沿基底膜区(阳性狼疮带)沉积(图 3.334)

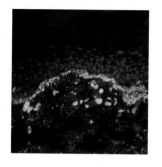

图 3.334　直接免疫荧光研究显示 C1q 沿基底膜区有明显的线性颗粒沉积。红斑狼疮中常见的其他免疫反应物包括 IgG、IgM、C3 和纤维蛋白

 鉴别诊断

- 其他结缔组织疾病(如类风湿关节炎、混合结缔组织疾病、进行性系统性硬化症)
- 转移瘤
- 感染

治疗

一线治疗

- 患者对光敏感,应避免日晒,并使用高防晒指数的防晒霜。
- 皮肤表现的治疗方法如下:
  - 外用糖皮质激素;单个盘状红斑狼疮皮损内注射糖皮质激素,尤其针对头皮的皮损。
  - 抗疟药(如羟基氯喹和奎纳吖啶)。
  - 防晒霜可以阻挡 UVA 和 UVB 辐射。

二线治疗

- 免疫抑制药物(甲氨蝶呤或硫唑嘌呤)用作糖皮质激素的替代疗法。

三线治疗

- 较新的治疗方式包括使用利妥昔单抗(一种人鼠嵌合单克隆抗体,直接作用于 B 细胞的 CD20 及其前体的抗体)使得常规药物没有反应的患者取得实质性缓解,也越来越多地用于治疗抗药性狼疮患者。

💡 注意事项

- 有血栓表现的抗磷脂综合征是系统性红斑狼疮患者的器官损害与死亡不可逆的主要预测因素。

174. 休止期脱发

📋 总论

定义

- 休止期脱发是一种以生长期被中断为特征的疾病,大量毛发过早地进入退行期或休止期,从而引起较多头发发生同步性脱落。

病因

- 一些药物(降脂剂、抗凝剂、β受体阻滞剂、口服避孕药)已经被证实与该病有关。患者也可能有手术史,感染史,创伤、分娩、全身系统性疾病或有精神压力的生活事件。

🗝 诊断要点

临床表现

- 毛发脱落发生在诱发因素后约3~4个月开始。秃顶,然而,无明显自觉症状。

体格检查

- 患者表现为弥漫性非炎性脱发,累及整个头皮(图3.335)。

诊断试验

- 没有必要。组织学上唯一有意义的证据是发现深层的终生毛囊的数量增加。

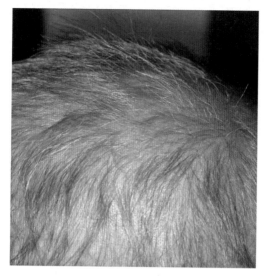

图 3.335 继发于甲状腺功能减退的休止期脱发,呈弥漫性脱发,不伴有炎症反应

 鉴别诊断

- 雄激素性脱发
- 斑秃
- 头癣
- 拔毛癣
- 生长期脱发

治疗

一线治疗

- 去除影响因素

二线治疗

- 局部米诺地尔

注意事项

- 休止期脱发可能是由生理过程引起的,如严重的心理压力,分

娩产后,或暴食;或病理事件,如脊髓损伤,大手术,甲状腺功能减退,HIV 感染,败血症,霍奇金淋巴瘤。

175. 浅表血栓性静脉炎

📋 总论

定义

- 浅表血栓性静脉炎是皮下静脉炎性血栓形成。浅表的化脓性血栓性静脉炎是一种由于皮肤感染或使用静脉导管留置物的并发症而出现的静脉壁炎症反应。

病因

- 静脉曲张的创伤
- 最常见的原因是静脉插管
- 腹腔癌(如胰腺癌)
- 感染:金黄色葡萄球菌是最常见的病原体,在 1970 年以前,占浅表化脓性血栓性静脉炎的 65%~78%;现在大多数病例是由于肠杆菌科,尤其是克雷伯氏肠杆菌属引起。这些微生物多是属于院内获得性感染,而且常对多种抗生素产生耐药性。真菌或革兰氏阴性需氧菌感染通常出现在接受广谱抗生素治疗的患者中同时具有浅表化脓性静脉炎。
- 高凝状态
- 深静脉血栓

🔑 诊断要点

临床表现

- 低热,沿静脉有压痛

体格检查

- 皮下静脉可触及、柔软、线状,上覆的皮肤和皮下组织伴有红斑和水肿。
- 硬结、红肿和压痛均沿着静脉走向发生(图 3.336)。表现为线

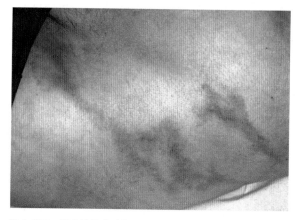

图3.336　潜在胰腺癌引起的腹部和骨盆带浅表移行性血栓性静脉炎。（Fitzsimons Army Medical Center Collection）

状外观,而非圆形外观,有助于血栓性静脉炎与其他疾病(蜂窝织炎、结节性红斑)的区分。

诊断实验

- 异常的全血细胞计数、血液培养、静脉导管尖端培养的全血细胞计数(继发于静脉插管)。80%～90%的浅表性化脓性血栓性静脉炎可伴有菌血症。
- 导管的培养可能会产生误导,因为即使在这些病例中60%可分离出细菌,但阳性培养结果与炎症无关。
- 怀疑深静脉血栓的患者可行连续超声和血浆 D-二聚体测定。
- 疑似恶性肿瘤(特鲁索综合征:移行性血栓性静脉炎复发)的患者可行腹部 CT 扫描。

🔍 鉴别诊断

- 淋巴管炎
- 蜂窝织炎
- 结节性红斑
- 脂膜炎
- 卡波西肉瘤

治疗

一线治疗

- 非甾体抗炎药缓解症状。
- 脓毒性血栓性静脉炎可用抗生素治疗,且抗菌谱可覆盖肠杆菌科和葡萄球菌:半合成青霉素的初步经验治疗,静脉注射纳夫西林 2g,每 4~6 小时 1 次,加氨基糖苷庆大霉素 1mk/kg,静脉注射,每 8 小时 1 次或第三代头孢菌素头孢噻肟或喹诺酮类环丙沙星。
- 潜在恶性肿瘤的治疗。

二线治疗

- 当血栓性静脉炎进展到浅静脉伴深静脉交界处时,可在交界处结扎和分割浅静脉以避免血栓在深静脉系统凝集发展。

三线治疗

- 对白色念珠菌引起的浅表化脓性血栓性静脉炎使用抗真菌治疗作用是有争议的。这些感染大多可以通过静脉切除治愈。因为具有血源性感染播散的倾向,采取 10~14 天的两性霉素 B 或氟康唑的治疗是明智的。

注意事项

- 培养阳性的患者应警惕和治疗心内膜炎。
- 化脓性血栓性静脉炎是烧伤患者因感染而死亡的常见原因。
- 感染性血栓性静脉炎在静脉吸毒者中更为常见。

176. 须癣(胡须部位的癣菌感染)和面癣(面部的癣菌感染)

总论

定义

- 须癣是指胡须部位的皮肤真菌感染(图 3.337),当面部真菌感染在胡须以外的部位时,我们称之为面癣(图 3.338)。

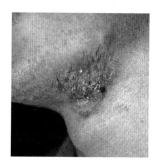 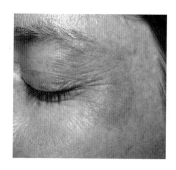

图3.337　须癣。胡须部位的红斑和毛囊脓肿。(Fitzsimons Army Medical Center Collection)

图3.338　面癣。在上眼睑和眼周皮肤上见红色环形斑片,边界清楚。(John Aeling Collection)

病因

- 引起须癣最常见的原因是须癣毛癣菌和疣状毛癣菌。
- 面部癣通常由胡须、头皮或身体上的癣直接接种或从扩散而来。

诊断要点

临床表现

- 通常是潜伏发病。它可能发展成一个环形或毛囊性分布模式(外观类似于细菌性毛囊炎)。
- 经常出现瘙痒。毛囊感染会引起疼痛和肿胀。

体格检查

- 环状伴鳞屑的红斑,有部分上覆痂皮(环状模式)。
- 脓疱,引流结节(毛囊模式)。

辅助检查

- 用氢氧化钾(KOH)溶液进行真菌镜检检查拔下的毛发和皮肤鳞屑。

鉴别诊断

- 毛囊炎

- 疖病
- 放射菌病
- 痤疮

治疗

一线治疗

- 特比奈芬 250mg 口服,每天 1 次,共 3~4 周

二线治疗

- 氟康唑

三线治疗

- 灰黄霉素
- 伊曲康唑

注意事项

- 须癣最常见于养牛的农场工人和运动员(摔跤选手)。

177. 头癣

总论

定义

- 头癣是头皮的皮肤癣菌感染。

病因

- 虽然大多数头癣病例是由小孢子菌属真菌或毛癣菌属真菌引起的,但造成头癣的菌种因时间地域不同而有所区别。断发毛癣菌是导致头癣的主要原因,在北美和中美洲超过 90% 的病例中发现此真菌。犬小孢子菌、奥杜盎小孢子菌和须癣毛癣菌则相对少见。最常见的引起黑点癣的是断发毛癣菌,而白癣是由奥杜盎小孢子菌和犬小孢子菌引起。毛干的感染发生于头皮角质层受侵犯之后。断发毛癣菌可发生人传人,通常由感染患

者或无症状带菌者传播,此外脱落的感染性毛发,带菌动物和带菌污染物。奥杜盎小孢子菌通常通过狗和猫进行传播。感染性真菌颗粒可存活数月。尽管该病菌在梳子、发刷和其他污染物上长期存活,但污染物在传染方面的作用因不同的地域可能有所不同。

🔑 诊断要点

临床表现

- 三联征:头皮鳞屑、脱发、颈部淋巴结肿大,是常见的临床表现。
- 原发皮损包括头皮上的斑块、丘疹、脓疱或结节(通常累及枕部)。
- 继发皮损包括鳞屑、脱发(通常是可逆的)、红斑、渗出和水肿。
- 可能出现头皮瘙痒。
- 炎症性皮损会有发热,疼痛和淋巴结肿大(常见颈后淋巴结)。

体格检查

- 有两种截然不同的形式。
  - 白癣:可见数个上覆鳞屑,境界清楚的皮损,病变处的头发在距离头皮上方几毫米断裂。可能出现一个或多个病灶;有时病变会聚集成较大的斑块。
  - 黑点癣:早期病变仅有红斑和鳞屑,很容易被忽视,直到出现脱发。斑块内的毛发在头皮表面断裂,留下隆起的黑点。可见脓疱性毛囊炎(图 3.339)。
- 脓癣:严重的头癣可以出现炎症性、渗出的、伴脓疱的、湿软的、压痛性结节伴有明显水肿,可见脱发(图 3.340)。本病是由于对真菌的免疫反应所致,也可以导致一定程度的瘢痕。
- 黄癣:产生黄癣痂(毛发与皮肤真菌菌丝和角蛋白碎片混杂在一起),其特征是毛干周围呈杯状痂屑。可能有恶臭。

辅助检查

- 应该对皮损处拔取的发干进行 KOH 真菌镜检,而不是检测鳞屑,因为断发毛癣菌的孢子黏附于表面或驻留在发干内部,而在鳞屑上很难找到。
- 在伍德灯下,发干发出蓝绿色荧光可用于识别小孢子菌属感染,但无法诊断断发毛癣菌感染。

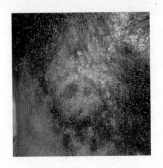

图 3.339 一位儿童的炎症性
脱发,其间散在毛囊性脓疱。
(William Weston Collection)

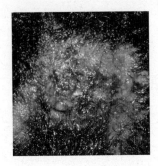

图 3.340 脓癣由断发毛癣菌
引起的头皮大面积、湿软脓肿。
(Fitzsimons Army Medical Center
Collection)

- 在真菌培养基上,如沙氏琼脂上进行毛发和鳞屑的真菌培养可用于诊断,特别适用于临床不确定的情况。
- 因为已经开始治疗导致真菌学检查阴性的病例中,可以通过活检标本真菌染色进行组织病理学诊断。

🔍 鉴别诊断

- 斑秃
- 脓疱疮
- 虱病
- 拔毛癣
- 牵拉性脱发
- 毛囊炎
- 假性斑秃
- 脂溢性皮炎/特应性皮炎
- 银屑病
- 痈
- 脓皮病
- 扁平苔藓
- 红斑狼疮

💊 治疗

- 灰黄霉素是 FDA 批准的金标准治疗方法。已发表的研究表明，灰黄霉素对毛癣菌属的平均疗效约为68%，对小孢子菌属的平均疗效为88%。它的用药成本低于其他药物，并有长期应用安全性良好。微粒化和超微粒化的制剂吸收更好，而且副作用很少，适合与脂肪含量高的食物同服。需要定期监测血液学、肝肾功能，特别是在超过8周的长期治疗中。

- 儿童：灰黄霉素被批准用于2岁以上的儿童：微粒化灰黄霉素10~25mg/(kg·d)，每天1次或分2次口服（最大1g/d）；对于头癣，超微粒化灰黄霉素，每天5~15mg/kg口服（最高750mg/d），单次或分2次给药。最好可以在含脂食物（如花生酱或冰激凌）后服用灰黄霉素。建议疗程为6~8周，应该在临床判愈（出现毛发重新生长）后继续治疗2周。部分儿童可能需要更高的剂量才能获得临床治愈。
- 成人和老年人：单次或分次给药，每天500mg灰黄霉素。另外可以每天口服一剂或分次使用的超微粒化灰黄霉素375mg。建议疗程为4~6周。

- 新的替代疗法：口服特比萘芬、伊曲康唑或氟康唑的疗效和安全性与灰黄霉素相当，治疗时间可能更短，患者依从性更好。当有灰黄霉素耐药或患者对灰黄霉素过敏时，它们是首选。用药时应该监测血常规、肝功能、肾功能。特比萘芬：4周疗程，效果与灰黄霉素相同。体重不足20kg者，剂量为67.5mg/d；体重20~40kg的患者每天125mg；而体重超过40kg的患者则需要250mg。
  - 伊曲康唑：每天3.5mg/kg，持续4~6周，或每月1周，每天5mg/kg的冲击疗法，持续2~3个月（未获得儿童用药批准）。
  - 氟康唑：唯一批准用于2岁以下儿童的口服抗真菌药物，儿童使用6周（成人3~6周）每天6mg/kg，或每周8mg/kg，共8~12周（成人每周150mg）。
  - 推荐所有患者和家庭接触者使用抗真菌洗剂。使用2.5%硫化硒洗发水5分钟或酮康唑洗发水每周2~3次，可以抑制真菌生长，帮助预防感染或消除无症状携带状态。
- 严重的炎症性脓癣可另外加用泼尼松40mg/d［儿童1mg/(kg·d)］来控制，并在2周后逐渐减量。
- 确诊后应及时治疗，并对兄弟姐妹和其他家庭接触者进行头癣的检查。
- 建议每2~4周进行一次随访，进行伍德灯检查、真菌镜检和培养。真菌学治愈是治疗的目标。

- 被感染或无症状带菌的宠物也应该进行治疗。
- 头癣患儿一旦使用灰黄霉素或其他有效的系统疗法后就可以上学。

178. 体癣

📋 总论

定义

- 体癣是一种由毛癣菌属或小孢子菌属引起的皮肤癣菌感染。除头皮、胡须、面部、手、足和腹股沟部位以外的所有皮肤浅表的皮肤癣菌感染属于体癣。

病因

- 红毛癣菌是最常见的病原菌。在美国，其他常见的致病菌是犬小孢子菌和须癣毛癣菌。

🔑 诊断要点

临床表现

- 本病通常开始时为孤立的皮损，随后出现卫星灶(图 3.341)。覆盖部位的皮损可能会出现水疱。

体格检查

- 环形的红色鳞屑性斑块，边缘活跃可见痂皮，中央出现消退(图 3.342)。
- 在某些情况下，体癣的边界可以以不同的速度扩展，产生皮损形状与其说是环状的，不如说是椭圆形的。

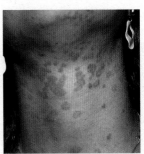

图 3.341 犬小孢子菌感染导致的体癣。患者是由于接触一只流浪猫引发感染。(William Weston Collection)

辅助检查

- 诊断通常基于临床。在显微镜

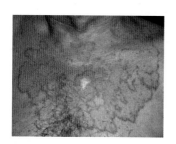

图 3.342 广泛的体癣,胸部可见界限清楚的环形边界。(John Aeling Collection)

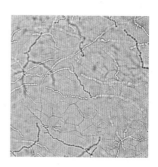

图 3.343 KOH 真菌镜检阳性,显示角质层有大量分隔菌丝

下直接观察一小片鳞屑,用氢氧化钾溶液悬浮包埋即可;皮肤真菌呈半透明的分枝丝(菌丝),分隔线以不规则的间隔出现(图 3.343)。

- 只有当诊断不确定且患者对治疗无效时,才需要活检。

鉴别诊断

- 玫瑰糠疹
- 多形红斑
- 银屑病
- 皮肤型系统性红斑狼疮
- 二期梅毒
- 钱币状湿疹
- 湿疹
- 环状肉芽肿
- 莱姆病
- 花斑癣
- 接触性皮炎

治疗

一线治疗

- 多种乳膏都有效;使用区域应包括受累区域周边约 2cm 的正常

皮肤:

- 布替萘芬乳霜,每天 1 次,使用 14 天。
- 特比萘芬乳霜,每天 2 次,使用 14 天。

二线治疗

- 系统治疗适用于病情严重的情况下,通常是给予长达 4 周疗程,常用药物包括:
  - 氟康唑 200mg 每天 1 次。
  - 特比萘芬 250mg 每天 1 次。

💡 注意事项

- 大多数病例在治疗 3~4 周内缓解且无后遗症。

179. 股癣

📋 总论

定义

- 股癣(股癣、癣)是腹股沟部位的皮肤真菌感染。

病因

- 毛癣菌属、表皮癣菌属和小孢子菌属的皮肤癣菌。最常见的病因是红色毛癣菌和絮状表皮癣菌。
- 传染来自直接接触(如被感染者、动物)。应检查患者足部是否存在感染源,患者因为股癣常与足癣有关。

🔑 诊断要点

临床表现

- 股癣在夏季青少年和青年男性中最常见。
- 男性感染比女性更常见;然而,超重或经常穿紧身牛仔裤或连裤袜的青春期后的女性也常出现股癣。
- 常同患足癣。

体格检查

- 红斑呈半月形,边缘有鳞屑(图3.344)。
- 急性炎症倾向于向下移动到大腿内侧,通常不累及阴囊(图3.345);在严重的情况下,真菌可能会蔓延到臀部。

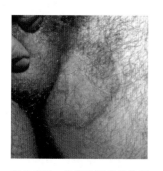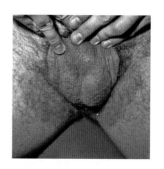

图3.344 股癣边缘有境界清楚、伴有鳞屑隆起边缘,注意皮疹不累及阴囊。(Fitzsimons Army Medical Center Collectio)

图3.345 不累及阴囊的双侧股癣。经验之谈是皮疹累及阴囊时可以排除皮肤癣菌感染。(John Aeling Collection)

- 可能出现严重瘙痒。
- 可能会出现红色丘疹和脓疱。
- 股癣可能呈现癣菌感染模式,有红色斑块和隆起的伴有鳞屑的边缘。

辅助检查

- 诊断是基于临床表现和使用氢氧化钾进行真菌镜检发现菌丝。

🔍 鉴别诊断

- 念珠菌性间擦疹
- 银屑病
- 脂溢性皮炎
- 红癣
- 接触性皮炎
- 花斑癣

治疗

一线治疗

- 保持感染区域清洁和干燥。
- 穿平角内裤比普通内裤更好。
- 多种外用抗真菌药物可以应用：
  - 布替萘芬乳霜，每天 1 次，共 14 天。
  - 特比萘芬乳霜，每天 2 次，共 14 天。
- 干粉(如硝酸咪康唑)对排汗过多的患者可能有用。

二线治疗

- 口服抗真菌治疗通常用于对外用药物无效的病例，对于严重病例，可与外用药物一起使用。有效药物包括：氟康唑 200mg，每天 1 次，共 7 天，或每天 1 次，每周 150mg，共 4 周；特比萘芬 250mg，每天 1 次，共 14 天，每天 1 次；或伊曲康唑 200mg，每天 1 次，连续服用 7 天。

注意事项

- 念珠菌病和过敏性接触性皮炎经常累及阴囊，皮肤癣菌感染的不同之处在于不累及阴囊。

180. 足癣

总论

定义

- 足癣是一种足部皮肤癣菌感染。

病因

- 由红色毛癣菌、须癣毛癣菌等皮肤癣菌引起，少见由絮状表癣菌引起。

🔑 诊断要点

临床表现

- 感染通常始于足的趾缝间。大多数感染发生在足蹼（图 3.346）或足跟。
- 最常见累及第四或第五趾。
- 瘙痒常见，在脱掉鞋子和袜子后最严重。
- 感染红色毛癣菌通常表现为莫卡辛鞋样分布，累及足底和足侧缘（图 3.347）。

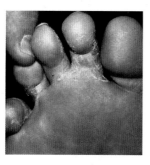

图 3.346　趾间皮肤鳞屑是足癣感染趾间亚型的表现。（Fitzsimons Army Medical Center Collection）

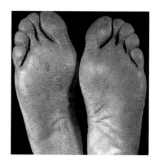

图 3.347　足癣累及整个足底表面，表现为足底脱屑。许多这种类型的患者认为他们只是足部脚皮肤干燥。（Fitzsimons Army Medical Center Collection）

体格检查

- 典型的表现是多样的，从红斑鳞屑、孤立的水疱到指间浸渍（图 3.348）。水疱和大疱破裂可能造成足趾糜烂发红（图 3.349）。

辅助检查

- 诊断主要是基于临床表现。
- 实验室检测通常包括简单的氢氧化钾（KOH）溶液制片，并在光学显微镜下进行真菌学检查，以确认皮肤癣菌的存在。
- 足癣诊断一般无须真菌培养。
- 当检测后仍不能确诊或治疗无效时，可以考虑活检。

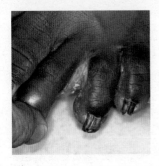

图 3.348　第三或第四趾间出现的以白色、浸渍、皮肤剥脱为特征的趾间足癣

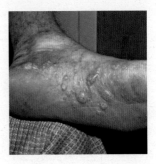

图 3.349　大疱型足癣。当皮肤癣菌累及到足背或足背以上较薄的皮肤时,更容易发生大疱。(Fitzsimons Army Medical Center Collection)

鉴别诊断

- 接触性皮炎
- 趾蹼感染(细菌或念珠菌)
- 湿疹
- 银屑病
- 剥脱性角质松解症
- 青少年跖部皮病

治疗

一线治疗

- 保持感染区域清洁和干燥。如果可能的话,尽量穿凉鞋使足部通风透气。
- 穿着纯棉袜而不是尼龙袜,以吸收水分保持足部干燥。
- 容易发生感染的部位应该在穿着衣物之前,尽量彻底干燥。
- 1%盐酸布替萘芬乳膏每天 2 次使用 1 周或每天 1 次使用 4 周对趾间足癣有效。
- 特比萘芬霜每天 2 次使用 14 天。
- 0.77%环吡酮胺乳霜每天 2 次用 4 周也是有效的。
- 1%克霉唑霜是一种非处方药物。它适用于病变区域和周围区

域,每天 2 次,最长使用 4 周。

- 1%萘替芬乳膏每天 1 次或凝胶每天 2 次,使用 4 周也能有效治愈。

- 使用外用制剂时,外用区域应包括病变区域外约 2cm 的正常皮肤。

- 浸渍部位可以用 Burow 溶液浸泡 10~20 分钟,然后抬高足部。

二线治疗

- 口服药物(氟康唑 150mg,每周 1 次,持续 4 周)可与外用药物联合应用于顽固病例。

💡 注意事项

- 足癣最常见的皮肤真菌感染。

- 在炎热潮湿的天气中发病率增加。不透气的鞋是一个发病因素。

- 青春期之前不常见。

- 在成年男性中更常见。

- 大疱型足癣最常发生在足部皮肤薄的地方,如足背和足的最高处。

181. 花斑癣(花斑糠疹)

📋 总论

定义

- 花斑癣是由圆形糠秕孢子菌(糠秕马拉色菌)引起的皮肤真菌感染。

病因

- 由嗜脂性酵母菌圆形和卵圆形糠秕孢子菌引起;这些生物是皮肤菌群的正常定植菌。受孕、营养不良、免疫抑制、口服避孕药以及过高的温度和湿度都是促进它们增殖的因素。

🔑 诊断要点

临床表现

- 青春期和青年期发病率增加。
- 花斑癣在夏天更常见(当皮肤被晒黑时,色素减退皮损才更明显)。
- 大多数患者在受累部位没有晒黑后才发现皮疹。
- 通常起病隐匿,无症状。

体格检查

- 大多数病变开始时是颜色的小圆形多发斑疹,可有不同的颜色。
- 与周围的正常皮肤相比,这些斑点颜色可能更深或更浅,并会随着刮擦而产生鳞屑。
- 最常见的分布部位是躯干。
- 面部受累在儿童中更常见(前额是最常见的面部部位)。
- 深色皮肤的患者皮损可能是色素减退型(图 3.350),其他深色皮肤的患者皮损可能是色素沉着型。
- 原发皮损为棕褐色、界限分明的鳞屑性斑点(图 3.351),可聚集成大片(图 3.352)。
- 皮肤白皙的人皮损可能不明显,尤其是在冬季。

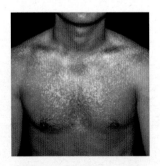

图 3.350　色素减退型花斑癣,在躯干上可见许多伴有细薄鳞屑的色素减退斑片。(Fitzsimons Army Medical Center Collection)

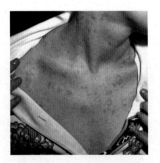

图 3.351　女性患者的胸部和颈部,可见花斑癣圆形,界限分明,有鳞屑的黄褐色斑疹。(Fitzsimons Army Medical Center Collection)

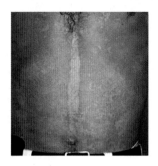

图 3.352 迅速扩大,棕黄色,境界清楚的鳞屑性斑疹聚集成大的斑片。(Fitzsimons Army Medical Center Collection)

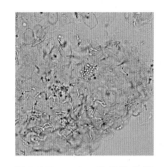

图 3.353 KOH 真菌镜检阳性,显示出花斑癣特有的薄壁酵母和短菌丝("意大利面和肉丸"征)

辅助检查

- 诊断主要基于临床特征性表现。
- 对有疑问的患者通过 KOH 溶液进行真菌镜检可以帮助确诊。发现大量薄壁酵母和短菌丝("意大利面和肉丸"征)可以确定诊断(图 3.353)。

🔍 鉴别诊断

- 白癜风
- 白色糠疹
- 二期梅毒
- 玫瑰糠疹
- 脂溢性皮炎

💊 治疗

一线治疗

- 局部治疗:2.5% 硫化硒悬液(Selsun 或 Exsel)每天使用 30 分钟,连续 7 天,治愈率为 80%~90%。每月用含硒的洗发水洗头,以减少真菌头皮定植。局部抗真菌药物(如咪康唑、环吡酮胺、克霉唑)也有效。

二线治疗

- 口服治疗可与外用药物同时使用，但一般只用于治疗抵抗的病例。有效药物有：酮康唑 200mg，每天 1 次，用 5 天，或单次 400mg 剂量（治愈率大于 80%）；氟康唑 400mg 单次给药（治疗后 3 周治愈率大于 70%）；或伊曲康唑 200mg，每天 1 次，连续服用 7 天。

💡 注意事项

- 阳光可以加速色素减退斑的皮肤颜色恢复。
- 应告知患者，色素减退在治疗后不会立即消失，可能需要几个月的时间才能恢复原来颜色。

182. 中毒性表皮坏死松解症

📖 总论

定义

- 中毒性表皮坏死松解症（TEN）是一种罕见的、急性的、危及生命的皮肤黏膜疾病，其特征是整个表皮、角质形成细胞死亡，导致表真皮分离超过 30% 的体表面积（BSA）。TEN 和 Steven-Johnson 综合征（SJS）最初被描述为独立的疾病，但现在被认为是同一疾病谱系不同亚型，具有相似的临床、组织病理学特点和发病原因。SJS 累及不到 10% 的体表面积；SJS-TEN 的重叠累及 10%~30% 的体表面积；而 TEN 累及的体表面积则超过了 30%。TEN 和 SJS 通常是由药物超敏反应引起的。

病因

- 药物（如苯妥英、青霉素、苯巴比妥、磺胺类药物）是最常见的病因。表皮脱落是由于广泛的角质形成细胞凋亡。目前提出多种机制假说来解释角质形成细胞凋亡。这些机制包括药物或细胞毒性 T 细胞介导的角质形成细胞表达 FasL、穿孔素、颗粒溶解素、颗粒酶 B，而角质形成细胞受到分子桥的调控，包括肿瘤坏死因子 α（TNF-α）、干扰素 γ（IFN-γ）和诱导型一氧化氮合酶(iNOS)。

🔑 诊断要点

临床表现

TEN 的临床表现是动态的,遵循一系列变化,特征如下:

- 早期:发热、眼睛刺痛、吞咽时疼痛,并可能先于皮疹出现的 2~7 天。
- 后期:全身性大小不同、形状不规则暗红斑、紫癜,有融合趋势(图 3.354)。尼氏征阳性(轻微摩擦时,皮肤表层从下层脱离),大面积坏死表皮成片脱落,皮肤极度疼痛,黏膜受累,焦虑,虚弱。坏死的表皮从其下真皮脱离,形成松弛的水疱。手指使用轻微力量像侧边摩擦可以使水疱向旁边扩展,出现更多的坏死表皮脱落(Asbo-Hansen 征)。TEN 患者临床表现与烧伤患者相似,在发病率和死亡率方面也与烧伤患者相似(图 3.355)。

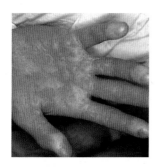 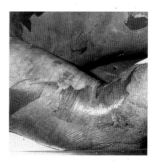

图 3.354　苯妥英引起的中毒性表皮坏死松解症。早期病变,表现为疼痛的红斑伴早期的指尖水疱形成。(Fitzsimons Army Medical Center Collection)

图 3.355　因卡托普利引起的致死性中毒性表皮坏死松解症。整个表皮都坏死了,并与真皮层分离。(Fitzsimons Army Medical Center Collection)

- 预后:愈合时可能出现瘢痕(关节挛缩、眼部并发症、食管、肛门、阴道、尿道狭窄)。

体格检查

- 表皮广泛缺失,并累及黏膜。大疱通常发生在结膜、口腔黏膜、鼻黏膜和生殖器黏膜部位。

辅助检查

- 诊断通常基于临床表现和特征性皮损。
- 没有典型皮损且诊断不确定的情况下可以进行皮肤病理活检。

🔍 鉴别诊断

- 中毒性红斑(药物或感染)
- 天疱疮
- 类天疱疮
- 荨麻疹
- 出血热
- 血清病
- 葡萄球菌性烫伤样皮肤综合征
- 白塞病

💊 治疗

- 对症治疗。
  - 转移到重症监护室或烧伤病房。
  - 补液。
  - 建立外周静脉通道(最好是在没有皮损累及的部位建立)。
  - 提高环境温度(30℃)。
  - 使用空气流动床。
  - 通过鼻胃管进行早期营养支持。
  - 无菌操作,定期进行皮肤、血液、尿液标本培养。
  - 无须预防性用抗生素。
  - 预防性抗凝。
  - 使用无黏性伤口敷料,猪皮肤异种移植,人皮肤异体移植,自体皮肤移植,人工皮肤替代物。
  - 每天进行眼科检查/会诊;每2小时一次使用人工泪液,抗生素眼药水;早期机械预防粘连。
  - 定期使用抗菌/抗真菌溶液漱口。
- 大剂量糖皮质激素的使用是非常有争议的,目前文献报道中使用结果也存在相互矛盾。
- 使用大剂量静脉注射丙种球蛋白3~4天可降低TEN相关死亡

率(例如,机制可能是通过阻断 Fas-FasL 相互作用)。

- 其他可能有效的药物包括环孢素、环磷酰胺、血浆置换和 N-乙酰半胱氨酸。

- 一些文献报道显示 TNF-α 抑制剂有效,尤其是英夫利西单抗和依那西普。

🔆 注意事项

- 预后随病情严重程度的不同有所差异。一般来说,病情局限的患者预后较好;然而,皮损广泛的患者死亡率可能接近 10%。

183. 拔毛癖

📋 总论

定义

- 由于牵拉和拔除头发导致创伤性脱发。患者会有一种不可抗拒的想要拔头发的冲动。

病因

- 拔毛癖是一种慢性精神疾病,严重程度和临床表现不一。在最严重的情况下,它可能与食毛癖和毛粪石症有关。

🔑 诊断要点

临床表现

- 虽然部分患者承认自己拔过头发,但大多数患者会否认这一行为。

- 拔毛癖主要罹患人群为儿童(图 3.356)、青少年和年轻女性。

- 强迫性拉扯头发的行为偶尔不仅限于头皮,还可能累及其他身体部位,包括耻骨部位、眉毛、睫毛(图 3.357),甚至鼻毛。

体格检查

- 在检查受累的部位时,可能会发现表皮剥脱。

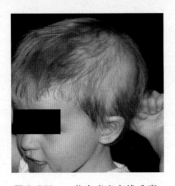

图 3.356 一位女童患有拔毛癖。强迫性拉扯头发通常好发于容易触及的部位，即额顶叶区域。剩余的头发较短、长短不一。请注意她在就诊体检时就在拉扯头发

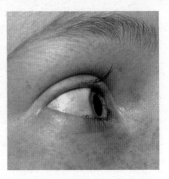

图 3.357 睫毛拔毛癖。虽然拔毛癖最常累及头皮，但患者会强迫性地从任何部位拔除毛发。（William Weston Collection）

辅助检查

- 头发显微镜检查；组织学上，最重要的特征是发现高比例的退行期或休眠期毛囊。
- 头皮病理活检。
- 血常规，铁蛋白。

🔍 鉴别诊断

- 铁缺乏
- 营养不良
- 甲状腺功能减退
- 休止期脱发
- 牵拉性脱发
- 斑秃
- 生长期脱发
- 头癣

💊 治疗

一线治疗

- 心理疗法，行为疗法

二线治疗

- 选择性 5-羟色胺再摄取抑制剂

三线治疗

- 神经安定剂
- 催眠疗法

💡 注意事项

- 大多数拔毛癖患者都患有抑郁症。识别和治疗抑郁症对于治疗拔毛癖是必要的。

184. 荨麻疹

📋 总论

定义

- 荨麻疹(风团)是一种侵犯表皮和真皮上部的瘙痒性皮疹,由局部毛细血管扩张和富含蛋白质的液体渗出到周围组织中引起,临床表现为风团。荨麻疹按病程分为急性(<6 周)和慢性(>6 周)。

病因

- 食物(如贝类、鸡蛋、草莓、坚果)
- 药物(如青霉素、阿司匹林、磺胺类药物)
- 全身性疾病(如系统性红斑狼疮、血清病、自身免疫性甲状腺疾病、真性红细胞增多症)
- 食品添加剂(如水杨酸盐、苯甲酸盐、亚硫酸盐)
- 感染(如病毒感染、真菌感染、慢性细菌感染)
- 物理刺激(如压力性荨麻疹、运动诱发性荨麻疹、日光性荨麻疹、寒冷性荨麻疹)
- 吸入物(如霉菌孢子、动物毛屑、花粉)
- 接触性(非免疫性)荨麻疹(如毛虫、植物)
- 其他:遗传性血管性水肿、色素性荨麻疹、妊娠、冷球蛋白血症、头发漂白剂、化学药品、唾液、化妆品、香水、类天疱疮、情绪紧

张、恶性肿瘤(淋巴瘤、内分泌肿瘤)

🔑 诊断要点

临床表现

- 荨麻疹的症状是暴露于触发因素后出现短暂的瘙痒性风团(图 3.358)。

体格检查

- 荨麻疹的特征是隆起的、红色或白色的非凹陷性斑块,皮疹随着时间的推移,在大小和形状上可以发生变化(图 3.359);它们通常会持续几个小时,然后消失得无影无踪。
- 皮损呈环状,中心苍白。

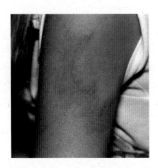

图 3.358 荨麻疹表现为手臂上的一个大的、半环形、红色的风团。(William Weston Collection)

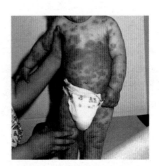

图 3.359 一名婴儿不明原因地泛发全身荨麻疹。(William Weston Collection)

辅助检查

- 血常规分类
- 怀疑有寄生虫感染的患者检查粪便中的虫卵和虫体
- 皮肤活检对发热、关节痛和血沉升高的患者有帮助。白细胞碎裂(中性粒细胞浸润伴核尘)的组织学证据提示有荨麻疹性血管炎。
- 当怀疑急性荨麻疹存在食物过敏因素时,可以使用皮肤挑刺试验、immunoCAP 检测和放射变应原吸附试验进行检测。

🔍 鉴别诊断

- 多形红斑
- 环形红斑
- 传染性红斑
- 荨麻疹性血管炎
- 妊娠疱疹
- 药疹
- 多发昆虫叮咬
- 大疱性类天疱疮

💊 治疗

一线治疗

- 去除可疑的病因（例如，停用阿司匹林和所有非必需药物）；限制饮食（如不吃番茄、坚果、鸡蛋、贝类）。
- 慢性荨麻疹患者应尽量消除酵母菌（白色念珠菌敏感性可能是慢性荨麻疹患者的一个因素）。
- 口服抗组胺药：使用非镇静性抗组胺药（如氯雷他定 10mg，每天 1 次；西替利嗪 10mg，每天 1 次；非索非那定 180mg，每天 1 次；左西替利嗪 5mg，每天 1 次），优于第一代抗组胺药（如羟嗪、苯海拉明）。

二线治疗

- 难治性病例可以口服皮质激素（如泼尼松 20mg，每天 1 次或 20mg，每天 2 次）。
- 对于难治性病例，除了 H_1 受体拮抗剂，可以加入 H_2 受体拮抗剂（西咪替丁、雷尼替丁、法莫替丁）。

三线治疗

- 多塞平（一种三环类抗抑郁药，可同时阻断 H_1 和 H_2 受体）25~75mg，每天睡前使用 1 次，对慢性荨麻疹患者可能有效。
- 已经证实低剂量的免疫抑制剂环孢素 $[2.5~3mg/(kg \cdot d)]$ 可以有效治疗慢性荨麻疹，可以减少皮质激素的用量。
- 奥马珠单抗（一种灭活游离 IgE 并下调表面 IgE 受体的单克隆

抗体）。

💡 注意事项

- 大约 12%～24% 的人一生中会出现一次荨麻疹。
- 特应性体质的患者的发病率增加。
- 仅有 5%～20% 的慢性荨麻疹（荨麻疹持续 6 周以上）患者可以确定病因。

185. 水痘

📋 总论

定义

- 水痘是一种常见的病毒性疾病，其特征是急性发作的泛发全身的水疱伴有发热。

病因

- 水痘带状疱疹病毒是 3 型人类疱疹病毒，可表现为水痘或带状疱疹（带状疱疹是水痘的再活化）。

🔑 诊断要点

临床表现

- 水痘极具传染性。超过 90% 的未接种的接触者会被感染。
- 潜伏期为 9～21 天。
- 发病高峰在春季。
- 好发年龄为 5～10 岁。
- 传染期开始于临床症状出现前 2 天，持续到所有病变结痂。
- 大多数患者在水痘发作后将终身免疫；水痘疫苗的保护效用可以持续大约 6 年。
- 临床表现因病程而异。最初的症状包括发热、寒战、背痛、全身不适和头痛。
- 成人的症状通常更为严重。
- 躯干的新发皮疹通常伴随强烈的瘙痒。

- 新的皮损通常在第 4 天停止出现，随后在第 6 天结痂。
- 病变通常扩散到面部和四肢（离心蔓延）。
- 患者通常同时存在不同阶段的皮疹。
- 痂皮通常在 5~14 天内脱落。
- 通常在水疱发作阶段体温最高；体温随着水疱的消失逐渐恢复正常。
- 体检时可能发现潜在并发症的迹象（如皮肤细菌感染、神经并发症、肺炎、肝炎）。
- 可能出现轻微的全身症状（如厌食、肌痛、头痛、躁动）（最常见于成人）。

体格检查

- 初始时皮损一般发生在躯干（向心分布），偶尔发生在面部；这些皮损表现为 3~4mm 的红色丘疹，外形不规则，表面有清晰的水疱（玫瑰花瓣上的露珠）（图 3.360）。
- 躯干部位的典型水痘通常表现不同发展阶段的皮疹并存（水疱、脓疱、坏死）（图 3.361），因为它们在不同时期成批出现。
- 如果抓挠明显，可能会出现表皮剥脱。

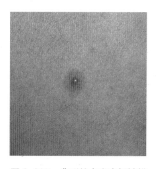

图 3.360 典型的水痘皮损被描述为"玫瑰花瓣上的露珠"，因为它表现为红斑基底上的透明水疱。（William Weston Collection）

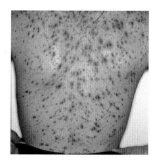

图 3.361 水痘皮疹在病程中成批出现，表现为多种不同阶段皮疹并存。这名患者身上同时存在水疱、脓疱和坏死的丘疹

辅助检查

- 通常不需要实验室评估。

- 血常规可提示白细胞减少和血小板减少。
- 血清水痘抗体滴度(血清水痘 IgG 抗体水平显著升高)、皮肤活检或 Tzanck 细胞学涂片仅在诊断有疑问时应用。

鉴别诊断

- 其他病毒感染
- 脓疱疮
- 疥疮
- 药物疹
- 荨麻疹
- 疱疹样皮炎
- 天花(怀疑生物恐怖主义袭击时)

治疗

一线治疗

- 使用止痒乳液来缓解症状。
- 避免抓挠,防止表皮剥脱和浅表性皮肤感染。
- 使用温和的肥皂洗澡;应该经常洗手。
- 对发热和肌痛使用对乙酰氨基酚;应该避免服用阿司匹林,因为服用阿司匹林会增加患 Reye 综合征的风险。
- 在初期出现症状时(患病后 24 小时内)开始口服阿昔洛韦(800mg,口服,每 6 小时 1 次,持续 5 天),对 13 岁或以上的健康、未受孕个体有效,可减少症状和体征的持续时间和严重程度。免疫缺陷的宿主应静脉注射阿昔洛韦 10~15mg/kg,每 8 小时 1 次,持续 7~10 天。
- 水痘在出疹前 2 天到出疹后数天内的传染性最强。水痘疫苗可用于儿童和成人;保护效用至少持续 6 年。接触水痘带状疱疹病毒的健康、未建立免疫的成人和儿童应接种水痘减毒活疫苗(Varivax)。HIV 感染者或其他有免疫缺陷患者不应接种减毒活疫苗。
- 禁忌接种水痘疫苗的患者有暴露风险时可用水痘带状疱疹病毒免疫球蛋白治疗。对易感人群可以有效预防水痘。它必须在可疑暴露后尽早使用(4 天内)。如果不能在 4 天内获得和使用水痘带状疱疹病毒免疫球蛋白,医务人员应考虑在暴露后

4 天内静脉注射丙种球蛋白。

- 水痘瘙痒可以用抗组胺药（如羟嗪 25mg，每 6 小时 1 次）和止痒洗液（如炉甘石）来控制。

二线治疗

- 膦钾酸钠。

💡 注意事项

- 如果患有水痘的婴幼儿不能控制感染，应给予水痘带状疱疹病毒免疫球蛋白（VZIG），没有 VZIG 时可给予丙种球蛋白。

186. 静脉曲张

📋 总论

定义

- 静脉曲张是由瓣膜功能不全引起的皮下静脉网状系统扩张。

病因

- 静脉曲张是由于静脉壁功能薄弱导致的。
- 下肢交通支静脉瓣膜功能不全导致液体从高压深静脉系统回流至低压浅静脉系统（图 3.362），导致浅表静脉扩张、下肢水肿和疼痛。
- 罕见与深静脉血栓性静脉炎相关
- 加重因素包括：
  - 动作受限的着装
  - 年龄增长
  - 长久站立
  - 妊娠

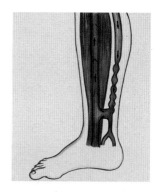

图 3.362 如图所示，静脉曲张是由浅静脉系统瓣膜功能不全引起的。深静脉和交通支瓣膜仍然可以代偿工作。（Fitzsimons Army Medica Center Collection）

- 肥胖
- 口服避孕药
- 髂静脉阻塞

🔑 诊断要点

临床表现

- 大约30%的成年人患有此病,发病率随年龄增长而增加。
- 妊娠期发病率增加,高龄产妇风险更高。

体格检查

- 浅表静脉扩张,下肢水肿(图3.363)。
- 在交通支瓣膜功能不全的患者中,可见淤积性皮炎和继发于含铁血黄素沉积的色素沉着。

辅助检查

- 多普勒超声:评价静脉曲张的金标准;可以直接定量检测通过静脉瓣膜的流量。

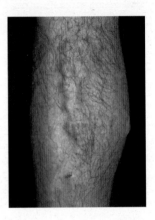

图3.363 50岁男性患者左侧小腿明显显露、迂曲的静脉曲张

🔍 鉴别诊断

- 除了原发性瓣膜功能不全外,其他可导致浅表静脉淤滞的疾病包括:
  - 动脉闭塞性疾病
  - 糖尿病
  - 深静脉血栓性静脉炎
  - 周围神经病变
  - 少见的感染
  - 肿瘤

治疗

一线治疗

- 抬高下肢,休息
- 分级加压袜:在清晨水肿产生前穿着,睡前取下
- 减重
- 避免穿着动作受限的衣物
- 针对相关的淤积性皮炎治疗:外用糖皮质激素
- 合理选用抗生素治疗继发感染

二线治疗

- 压缩硬化剂治疗:注射 1%~3% 的十四烷基硫酸钠溶液或 5% 油酸乙醇胺溶液
- 手术疗法:指征包括:
  - 用保守治疗仍有持续的静脉曲张
  - 硬化剂注射治疗无效
  - 既往或即将发生由溃疡性静脉曲张引起的出血
  - 致残性疼痛
  - 美容需求

三线治疗

- 手术方法包括(必须联合加压治疗)以下几种:
  - 结扎隐静脉
  - 结扎功能不全的交通支静脉
  - 剥离有/无静脉曲张撕裂的隐静脉剥离
  - 动态"小静脉切除术":用隐静脉剥脱术治疗浅表静脉曲张
  - 新的治疗方法:使用射频(透热)或激光治疗替代传统的大隐静脉剥离术,使用动力静脉切开术治疗小腿静脉曲张撕裂

187. 静脉湖

📋 总论

定义

- 静脉湖(varix)是一种血管扩张,血管壁有内皮内衬,肌壁菲薄。

病因

- 未知。

🔑 诊断要点

临床表现

- 多见于舌的腹侧、下唇、颊黏膜和颞区,多见于老年人。

辅助检查

- 无须进行辅助检查,但对可疑的皮损可以进行活检。组织学显示真皮浅部血管扩张充血。无血管增生的表现。

体格检查

- 有时可见多发性皮损,直径可达1cm。
- 通常为蓝紫色水疱,按压后会退色(图3.364和图3.365),如果血栓形成可能水疱会变坚实(图3.366)。

🔍 鉴别诊断

- 血管瘤
- 黑色素瘤

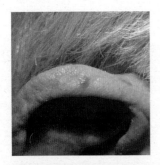

图3.364 耳部静脉湖呈蓝色血管性丘疹。(Fitzsimons Army Medical Center Collection)

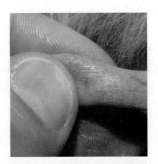

图3.365 如图所示,静脉湖轻压后可消退。(Fitzsimons Army Medical Center Collection)

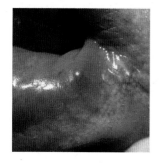

图 3.366 唇静脉湖形成血栓。形成血栓的静脉湖压迫后不能消退。（Fitzsimons Army Medical Center Collection）

- 蓝痣
- 血管角皮瘤
- 颊黏膜黑变病

 ## 治疗

一线治疗

- 冷冻治疗

二线治疗

- 激光剥脱

三线治疗

- 电外科手术

注意事项

- 皮损常见于中老年人的光暴露部位。

188. 下肢静脉溃疡

总论

定义

- 静脉溃疡（淤滞）表现为表浅的创面，边缘不规则，通常发生在踝部或踝部以上的下肢。由于瓣膜功能不全或静脉阻塞导致静脉高压,从而产生这些溃疡。

病因

- 静脉淤滞是由瓣膜功能不全或阻塞发展而来,导致静脉高压。一些学者提出,静脉高压导致毛细血管畸形,导致液体渗漏和皮肤血流量减少,由此产生组织缺氧,容易在轻微创伤后出现溃疡。潜在的血管缺陷也妨碍创面愈合。
- 危险因素包括吸烟、肥胖、糖尿病、静脉炎、年龄增大、静脉曲张家族史、深静脉血栓性静脉炎病史。

🔑 诊断要点

临床表现

- 静脉淤滞患者下肢皮肤常发生慢性皮肤改变,包括色素沉着、角化过度和坠积性水肿。皮肤颜色的变化是由于红细胞外渗和由此产生的含铁血黄素沉积导致的。
- 静脉性皮炎或淤滞性皮炎在这些患者中很常见,其特征是瘙痒、红肿和伴鳞屑的湿疹样改变。
- 萎缩性硬化的光滑白色斑块被称为白色萎缩,可以作为患者有静脉疾病的诊断线索。
- 患者常出现长期下肢坠积性水肿和腿部疼痛,长时间站立后症状加重。

体格检查

- 静脉溃疡最常见的部位是小腿足踝的上方(脚踝区)。静脉性溃疡是非全层、形态不规则的创面(图 3.367),边界清楚,溃疡基底部可见肉芽组织和纤维蛋白。静脉溃疡相对无痛,周围有褐色皮肤和/或干燥、瘙痒、发红的皮肤。约50%的患者在疼痛肿胀的腿部可见静脉曲张。

辅助检查

- 大部分患者可通过体检进行临床诊断;然而,高达25%的患者同时患有动脉疾病。对于这些患者,应进行踝肱指数检测。踝肱指数小于0.9提示动脉功能不全。
- 下肢溃疡患者也应进行糖尿病评估。

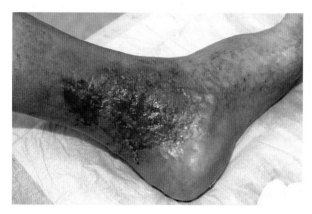

图 3.367 踝关节和小腿内侧的浅表溃疡,这是淤积性皮炎中溃疡的好发部位。注意足部蓝色静脉扩张,进一步支持静脉瓣膜功能不全的诊断

- 如果怀疑是血管炎,对溃疡边缘进行活检可以确诊。
- 任何存在超过 3 个月的创面都应进行活检以排除恶性肿瘤。

鉴别诊断

- 外周动脉疾病(伴缺血坏死)
- 糖尿病性溃疡(常继发于神经病变)
- 压疮(骨突起部位受压所致)
- 血管炎(伴红斑、大疱)
- 感染引起的坏死性溃疡
- 基底细胞癌或鳞状细胞癌

治疗

一线治疗

- 治疗的目的是改善静脉回流,从而减少水肿、炎症和组织缺血。
- 一线治疗包括使用压迫绷带,每天 3~4 次将腿抬高到心脏水平以上,每次持续至少 30 分钟。绷带用于加压袜下,提供一个清洁、潮湿的环境以促进愈合。大量渗出的创面需要使用吸收性敷料,而干燥的创面可以使用封闭性更强的敷料。尚无确凿的证据支持哪种敷料更为优越。

- 较小的溃疡可以用加压袜治疗。最有效的是加压及膝长袜,可提供足踝部至少 35~40mmHg 以及膝部至少 20~25mmHg 的阶梯压力。
- 应在排除动脉性疾病后才使用绷带或长袜压迫,否则会导致肢体缺血。
- 应积极治疗潜在的系统性高血压和糖尿病。

二线治疗

- 湿性封闭敷料和某些外用制剂有助于静脉性溃疡的愈合。
- 敷料可以是非附着性(如 Telfa)、封闭性(如 Tegaderm,Duo-Derm)或含药的(如 Unna boot)。封闭绷带具有减轻疼痛的优点,患者可以每 5~7 天更换一次。如果使用得当,这些绷带不会增加创面感染的概率。
- 每天服用阿司匹林(325mg)可能加速部分患者的创面愈合。
- 己酮可可碱可以通过其抗血栓和纤溶特性改善愈合。己酮可可碱(口服 400mg,每天 3 次)可以有效辅助加压治疗。

三线治疗

- 常规无须手术干预;可选择的手术疗法包括硬化疗法、静脉瓣膜置换、静脉结扎和剥离。皮肤移植适用于难以愈合的创面。

💡 注意事项

- 总的来说,本病预后不佳。虽然 50% 的溃疡会在 4 个月后愈合,但 20% 的溃疡在 2 年后仍不能愈合,8% 的溃疡在 8 年后仍不能愈合。复发也是很常见的。

189. 静脉畸形(海绵状血管瘤)

📋 总论

定义

- 在真皮层和皮下组织中扩张的血管聚集。静脉畸形应与婴儿血管瘤相鉴别。后者表现为血管内皮的良性肿瘤,在出生时或出生后不久出现,并经历快速生长阶段,随后稳定和消退。静脉畸形在出生时就存在,是稳定的,不会自然消退。

病因

● 未知。在出生时,皮肤的一个区域有多条深血管。静脉畸形可能与多种综合征相关[Bannayan-Riley-Ruvalcaba 综合征(PTEN 错构瘤综合征)、Maffucci 综合征(软骨发育异常血管瘤综合征)、卡-梅综合征等]。

📑 诊断要点

临床表现

● 无自觉症状苍白、肤色、红色或蓝色的深部肿物(图 3.368)

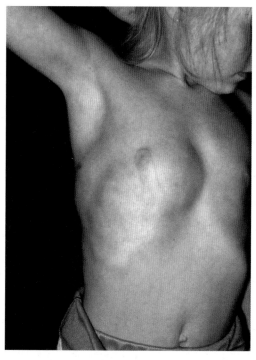

图 3.368 女童右侧胸壁的静脉血管畸形,原名海绵状血管瘤。与深部婴儿血管瘤相比,本病随年龄增长并不能消退。(Fitzsimons Army Medical Center Collection)

体格检查

- 主要位于头部和颈部

诊断性检测

- 对于有多发皮肤病变的婴儿,应行 MRI 检查,以排除内脏受累

🔍 鉴别诊断

- 血管球静脉畸形
- 斯特奇-韦伯综合征
- PHACES 综合征

💊 治疗

一线治疗

- 不干预(等待和观察)

二线治疗

- 血管激光;由于病变血管的解剖位置较深,管径过大而效果不佳

三线治疗

- 手术切除
- 射频消融
- 红外线引导的血管栓塞

💡 注意事项

- 心理社会问题需要与父母和孩子一起解决。

190. 白癜风

📋 总论

定义

- 白癜风是获得性的表皮色素脱失,组织学特征是表皮黑色素细

胞的缺失。根据受累区域的范围和分布,有 6 种类型:局限型(在一个解剖区域有单个或数个的斑疹);节段型;泛发型;全身型(全身皮肤脱色);肢端型(手指、嘴唇);黏膜型。

病因

- 目前有 3 种病理生理学学说提示可能的病因:
  - 自身免疫学说(针对黑色素细胞的自身抗体)
  - 神经学说(神经化学递质选择性破坏黑色素细胞)
  - 自毁过程:黑色素细胞无法保护自己免受细胞毒性黑色素前体的伤害
- 虽然白癜风被认为是一种获得性疾病,但 25% ~ 30% 是家族性的;遗传方式未知(多基因或常染色体显性遗传,不完全外显,表达可变)。

🔑 诊断要点

临床表现

- 最初,这种疾病是局限的,但随着时间的推移,病变会增大和增多。

体格检查

- 色素减少和色素脱失皮损多位于光暴露部位、间擦部位、生殖器和骨突起的部位(A 型白癜风)(图 3.369)。
- 腔口部位也常累及。
- 病变呈对称性。
- 偶有皮损是线性或伪皮节分布(B 型白癜风)(图 3.370)。
- 白癜风皮损可发生在创伤部位[Koebner 现象(同形现象)]。
- 受累部位的头发可能变白。
- 病变边缘通常界限清楚,当看到周围有色素沉着晕时,可以使用"三色白癜风"这个名称。
- 边缘炎症性白癜风一词用来描述边缘界隆起的皮损。

辅助检查

- 体格检查
- 浅肤色人群可以使用伍德灯检查,使皮损看上去更明显。

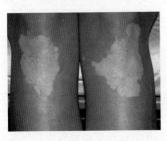

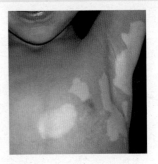

图 3.369   双膝部边界清楚的白癜风。白癜风常表现出明显的对称性，累及双侧身体。(Joanna Burch Collection)

图 3.370   胸壁和手臂节段型白癜风

鉴别诊断

获得性

- 化学诱导
- 晕痣
- 特发性点状色素减少症
- 麻风
- 黑色素瘤相关白斑
- 白色糠疹
- 炎症后色素减退
- 花斑癣
- 小柳原田综合征(白癜风、葡萄膜炎和耳聋)

先天性

- 部分型白化病(斑驳病)
- 完全性白化病
- 贫血痣
- 无色素痣
- 结节性硬化症

治疗

一线治疗

- 当脱色造成情绪或社交障碍时,治疗主要是为了美容的目的。

较深的肤色出现色素脱失会更明显。

- 化妆品遮盖剂（Dermablend、Covermark）或着色剂（Dy-O-Derm、Vita-Dye）或免晒美黑乳液（二羟基丙酮）。
- 局部中等效能糖皮质激素（如 0.1% 曲安奈德或 0.05% 地奈德乳膏，每天一次，持续 3~4 个月）。

二线治疗

- PUVA（补骨脂素光疗）：口服或外用补骨脂素，然后进行 UVA 光疗（疗程达 150~200 次，持续 1~2 年）或窄谱 UVB 光疗。
- 准分子激光治疗白癜风（适合小面积局限的白癜风）。
- 用 20% 的单苯甲醚或氢醌治疗全脱色（严重泛发型白癜风的患者）。脱色效果是永久性的，患者需要终生进行避光保护。
- 皮损内糖皮质激素注射。
- 系统性使用泼尼松（每天 5mg，每周连续使用 2 天，持续 2~4 个月）。

三线治疗

- 局部免疫调节剂（他克莫司、吡美莫司）也可引起白癜风皮损的色素再生而复色。其潜在的系统性免疫抑制作用，或增加皮肤或其他恶性肿瘤的风险仍有待确定。
- 钙泊三醇是维生素 D3 的衍生物，可以与紫外线或氯倍他索联合使用，但效果有限。

📋 注意事项

- 白癜风可以出现在色素痣周围，产生一个晕（晕痣）；在这种情况下，中央痣往往随着时间的推移而退行消失。
- 皮损复色是通过毛囊中黑色素细胞的激活和迁移来实现的；因此，毛发稀少或缺如的皮肤对治疗的反应很差。

191. 疣

📖 总论

定义

- 疣是由人乳头瘤病毒引起的良性表皮新生物。

病因

- 人类乳头瘤病毒感染;目前已经鉴定出 60 多种病毒 DNA。疣体通过直接接触传播。
- 生殖器疣通常由 HPV 6 型或 11 型引起。

■━ 诊断要点

临床表现

- 寻常疣多发于儿童和年轻人。
- 肛门-生殖器疣最常见于性活跃的年轻患者。在美国,生殖器疣是最常见的病毒性性传播疾病,有多达 2 400 万美国人携带致病病毒。
- 寻常疣在免疫缺陷患者(如淋巴瘤、艾滋病、使用免疫抑制药物)中持续时间更长,发生频率更高。
- 跖疣常见于受压最多的部位(跖骨上方或足跟处)。

体格检查

- 寻常疣(图 3.371)最初外观为肉色丘疹,表面粗糙;随后出现角化过度,表面出现黑点(毛细血管形成血栓);它们可能是单发也可以是多发的,手上最为常见。
- 疣体破坏正常的皮纹(重要的诊断特征)。疣体的圆柱状突起可以融合,形成马赛克图案。
- 扁平疣一般呈粉红色或淡黄色,稍隆起,常见于前额、手背、嘴部和胡须部位;它们通常呈线状,与创伤有关(搔抓);扁平疣可能被误诊(尤其是面部皮损),并且使用不适当的糖皮质激素治疗。
- 丝状疣(图 3.372)具有指状外观,有各种各样的突起;他们通常位于口周、胡须、眶周和鼻旁部位。
- 跖疣(图 3.373)稍隆起,表面粗糙;走路时可引起疼痛;皮损进展可能会发现小出血(由毛细血管血栓形成引起)。
- 生殖器疣一般呈浅粉色,有数个突起和一个宽的基底。它们可在会阴区域融合形成菜花状的肿物(图 3.374)。
- 宫颈上皮上的生殖器疣可出现亚临床改变,通过宫颈涂片或阴道镜检查发现。

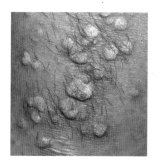

图 3.371 寻常疣。发生在膝盖上的大量群集角化过度的寻常疣。(William Weston Collection)

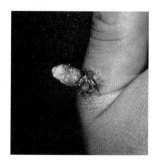

图 3.372 手指部位孤立的、受创伤的丝状疣

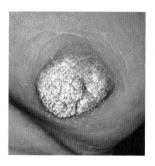

图 3.373 跖疣。足跟处巨大的疣状角化性皮损。(Fitzsimons Army Medical Center Collection)

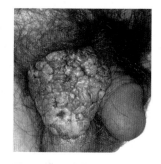

图 3.374 尖锐湿疣(性病疣)。生殖器处生长的巨大的菜花状新生物

辅助检查

- 可疑病变应进行活检。
- 宫颈鳞状细胞化的患者应对生殖器疣进行阴道镜下活检。

🔍 鉴别诊断

- 传染性软疣
- 扁平湿疣
- 软垂疣(皮赘)或脂溢性角化病
- 表皮痣

- 肥厚性光化性角化病
- 鳞状细胞癌
- 获得性指端纤维角化瘤
- 艾滋病患者的水痘带状疱疹病毒感染
- 复发性婴儿手指纤维瘤
- 足底鸡眼(可能会被误诊为跖疣)

治疗

- 观察随访也是治疗疣的一种方式,因为随着时间的推移,许多疣将会自行消失。
- 不疼的跖疣不需要治疗。
- 常见疣的治疗方法如下:
  - 外用 17% 的水杨酸。在温水中浸泡 5 分钟,然后晾干患处。每天薄薄涂抹一至两次,持续 12 周,避开正常皮肤。可以封包。
  - 去除皮损也常用液氮冷冻和电灼。
  - 对于巨大的或难治性的皮损可使用钝性剥离。
  - 防水胶带封包可以有效治疗寻常疣。将防水胶布剪成合适的大小覆盖疣体,并封包放置 6 天。6 天后移除胶带,疣体会浸渍,这时使用浮石锉平。12 小时后换新胶带。重复这种治疗方法,直到疣体消退。
- 丝状疣:手术切除或冷冻,配合术后凝血可以有效治疗。
- 扁平疣一般较难治疗。
  - 睡前涂抹维 A 酸乳膏数周可能有效。
  - 可以使用液氮。
  - 可以使用电灼。
  - 每天使用 5-氟尿嘧啶乳膏 1~2 次,持续 3~5 周也是有效的。但使用氟尿嘧啶乳膏后可能出现持久性色素沉着。
- 治疗跖疣的方法是:
  - 水杨酸(如 Occlusal-HP)可以有效治疗。将疣体在温水中浸泡 5 分钟,去除疏松组织并晾干。涂抹在患处待其干燥,然后重新涂抹。每天使用 1 或 2 次,最多使用 12 周。使用 40% 水杨酸硬膏(Mediplast)也是一种安全、不留瘢痕的治疗方法,特别适用于治疗大面积的镶嵌疣。
  - 钝性剥离也是一种快速有效的治疗方法。

- 激光治疗可用于治疗跖疣和复发性疣;但术后留下的开放性创面需要 4~6 周才能长满肉芽组织。
- 皮损注射博来霉素也有效,但一般在其他治疗失败时使用。
- 生殖器疣的治疗方法如下:
  - 医师用棉签涂抹 20% 足叶草脂复合酊剂,并让其自然干燥,可有效治疗生殖器疣。如有必要,可每周重复治疗。
  - 鬼臼毒素(Condylox,0.5% 凝胶)现在可供患者自行使用。局部不良反应包括局部疼痛、灼烧和炎症。
  - 使用针形器具或喷嘴进行液氮冷冻,可以有效治疗较小的生殖器疣。
  - 二氧化碳激光也可用于治疗原发性或复发性生殖器疣(治愈率>90%)。
  - 5% 咪喹莫特乳膏是一种患者自用的免疫调节剂,有效治疗外生殖器和肛周疣(超过 70% 的女性患者和超过 30% 的男性患者的生殖器疣在 4~16 周内完全清除)。当乳膏停留在皮肤上时应避免性接触。使用时在睡前涂抹软膏,停留 6~10 小时,每周 3 次。
  - 茶多酚(Veregen)是一种植物药,可以有效治疗外生殖器和肛周疣。配方是一种 15% 软膏,涂抹于受累部位,每天 3 次,持续 16 周。
- 应用 80%~90% 三氯乙酸或二氯乙酸也可以有效治疗外生殖器疣。使用时仅取少量涂抹于疣体,待其干燥,这时会出现"白霜"。如有必要,这种治疗每周重复一次。

💡 注意事项

- 男性使用避孕套,9~26 岁期间女性接种四价 HPV 疫苗,可以确实减少生殖器疣传播。

192. 黄瘤

📋 总论

定义

- 黄瘤是一种在皮肤和皮下组织的异常脂质沉积。

病因

- 由遗传因素和/或生活方式引起的高脂血症。
- 影响因素可能是内分泌或代谢紊乱（如甲状腺功能减退、肾病综合征、糖尿病）（图 3.375）。

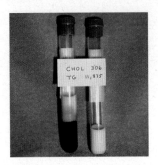

图 3.375 发疹性黄瘤患者血液中甘油三酯水平明显升高。（Fitzsimons Army Medical Center Collection）

🔑 诊断要点

临床表现

- 起病时可无症状、隐匿的，突然出现在臀部（图 3.376）、肩膀或四肢部位的瘙痒性、多发、黄红色丘疹（发疹性黄瘤）。

体格检查

- 眼睑扁平黄色皮疹（睑黄瘤）
- 肘部和膝关节坚实的黄色结节（图 3.377）（结节性黄瘤）
- 手、踝伸肌腱上方皮下结节缓慢增大（腱黄瘤）
- 黄色的掌纹（扁平黄瘤）

辅助检查

- 血脂检测

🔍 鉴别诊断

- 脂质渐进性坏死
- 类风湿结节
- 神经纤维瘤
- 结节性类弹力纤维病

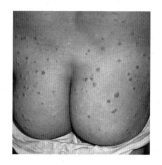

图 3.376 控制不佳的糖尿病患者突然出现发疹样、圆顶状、散在的黄红色丘疹

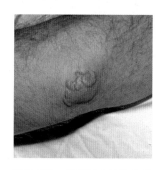

图 3.377 肘部巨大的结节性黄色瘤。（William Weston Collection）

- 环状肉芽肿
- 腱鞘巨细胞瘤
- 持久性隆起性红斑
- 组织细胞增多症

治疗

一线治疗

- 高脂血症的治疗（他汀类、非诺贝特类、饮食控制）。

二线治疗

- 激光、电灼、切除或三氯乙酸均可用于治疗睑黄瘤。

注意事项

- 睑黄瘤可能与高脂血症有关，也可能与高脂血症无关。
- 发疹性黄瘤与高的甘油三酯水平有关。

193. 干燥症

总论

定义

- 干燥症是指皮肤干燥、粗糙、有鳞屑。

病因

- 衰老
- 系统性疾病[如肾功能衰竭、糖尿病、甲状腺功能减退（图3.378）、营养不良、神经性厌食、癌转移、HIV 感染]

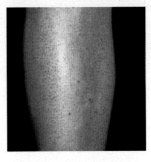

图 3.378 未确诊的甲状腺功能减退导致毛囊性皮肤干燥症。补充甲状腺素后，干燥症状迅速消失。（Fitzsimons Army Medical Center Collection）

- 药物诱发（如口服维 A 酸、利尿剂、烟酸、锂剂）
- 先天性角化障碍性疾病
- 特应性皮炎
- 环境湿度持续偏低，较少使用润肤剂
- 使用刺激性强的肥皂和脱脂剂

🔑 诊断要点

临床表现

- 最常见于冬季的老年人
- 可能出现瘙痒
- 冬季时糖尿病患者出现胫前小腿（皮脂腺低密度区域）皮肤干燥是常见的

体格检查

- 皮肤干燥、有鳞屑（图 3.379）
- 皮肤干燥时可伴有湿疹样改变

诊断性检测

- 通常没有必要

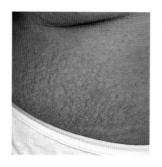

图 3.379 长期有鳞屑、干燥的皮肤，在秋冬季节因室内温度高、湿度低而恶化

- 促甲状腺激素、尿素氮、血清肌酐（如有临床指征）

🔍 鉴别诊断

- 鱼鳞病
- 淤积性皮炎
- 乏脂性湿疹
- 钱币状湿疹
- 干性湿疹

💊 治疗

- 消除致病因素：避免使用肥皂和清洁剂，减少淋浴和泡澡的频率，在冬季使用加湿器。
- 经常（4~6 次/d）使用润肤剂（保湿霜）来建立脂质层减少经皮水分流失；含有尿素、果酸或乳酸铵的润肤剂非常有效。
- 使用皂基替代品。

💡 注意事项

- 用温水而不是热水洗澡，用毛巾轻轻拍干而不是用强力揉擦也可以有效预防。

附　录

附录1　外用糖皮质激素

　　局部外用糖皮质激素是许多炎症性疾病最重要的治疗方法。本附录将外用糖皮质激素分为超强效、强效、中效和弱效，包括常见商品名、通用名、常用剂型（如洗剂、乳霜、软膏）及常用剂量，以供快速参考。

商品名	通用名
超强效*	
Clobex，Cormax，Olux，Olux-E，Temovate，Temavate-E	丙酸氯倍他索（0.05%）：乳霜、软膏、洗剂、溶液、泡沫
Cordran	氟氢缩松：$4\mu g/cm^2$
Vanos	氟轻松（0.1%）：乳霜
Ultravate	丙酸氯倍他索（0.05%）：乳霜、软膏
强效	
Cyclocort	安西奈德（0.1%）：软膏、乳霜、洗剂
Halog	哈西奈德（0.1%）：乳霜、软膏、溶液
Diprolene，Diprolene AF	增强型丙酸倍他米松（0.05%）：软膏、凝胶
Topicort	去羟米松（0.25%）：乳霜、软膏
Topicort	去羟米松（0.05%）：凝胶
Psorcon	醋酸二氟拉松（0.05%）：乳霜、软膏
Aristocort，Kenalog	醋酸曲安奈德（0.05%）：乳霜
Lidex，Lidex-E	氟轻松醋酸酯（0.05%）：乳霜
中效	
Cutivate	丙酸氟替卡松（0.005%）：软膏
Cutivate	丙酸氟替卡松（0.05%）：乳霜、洗剂
Derma-Smoothe，Capex	氟轻松醋酸酯（0.01%）：油，洗发水
Aristocort A，Kenalog	醋酸曲安奈德（0.1%）：乳霜、软膏、洗剂
Dermatop	泼尼卡酯（0.1%）：润肤剂、乳霜、软膏
Elocon	糠酸莫米松（0.1%）：乳霜、洗剂、软膏

Kenalog	醋酸曲安奈德(0.2%):气雾剂
Synalar	醋酸氟轻松(0.025%):乳霜、软膏
Luxiq	戊酸倍他米松(0.1%):泡沫
Cloderm	特戊酸氯可托龙(0.1%):乳霜
Desonate,DesOwen,Verdeso	地奈德(0.05%):凝胶、乳霜、洗剂、软膏、泡沫
Topicort LP	去羟米松(0.05%):滋润霜
Cordran,Cordran SP	氟氢缩松(0.025%):乳霜、软膏
Cordran,Cordran SP	氟氢缩松(0.05%):乳霜、软膏,洗剂
Locoid	丁酸氢化可的松(0.1%):乳霜、溶液、软膏
Westcort	戊酸氢化可的松(0.2%):乳霜、软膏
低效	
Aristocort A,Kenalog	醋酸曲安奈德(0.025%):乳霜、软膏、洗剂
Aclovate	二丙酸阿氯米松(0.05%):乳霜、软膏
Synalar	氟轻松醋酸酯(0.01%):溶液
Hytone	氢化可的松/醋酸氢化可的松(2.5%):乳霜、软膏
Hytone,Vytone,Cortisporin,U-cort	氢化可的松/醋酸氢化可的松(1%):乳霜、软膏
Cortisporin	氢化可的松/醋酸氢化可的松(0.5%):乳霜

*效价随产品、浓度和剂型的不同而有所差别。

附录 2 内科疾病的皮肤表现

本附录包括内科病的皮肤表现照片,分别为内分泌/代谢疾病、血液病、风湿病、消化疾病/肝病、神经皮肤性疾病、传染病及肾脏疾病等几个大类,还包括一部分系统性疾病的皮肤表现。本附录中涉及的一部分疾病在正文中未提及。

A. 内分泌/代谢疾病

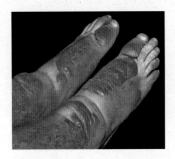

胫前黏液性水肿： Grave 病（毒性弥漫性甲状腺肿）患者的双侧小腿至足部可见非凹陷性、坚实的黏液性水肿斑块

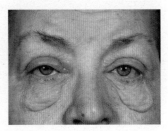

甲状腺功能减退： 这名甲状腺功能减退的患者可见眶周组织肿胀、面色蜡黄、皮肤干燥、眉毛外侧三分之一缺失（安妮王后征）。（Fitzsimons Army Medical Center Collection）

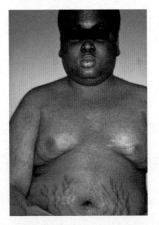

库欣综合征： 库欣综合征患者可见满月脸和腹部萎缩纹。（Walter Reed Army Medical Center Collection）

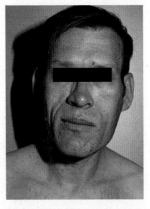

肢端肥大症： 肢端肥大症患者额部微隆起、鼻基底增大、嘴唇增厚、下颌前突、面部延长。（Fitzsimons Army Medical Center Collection）

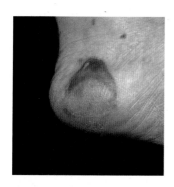

糖尿病性大疱病：这种罕见的皮肤表现发生在糖尿病患者中，特征是大而紧张的非炎症性皮下大疱，通常在腿部和足部自发出现。（William Weston Collection）

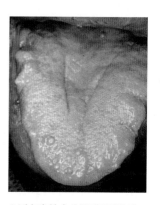

2型多发性内分泌瘤（男性2b，Sipple综合征）。甲状腺髓样癌患者舌部有多发性神经瘤。这些患者也可能出现甲状旁腺和肾上腺的良/恶性肿瘤。（Fitzsimons Army Medical Center Collection）

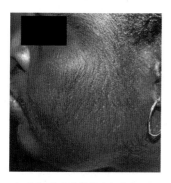

多毛症：多囊卵巢综合征的妇女面颊部、下颌处多毛。（Fitzsimons Army Medical Center Collection）

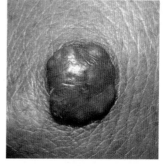

脂质代谢紊乱：肘部结节性黄瘤。（Fitzsimons Army Medical Center Collection）

B. 血液病

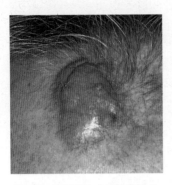

淋巴瘤：前额和头皮部位原发性皮肤滤泡中心 B 细胞淋巴瘤。（William Weston Collection）

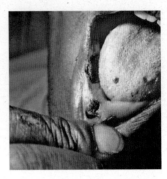

免疫性血小板减少性紫癜：患者手指、嘴唇和舌部上可见瘀点和出血。嘴唇和牙龈是好发部位。（Fitzsimons Army Medical Center Collection）

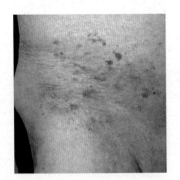

多发性骨髓瘤的系统性淀粉样变：因潜在的多发性骨髓瘤，这名老年男性患者出现原发性系统性淀粉样变，可见紫癜性皮损。约 10%～15%的多发性骨髓瘤患者会出现淀粉样变性。（Fitzsimons Army Medical Center Collection）

C. 风湿病

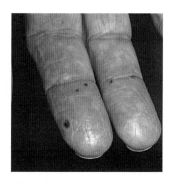

类风湿性血管炎：类风湿性血管炎引起的手指出血性皮损，血管炎会引发溃疡，类风湿性血管炎的皮损常变为坏死。（Fitzsimons Army Medical Center Collection）

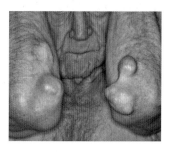

类风湿结节：肘部多发较大的类风湿结节。（Fitzsimons Army Medical Center Collection）

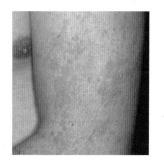

幼年特发性关节炎：青少年特发性关节炎的一过性淡红斑。（Fitzsimons Army Medical Center Collection）

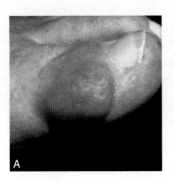

痛风：患者足趾上大的黄红色的痛风结节。（Fitzsimons Army Medical Center Collection）

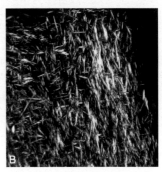

痛风：取自手指的痛风结节中的双折射性痛风晶体。（Fitzsimons Army Medical Center Collection）

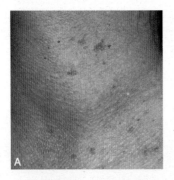

CREST 综合征：一名女性患者表现为颈部斑状毛细血管扩张，同时伴有皮肤钙质沉着、雷诺现象、食管运动功能障碍和指/趾端硬化。（Fitzsimons Army Medical Center Collection）

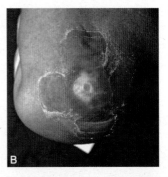

CREST 综合征：另一名患者肘部的皮肤钙质沉着。（Fitzsimons Army Medical Center Collection）

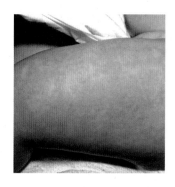

川崎病:患者大腿处红斑、斑点,压之变白。也见图 3.184。(William Weston Collection)

D. 消化疾病/肝病

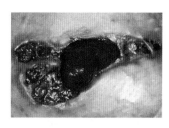

克罗恩病:溃疡性克罗恩病发生于回肠造口周围。皮肤克罗恩病也常发生在肛门-生殖器区域,也可转移至皮肤。(Fitzsimons Army Medical Center Collection)

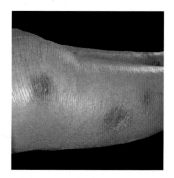

胰腺炎:急性胰腺炎患者下肢胰源性脂肪坏死。其他皮肤表现包括侧腹紫癜(Turner 征)和脐部紫癜(Cullen 征)

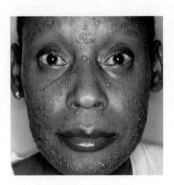

原发性胆汁性肝硬化：原发性胆汁性肝硬化患者多发性黄瘤伴巩膜黄染。（Fitzsimons Army Medical Center Collection）

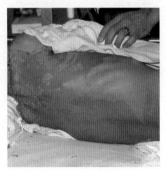

坏死松解性游走性红斑：坏死松解性游走性红斑是一种由胰高血糖素瘤（一种胰腺产生胰高血糖素的肿瘤）引发的皮肤红斑脱屑的现象。（Fitzsimons Army Medical Center Collection）

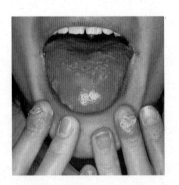

肠病性肢端皮炎：遗传性或获得性缺锌引起的肠病性肢端皮炎，表现为口腔念珠菌病、口周皮炎、甲周红斑和甲营养不良。遗传型的肠病性肢端皮炎是由于消化道不能正常吸收锌所致。（Fitzsimons Army Medical Center Collection）

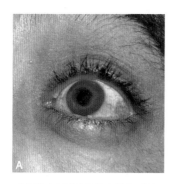

威尔逊病(肝豆状核变性):威尔逊病可见角膜色素环(Kayser-Fleisher 环),表现为角膜外周棕色色素环。是由于角膜后弹力层中铜沉积所致。在蓝色眼睛的患者中更容易识别。(Fitzsimons Army Medical Center Collection)

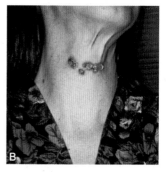

威尔逊病:一名服用 D-青霉胺的威尔逊病患者出现匐行性穿通性弹力纤维病。D-青霉胺导致弹力纤维变性,穿通排出皮肤。(Fitzsimons Army Medical Center Collection)

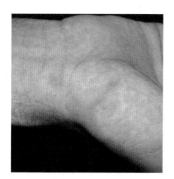

病毒性肝炎:此图为乙型肝炎患者的结节性多动脉炎。约 30% 的结节性多动脉炎合并乙型肝炎和较少见的丙型肝炎。(Fitzsimons Army Medical Center Collection)

E. 神经皮肤性疾病

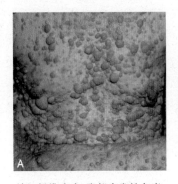

神经纤维瘤病：腹部多发性色素沉着、柔软的、有蒂结节或神经纤维瘤。（Fitzsimons Army Medical Center Collection）

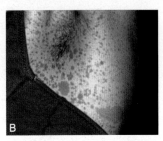

神经纤维瘤病：腋下可见数个超过 1cm 和很多较小的咖啡牛奶斑。后者被称 Crowe 征，仅见于 1 型神经纤维瘤病和 Waston 综合征。（Fitzsimons Army Medical Center Collection）

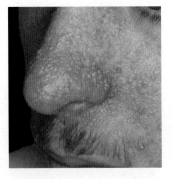

结节性硬化症：自青春期后期起出现于鼻子和面颊部的多发圆顶状丘疹，称为皮脂腺瘤或面部血管纤维瘤。超过 5 岁的结节性硬化症患者中，有 70%～90% 的患者可见这种丘疹。（Fitzsimons Army Medical Center Collection）

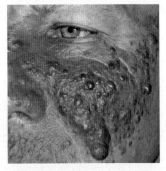

斯特奇-韦伯综合征：大面积单侧鲜红斑痣伴上眼睑局灶性受累。斯特奇-韦伯综合征常累及上眼睑。（William Weston Collection）

F. 传染病

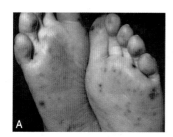

细菌性心内膜炎: 由金黄色葡萄球菌引起的急性细菌性心内膜炎伴脓毒血症,出现坏死和紫癜 (Janeway 损害)。(John Aeling Collection)

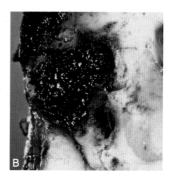

细菌性心内膜炎: 致死性急性细菌性心内膜炎伴脑内有大面积脓毒性坏死病灶。(Fitzsimons Army Medical Center Collection)

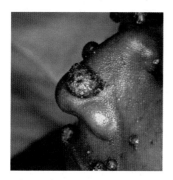

球孢子菌病: 球孢子菌病表现为面部大量丘疹和疣状结节。(Fitzsimons Army Medical Center Collection)

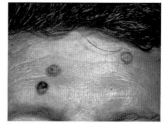

隐球菌病: 播散性隐球菌病表现为丘疹,类似传染性软疣,通常见于免疫缺陷的患者。(Fitzsimons Army Medical Center Collection)

G. 肾脏疾病

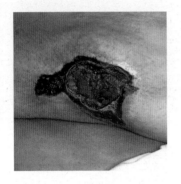

肾脏疾病:一名糖尿病和肾功能不全女性患者伴有致命性钙化防御。（Fitzsimons Army Medical Center Collection）

H. 内脏恶性肿瘤

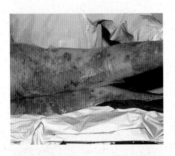

副肿瘤性天疱疮:致命的副肿瘤性天疱疮表现为浅表水疱和糜烂,发病与潜在的淋巴瘤相关。（William Weston Collection）

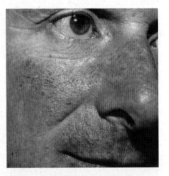

类癌综合征:患有类癌综合征的男性表现为长期面部潮红,最后发展为持续性毛细血管扩症。（Fitzsimons Army Medical Center Collection）

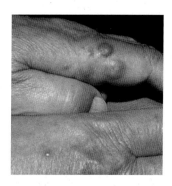

Sweet 综合征（急性发热性中性粒细胞皮肤病）：患者手部的假水疱样紫色皮损，可能与潜在的髓系白血病有关。（John Aeling Collection）

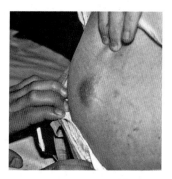

肾细胞癌：腹部转移性肾细胞癌表现为血管性皮损。（Fitzsimons Army Medical Center Collection）

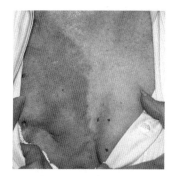

乳腺癌：胸壁部位炎性转移性乳腺癌。（Fitzsimons Army Medical Center Collection）

附录3　甲病

甲病在皮肤科学中自成体系(如甲真菌病),也可以是内科疾病的表征。例如:杵状指可能是一种内科心肺疾病,包括恶性肿瘤的一种表现。其他涵盖的内容包括创伤性甲改变和正常甲的变异表现。

A. 甲的表现与联系

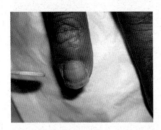

横向、平行、成对的白色带,称为Muehrcke 线,该患者患有肾病综合征引起的低蛋白血症导致甲床局部水肿

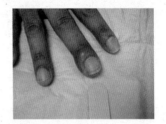

急性甲沟炎疼痛持续 24 小时以上,伴有红斑、水肿,甲小皮和甲侧皱襞有脓液积聚

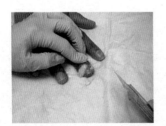

在急性甲沟炎中,使用手术刀切开近端甲皱襞进行脓液的成功引流

B. 杵状指

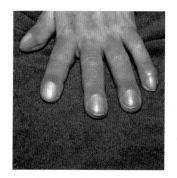

典型的指尖呈球茎状,指甲根部血管组织增生,按压时产生晃动感。注意侧面图,拇指远端指甲弯曲度增加。(William Weston Collection)

C. 黄甲综合征

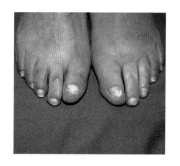

黄甲综合征:甲小皮缺如,甲板明显黄染。(Fitzsimons Army Medical Center Collection)

D. 黑甲

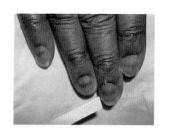

患者在使用羟基脲治疗血小板增多症一个疗程后,出现药物诱发的甲改变,表现为色素沉着的横向带(黑甲)

E. 裂片形出血

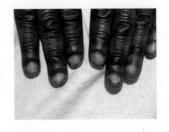

由吸食可卡因继发血管炎,引起全部手指远端甲床有多处纵向血液积聚和裂片状出血

F. 甲下血肿

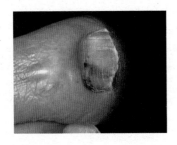

近端甲板创伤引起的甲下血肿,产生疼痛,甲板轻微抬高。(Walter Reed Army Medical Center Collection)

G. 甲周纤维瘤(Koenen 瘤)

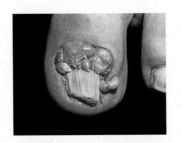

结节性硬化症患者发生在近端甲皱襞的外生性、多发、肉色结节,常被称为甲周纤维瘤病。(Fitzsimons Army Medical Center Collection)

H. 甲外伤

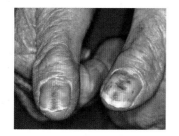

双手拇指指甲中线上、深的、横向凹陷，是由于经常"挖"的动作（习惯性抽搐）损伤近端甲小皮导致。（Fitzsimons Army Medical Center Collection）

附录4　虫咬皮炎

皮肤可以保护人体免受节肢动物、寄生虫和动物的侵害，因此，一旦皮肤受侵犯，常表现为皮肤症状。本附录介绍常见的皮肤节肢动物反应，如跳蚤叮咬。皮肤也可以成为皮肤寄生虫的宿主（如皮肤幼虫移行症）或表现为节肢动物进入皮肤带来的感染（如游走性红斑）。

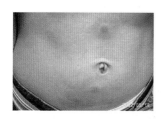

之前有致敏的患者腹部出现瘙痒、隆起、风团样红肿斑块，是跳蚤叮咬所致，常被称为丘疹性荨麻疹

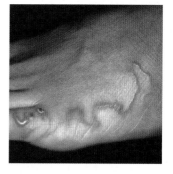

足部外侧出现皮肤幼虫移行症，呈细长的线状、匍行、隆起的隧道状皮损。触诊时皮损形状与其下的细线状物体一致。（Fitzsimons Army Medical Center Collection）

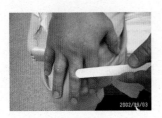

一名患者被蜜蜂蜇伤数小时后，出现严重、坚实的红肿反应，类似血管性水肿

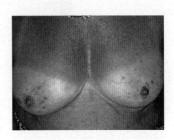

一名女性患者在夏威夷游泳后，胸部出现"海水浴者疹"，表现为瘙痒性红色丘疹。皮损由刺胞虫幼虫的叮咬反应引起，叮咬发生在淡水淋浴之后，且常仅限于泳衣覆盖的区域。（Fitzsimons Army Medical Center Collection）

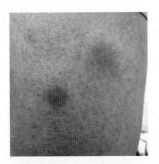

蚊叮咬后，腿部伸侧出现两个丘疹性荨麻疹样的皮损

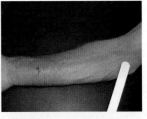

猫咬伤手腕造成的深刺痕，继发性淋巴管炎向上延伸到前臂内侧。X线检查没有发现猫牙的碎片。对患者进行伤口冲洗和使用阿莫西林克拉维酸针对巴氏杆菌进行经验性治疗，病情有所改善

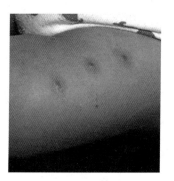

臭虫叮咬的典型症状是 3 个极度瘙痒的红肿风团样丘疹,排列成一列("早餐、午餐和晚餐")。(From Fitzpatrick JE, Morelli JG: *Dermatology secrets plus*, 5th ed, Philadelphia, Elsevier, 2016.)

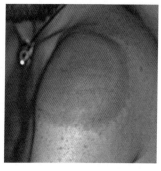

慢性游走性红斑表现为缓慢均匀扩散的皮损,这是最常见的模式,可见于 59% 的患者。仅有 30% 的患者鹿蜱(肩突硬蜱)叮咬皮肤处出现中央性刺痕,本患者未见该表现。(William Weston Collection)